职 业 教 育 智 慧 康 养 相 关 专 业 系 列 教 材

老年常见急症照护与急救

主编　王冰　郑春辉　李速婷

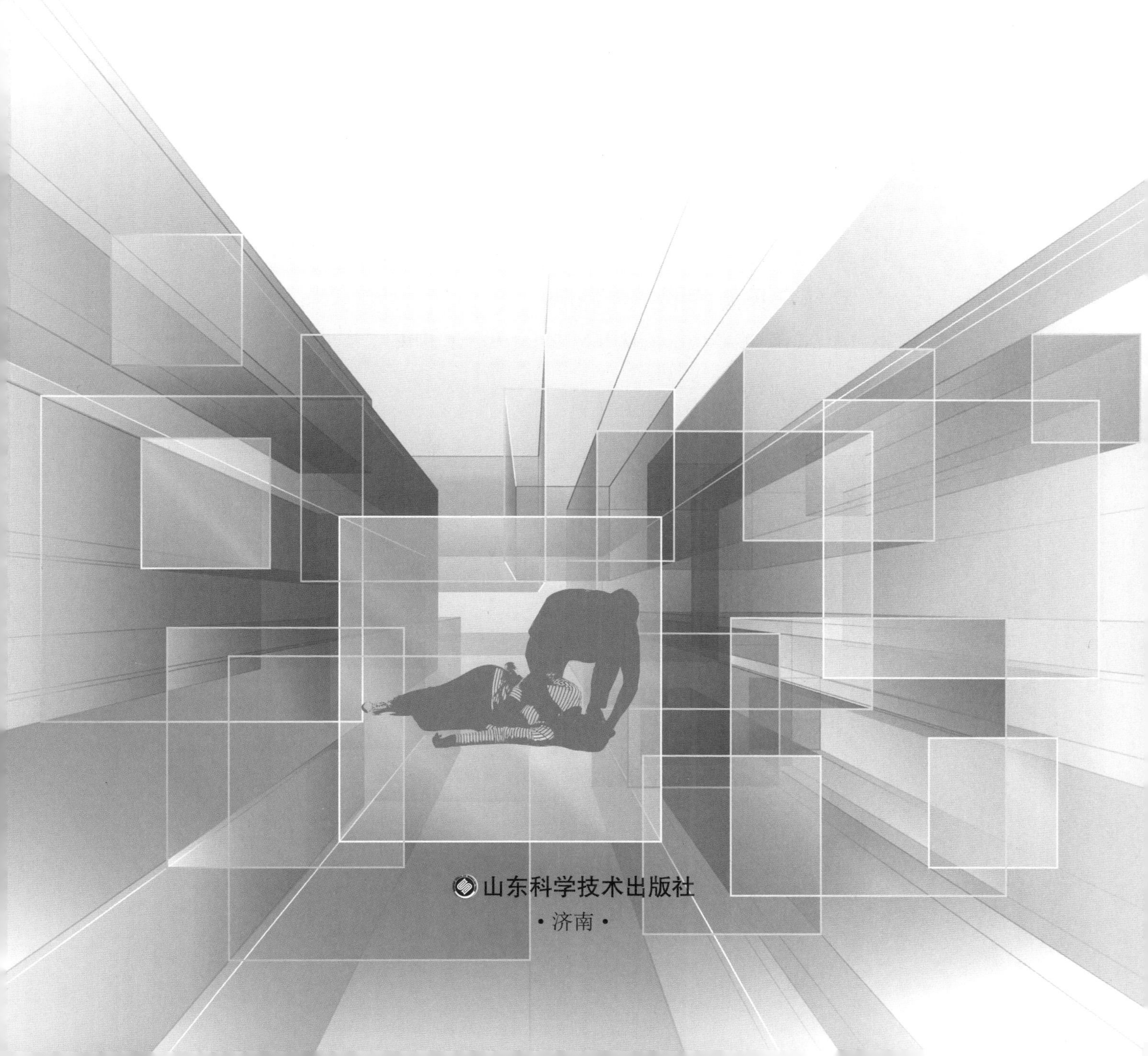

山东科学技术出版社
·济南·

图书在版编目（CIP）数据

老年常见急症照护与急救 / 王冰，郑春辉，李速婷主编. -- 济南 : 山东科学技术出版社，2025. 7.
(职业教育智慧康养相关专业系列教材). -- ISBN 978-7-5723-2816-9

Ⅰ. R473.2；R459.7

中国国家版本馆 CIP 数据核字第 2025DN2801 号

老年常见急症照护与急救

LAONIAN CHANGJIAN JIZHENG ZHAOHU YU JIJIU

责任编辑：崔丽君
装帧设计：孙小杰

主管单位：山东出版传媒股份有限公司
出 版 者：山东科学技术出版社
地址：济南市市中区舜耕路 517 号
邮编：250003 电话：（0531）82098088
网址：www.lkj.com.cn
电子邮件：sdkj@sdcbcm.com
发 行 者：山东科学技术出版社
地址：济南市市中区舜耕路 517 号
邮编：250003 电话：（0531）82098067
印 刷 者：山东华立印务有限公司
地址：济南市莱芜高新区钱塘江街 019 号
邮编：271100 电话：（0531）76216033

规格：16 开（210 mm × 285 mm）
印张：16.25 **字数：**400 千
版次：2025 年 7 月第 1 版 **印次：**2025 年 7 月第 1 次印刷
定价：59.80 元

系列教材审定委员会

系列教材编写委员会

编 委 会

主 编

王 冰 聊城职业技术学院
郑春辉 济南护理职业学院
李速婷 滨州职业学院

副主编

王学屏 山东圣翰财贸职业学院
董 红 山东大学齐鲁第二医院
史 月 莱芜职业技术学院
丁会东 泰山护理职业学院
刘 畅 滨州职业学院

编 委（以姓氏笔画为序）

王一惠 山东省莱阳卫生学校
王晓虹 济南市中心医院
卢 霞 泰山护理职业学院
冯 莲 山东省莱阳卫生学校
刘 莉 烟台卫生健康职业学院
刘晓丹 青岛大学附属泰安市中心医院
李玉涵 聊城职业技术学院
李金涛 聊城职业技术学院
张 倩 山东省立第三医院
张 媛 聊城市东昌府区妇幼保健院
陈瑞鹏 山东协和学院
周庆俊 山东省公共卫生临床中心
胡晓天 烟台卫生健康职业学院
姜 晓 山东大学齐鲁第二医院
姜 媛 山东大学齐鲁第二医院
高 莹 滨州职业学院

序 言

人口老龄化的浪潮正以前所未有的速度重塑中国的产业结构、职业谱系与教育生态。面对"银发浪潮"，我们比以往任何时候都更需要一支既懂老年人身心特点，又精熟现代照护技术，并能在真实场景中迅速做出科学决策的高素质技术技能人才队伍。山东科学技术出版社策划出版的"职业教育智慧康养相关专业系列教材"恰逢其时，它以国家职业教育改革"岗课赛证"综合育人理念为纲，以行业真实岗位标准为目，以学习者认知规律为径，构建了一套兼具前瞻性、系统性、实用性的教学解决方案。作为长期深耕老年医学与康复护理领域的科研与教育工作者，我欣然受邀为这套教材作序，并向广大职业院校师生、康养机构从业者郑重推荐。

一、岗位导向：从"知识本位"到"能力本位"的范式跃迁

传统康养类教材往往侧重理论铺陈，而本系列教材在顶层设计之初，便由院校骨干教师与医养一线专家共同拆解"老年照护师""健康照护师""老年人能力评估师"等新职业的岗位任务，提炼出八大典型工作领域、百余项核心能力指标，并将其转化为可测可评的学习成果。例如，《老年人生活与基础照护实务》以"进食照护"为项目主线，嵌入口腔评估、吞咽障碍识别、辅助餐具选择、误吸应急处置四个递进式任务；《老年人常见急症照护与急救》则将心肺复苏、气道梗阻解除等急救流程拆解为"情境—判断—处置—记录"四步闭环。学生在完成项目的同时，同步达成岗位能力要求与证书考核要点，实现"所学即所用、所练即所考"。

二、课程重构：用"思维导图+微课+操作视频"打通隐性知识

老年人照护工作大量依赖程序性知识与情境判断，这些内容难以通过传统文本完整呈现。本系列教材创新性地引入全彩印刷与富媒体资源：

· 每章以思维导图勾勒知识框架，帮助学生快速建立"老年人生理—心理—社会"的整体观；

· 关键技能点配套 3 ～ 8 分钟微课，由专家、全国技术能手亲自示范，镜头聚焦手部细节与面部表情，方便学生反复观摩、模仿、纠错；

· 复杂操作流程（如轮椅—床转移、胰岛素笔注射、认知功能训练游戏）则采用"一镜到底"4K 操作视频的形式呈现，嵌入二维码，实现"书—屏"无缝切换。

这种设计不仅符合 Z 世代学习者"视觉优先、碎片化、即时反馈"的认知习惯，更有效地解决了"课堂学得到、岗位用不出"的脱节难题。

三、赛证融通：把竞赛标准转化为教学情境

教材同步对接全国职业院校技能大赛健康与社会照护赛项、养老服务技能赛项的评分细则，将“以赛促学、以赛促教”落到实处。例如，《老年人活动策划与设计》在“认知症老人小组活动”项目中，引入国赛“蒙台梭利疗法”任务单，要求学生从需求评估、方案设计、风险预案到现场实施全流程演练；教师则可直接使用教材配套的评分表进行课堂即时评价，实现课堂与赛场的“同标同质”。

四、心理—社会视角：让“照护”回归“人”的本质

值得称道的是，本系列教材并未止步于技术层面，而是将老年心理护理、人际沟通礼仪、社会参与活动设计等内容独立成册，强调“身心社灵”全人照护理念。《老年心理护理实务》以真实案例为引，系统梳理了抑郁、谵妄、孤独、丧亲哀伤等常见心理问题的识别—评估—干预—转介路径；《老年服务礼仪与沟通》则通过情景剧式脚本，示范如何与认知障碍老人进行“尊重式沟通”、如何与家属开展“坏消息告知”谈话。这些设计有助于学生在技术之外，培养“同理心、职业尊严、伦理敏感性”等核心素养。

五、持续更新：数字教材与产业技术同步迭代

教材中的视频、课件、案例将随行业标准、技术指南的更新而动态优化；同时开放教师社群，鼓励一线教师分享校本化改造资源，形成“出版—教学—产业”的良性反馈闭环。这种“活页式、工作手册式、融媒体化”的教材形态，正是职业教育“三教改革”的生动范例。

“莫道桑榆晚，为霞尚满天。”让每一位老年人都能享有质量与尊严兼具的晚年生活，既是时代命题，也是教育使命。山东科学技术出版社出版的这套“职业教育智慧康养相关专业系列教材”，以系统化的内容、立体化的资源、人性化的表达，为培养“有温度、有技术、有创新”的新时代康养人才提供了坚实支撑。我相信，它的出版将有力推动中国智慧健康养老专业的内涵式发展，并在全球积极应对人口老龄化的中国方案中留下浓墨重彩的一笔。

谨此为序。

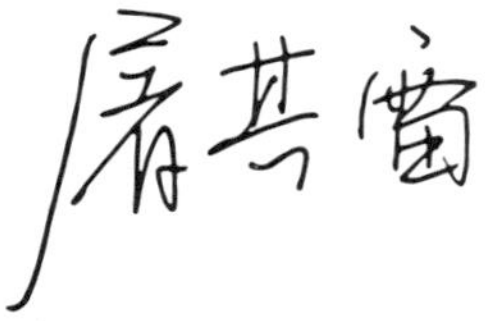

2025 年 5 月

前 言

随着我国人口老龄化进程的加速，养老服务体系对专业化照护人才的需求日益迫切。老年人因生理功能衰退、慢性病共存等特点，成为急症高发群体，而养老场景中的急症照护具有突发性强、现场干预要求高、专业性与普及性需平衡等特殊性。在此背景下，《老年常见急症照护与急救》作为“职业教育智慧康养相关专业系列教材”的重要组成部分，面向智慧康养相关专业学生，旨在通过“案例引入、问题导向、实践为本”的设计理念，帮助老年照护者掌握核心能力，树立“预防为先、急救为要”的职业素养。

人口老龄化是21世纪我国社会发展的重要特征。老年人因心脑血管疾病、跌倒等引发的急症事件频发，而照护人员的急救能力直接关系到老年人的生命安全。当前，养老照护领域存在“急救知识碎片化、操作不规范、预防意识薄弱”等问题。本教材立足职业教育“岗课赛证”融通的要求，紧密对接《养老护理员国家职业技能标准》，以“解决实际问题”为核心目标，系统整合了老年急症照护的理论知识与实践技能，主要具有如下特色。

第一，案例引导，强调情境化学习。以真实急症案例（如“养老院老人突发心梗”“独居老人跌倒骨折”）为切入点，通过“案例呈现—问题分析—技能实操”的逻辑链条，将抽象知识转化为可操作的实践能力。

第二，平衡专业性与普适性，突出“够用、实用、能用”。本教材兼顾科学性与可行性，既保证急救方法的科学准确（如心肺复苏、止血包扎等操作严格遵循国际指南），又考虑到养老照护人员的实际水平，避免过度强调医疗化、复杂化的技术（如放弃对有创操作的深入讲解，聚焦无创、易掌握的现场措施）。通过“思维导图”“微课”等形式降低学习门槛，确保学生“学得会、用得上”。

第三，预防与急救并重，树立全周期照护思维。本教材突破“重急救、轻预防”的框架，设置“急救照护”“预防照护”模块（如环境改造防跌倒、饮食管理降低急症风险），强调“急救是保障，预防是关键”，实现“以养代治、防救结合”。

本教材共3个模块，下设11个项目，40个任务，涵盖老年人常见急症认知、老年人常见急症与常见意外急救与照护等内容，并嵌入二维码链接，支持“线上线下一体化”学习。建议教师通过模拟急救场景、组织案例研讨、邀请行业专家授课等方式，强化实践能力；学生应注重“理论联系实际”，主动参与技能训练，并关注相关疾病急救的前沿内容。

“老吾老以及人之老”，老年照护是一份需要爱心、耐心与专业性的事业。本教材由高校教师、临床医护人员、养老专家联合编写，期待能培养出“懂急救、会操作、能预防”的照护人才，守护老年人生命尊严，推动养老服务行业专业化发展。

由于编写时间仓促，书中难免有疏漏，恳请师生与专家批评指正。

编者

2025 年 5 月

目　录

CONTENTS

模块一
老年人常见急症认知

项目一　认识衰老与老年人急症

学习目标

知识导读

素质目标

1. 树立维护和促进老年人健康、加强疾病防治并做好院前急救准备的意识。

2. 爱岗敬业、忠于职守，具有良好的沟通交流能力，能贯彻“以老年人为本”的基本原则。

3. 培养学生的爱心、细心、耐心、责任心、恒心，使其树立在紧急情况下保持冷静和专业的态度，能够为老年人提供高质量的养老服务。

知识目标

1. 了解我国目前老龄化的现状及我国老年照护工作的特点。

2. 列举老年人常见急症并知晓衰老与老年人急症的关系。

3. 熟悉老年照护员在院前急救中的任务和素养要求。

能力目标

1. 能利用所学知识向老年人及其家属进行衰老与急症关系的宣教。

2. 能对老年照护员在院前急救中的作用做出准确定位。

3. 能快速分析出老年人常见急症的院前抢救关键要素。

4. 在照护急症老年人时能做到有效沟通与心理调适。

赛证对接

考取养老护理员证书或参加老年照护技能比赛时，对学生在紧急状况下的专业能力和人文素养要求较高。本项目主要培养学生对老年人危重疾病的直观认知及应急抢救的底层逻辑，这对于提高学生的应变能力有重要意义。

任务一　认识老年人常见急症与衰老的关系

课件

案例导入

王奶奶，69 岁，意外跌倒致左髋部疼痛 14 小时。王奶奶 14 小时前在家中拖地时意外跌倒，当时感左臀部、左髋部轻度疼痛，自己未在意，继续收拾家务后休息。今晨醒后发现左髋部疼痛加剧，无法站立行走，120 急诊入院后拍摄 X 线片显示左股骨颈骨折。既往有糖尿病史 10 年、高血压史 20 年、骨质疏松症史 6 年、腰椎间盘突出症史 9 年。

任务描述

1. 经评估发现，王奶奶性格坚强，特别独立，不愿意麻烦别人，从不服老，对于她认为的小磕小碰或者轻微不适，从不告诉别人。请通过健康指导，让王奶奶认识到衰老和此次骨折的关系。

2. 请向王奶奶介绍糖尿病、骨质疏松症对本次骨折的影响。

3. 为王奶奶制订有针对性的照护计划。

知识储备

截至 2024 年末，我国 60 岁及以上老年人口已达 3.1 亿，占全国总人口的 22.0%，而 65 岁及以上人口占比也达 15.6%，标志着我国已进入深度老龄化社会且未来老龄化速度将持续加快。到 2035 年前后，我国老年人口将增至 4 亿，占比超过 30%；到 21 世纪中叶，我国老年人口将超过 5 亿，占比超过 40%（图 1–1–1）。

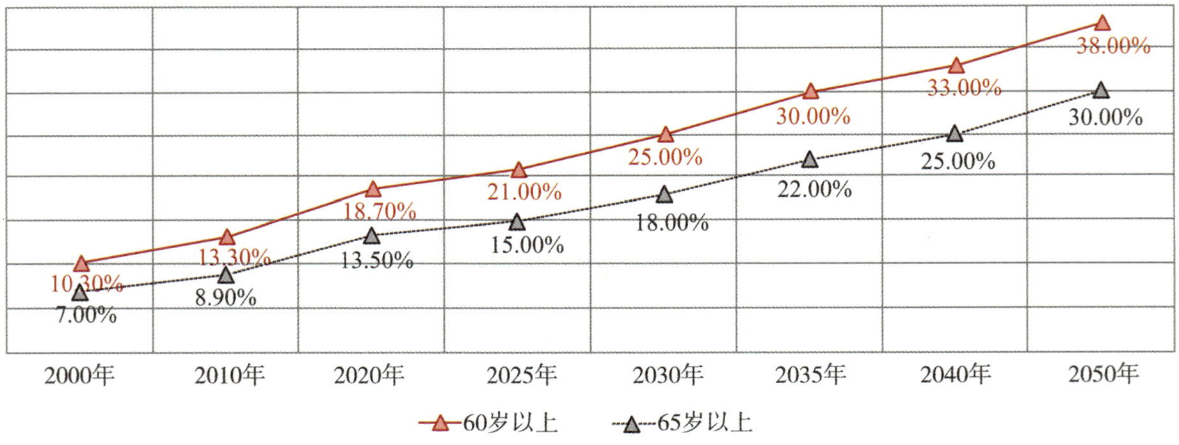

图 1–1–1　我国老龄化趋势图

老年人属于疾病的高发人群，60 岁及以上人群的患病率是其他年龄段人群的 2.5 ~ 3 倍。在院前急救中，老年人群占比较大，急诊死亡率也明显高于非老年人群，已成为当今院前急救的重点人群。本书中的院前急救指在送达医院前的紧急救治、应急救护，是当意外或疾病发生时对急危重症老人的现场抢救行为与保障措施。通过学习本项目，可提升照护员对发生意外老年人的抢救能力，提高照护员对突发疾病的防范意识，树立“急救是保障，预防是关键”的健康理念，更好地预防意外的发生，保障老年人的身体健康。

一、建立老年人的危机意识

视频

老年人常见急症与衰老密切相关。随着年龄的增长，老年人的身体逐渐经历以下改变，增加其患急症的风险。

1. 脏器功能衰退：老年人易患疾病的生理基础

随着年龄增长，人体各脏器功能呈现进行性衰退，这是老年人易患疾病的生理基础。如心血管系统功能衰退，易发生直立性低血压和心脑血管意外；呼吸系统功能衰退，易发生肺部感染和呼吸衰竭；消化系统功能衰退，易出现营养不良和便秘；泌尿系统功能衰退，易发生水电解质紊乱和药物蓄积中毒；神经系统功能衰退，易发生跌倒和意外伤害。这些脏器功能的衰退，使老年人成为多种疾病的高危人群。

2. 多病共存：疾病复杂化的放大器

老年人常同时患有多种慢性疾病，这种多病共存的现象使疾病的临床表现更加复杂。各疾病之间相互影响，形成恶性循环，还导致多重用药，增加药物相互作用和不良反应的发生风险。由于疾病之间的关系复杂多样且不断变化，老年人患急症的风险远高于年轻人。这种复杂性增加了照护员对罹患急症老人第一时间做出判断并施救的难度。

3. 感受力与抵抗力下降：急危重症的潜在推手

由于老年人感知功能减退，其对疾病症状，如疼痛、发热等的敏感性降低，即使是一些较严重的疾病，其症状也表现得并不突出。老年人感受力下降往往导致疾病早期症状被忽视，延误诊治时机。同时，老年人免疫系统功能衰退，机体对病原体的防御能力大大降低。这种感受力和抵抗力的双重下降，使得老年人更容易发展为急危重症，且临床表现不典型，增加了诊断和治疗的难度。

案例解析 1

王奶奶发生股骨颈骨折但未能及时发现，造成疾病诊治延误的原因主要有：

1. 部分股骨颈骨折患者当时未出现骨折端移位，但随着负重、行走等，出现骨折端移位及症状加重。

2. 随着王奶奶年龄的增长，其感知功能减退，受伤后对疼痛的敏感性降低。

3. 由于王奶奶本身性格的原因，如性格坚强、不愿意麻烦别人、有病能扛就扛，导致骨折被忽视，延误了诊治时机。

二、认识老年人各系统生理变化与常见急症的关系

随着年龄增长，老年人各系统均会发生一系列退行性改变，这些变化直接影响老年人的脏器功能，使其更容易发生各系统急症。

（一）呼吸系统

呼吸系统退行性变可造成老年人通气与换气能力下降、呼吸肌力减弱、呼吸储备功能显著下降及防御机制衰退。呼吸系统的退行性变对老年人呼吸系统急症的影响如下。

1. 更易罹患感染等相关急症

因防御功能下降更易发生肺炎、慢性阻塞性肺疾病急性加重等，且易进展为呼吸衰竭。

2. 应激代偿不足

在手术、外伤或基础疾病等应激状态下，呼吸储备不足易导致低氧血症、高碳酸血症等急性呼吸功能不全。

3. 并发症叠加影响

心血管疾病、贫血等可加重缺氧，诱发或加剧呼吸困难等急症。

视频

（二）消化系统

消化系统退行性变可造成老年人消化能力减弱、防御机制受损、吸收与代谢障碍等。消化系统的退行性变对老年人消化系统急症的影响如下。

1. 感染与炎症高发

胃肠黏膜屏障功能衰退及肠道菌群失衡，使老年人更易发生急性胃肠炎、胆囊炎或胰腺炎，且病程进展快。

2. 慢性病急性恶化

基础疾病（如糖尿病、胃食管反流病）与衰老叠加，可诱发消化道出血、肠缺血或急性胃扩张等急症。长期便秘可发展为粪石性肠梗阻。

3. 药物相关急症

老年人常用药物（如抗凝剂、抗生素）易引发消化道出血、伪膜性肠炎等药源性急症。

视频

（三）循环系统

循环系统退行性变可造成老年人心脏结构改变与泵血能力下降、血管系统老化和传导系统异常等。循环系统的退行性变对老年人循环系统急症的影响如下。

1. 心血管急症高发

动脉粥样硬化斑块破裂可引发急性心肌梗死；心肌收缩力减弱及心脏代偿功能下降，易在感染、手术等应激状态下诱发急性心力衰竭。

2. 血栓相关急症

血管内皮损伤和血流缓慢，促进血栓形成，导致肺栓塞、下肢静脉栓塞等。

3. 慢性病急性恶化

高血压、糖尿病等基础疾病与衰老叠加，可加速冠状动脉病变或主动脉夹层等急症进展。

（四）内分泌系统

内分泌系统退行性变可造成老年人激素水平全面下降、甲状腺功能异常、胰岛素抵抗与胰

腺功能衰退，以及肾上腺应激能力减弱。内分泌系统的退行性变对老年人内分泌系统急症的影响如下。

1. 代谢紊乱诱发急症

糖代谢异常（如胰岛素抵抗）可快速进展为高血糖危象；钙代谢失衡（如甲状旁腺功能异常）可能引发急性低钙血症抽搐或高钙危象。

2. 慢性病急性恶化

长期甲状腺功能减退可能因感染或药物诱发黏液性水肿昏迷；糖尿病未控制者易因感染、脱水等诱发酮症酸中毒。

3. 药物与治疗不良反应

激素替代治疗或抗肿瘤内分泌药物（如芳香化酶抑制剂）可能因剂量不当诱发急性电解质紊乱或心血管事件。

（五）运动系统

运动系统退行性变可造成老年人骨骼退行性变、肌肉萎缩与功能衰退、关节退行性变与活动受限等。运动系统的退行性变对老年人运动系统急症的影响如下。

1. 骨质疏松性骨折

轻微外力（如跌倒）即可引发髋部、腕部或脊柱骨折，尤其当合并椎体压缩性骨折时可能急性压迫脊髓神经，导致截瘫或剧烈疼痛。

2. 急性关节损伤

退变的关节在运动或日常活动中易发生半月板撕裂、韧带拉伤或急性滑膜炎，表现为突发关节肿胀、活动受限。

3. 肌肉拉伤与劳损

肌肉力量与协调性下降，导致突发性肌肉拉伤（如腰肌、股四头肌），或长期代偿性劳损引发急性肌筋膜疼痛综合征。

案例解析 2

王奶奶所患疾病与其发生股骨颈骨折之间的关系如下。

1. 骨质疏松

既往存在骨质疏松与王奶奶此次发病有密切联系。骨质疏松使骨骼的强度下降，轻微外力即可能引发骨折。老年女性在绝经后雌激素水平显著下降，削弱对破骨细胞活性的抑制作用，导致骨吸收加速、骨密度下降，易致骨质疏松。加之老年人肌肉及关节功能减退，关节稳定性下降，易致骨折发生。

2. 糖尿病

老年糖尿病患者因代谢紊乱、并发症及骨质量下降，骨折风险显著高于非糖尿病人群。长期高血糖导致钙、磷、维生素 D 代谢异常，肾小管重吸收钙减少，引发低血钙和骨矿化障碍，骨密度下降。糖尿病导致骨小梁断裂、骨皮质变薄，骨骼力学强度降低，轻微外力即可引发骨折。胰岛素缺乏影响骨骼对钙的利用，进一步加剧骨量流失。

（六）神经系统

神经系统退行性变可造成老年人脑与神经元退行性变、血管系统损伤及周围神经与自主神经功能衰退等。神经系统的退行性变对老年人神经系统急症的影响如下。

1. 急性脑血管事件

脑动脉粥样硬化斑块破裂或血管脆性增加，可突发脑梗死或脑出血，表现为偏瘫、失语甚至昏迷。

2. 癫痫与意识障碍

神经元异常放电阈值降低，合并慢性脑缺血或代谢紊乱（如电解质失衡），易诱发癫痫持续状态或急性意识丧失。

3. 神经退行性疾病急性加重

阿尔茨海默病老年患者因感染、脱水等应激因素导致谵妄；帕金森病患者因药物波动引发“冻结”现象或肌张力障碍危象。

（七）泌尿系统

泌尿系统退行性变可造成老年人肾脏退行性变、膀胱容量与收缩力下降、尿道与前列腺功能衰退及输尿管蠕动减弱等。泌尿系统的退行性变对老年人泌尿系统急症的影响如下。

1. 尿路感染

免疫力下降、残余尿增多及尿道黏膜变薄，使细菌易定植并上行感染，严重时可诱发脓毒症、肾乳头坏死甚至尿毒症，死亡率显著升高。

2. 急性尿潴留

前列腺增生或神经源性膀胱导致完全性排尿障碍，需紧急导尿；长期未处理可引发肾积水或急性肾衰竭。

3. 尿失禁与电解质紊乱

膀胱神经调控异常（如脑卒中）导致急迫性尿失禁；肾脏排钙能力下降易引发低钙血症抽搐或高钙血症、心律失常。

三、预防老年人各系统急症的照护策略

1. 定期体检与监测

筛查血压、血糖、血脂、肝肾功能及心电图，控制血压和血脂水平，定期评估心功能，早期发现心脑血管疾病、糖尿病等潜在风险，减少并发症。避免过度劳累诱发急性心力衰竭。监测前列腺功能（男性）及残余尿量，女性注意会阴清洁，预防急性尿潴留或尿路感染。

2. 慢性病规范化管理

根据医生建议调整用药种类和剂量，避免高血压、糖尿病等慢性病急性恶化（如脑卒中、酮症酸中毒）。老年呼吸系统疾病患者需在发作期规范用药，避免感染进展为肺炎或呼吸衰竭。

3. 生活方式干预

（1）饮食控制：多摄入蛋白质（牛奶、鸡蛋、瘦肉）和膳食纤维，减少高盐高脂饮食，减轻心血管负担。

（2）适度运动：散步、太极拳等低强度运动可改善心肺功能；盆底肌训练（如凯格尔运动）可增强控尿能力。

（3）戒烟限酒：戒烟和限酒是预防老年人高血压、冠心病、脑卒中等疾病的关键措施。烟草中的尼古丁等有害物质会导致血管收缩，增加心脏负担，使血压升高。过量饮酒会导致血管硬化和高血压，长期嗜酒可降低心肌弹性和收缩力，导致血管壁脂肪物质积累、管腔狭窄、管壁不光滑等变化，增加脑卒中风险。

4. 环境与行为调整

（1）注意气候变化，及时调整衣物，注意防暑、防寒，正确佩戴口罩，减少冷空气对呼吸道的刺激。

（2）对居住环境进行适老化改造：如打磨家具边角，避免磕碰受伤；改造室内照明，使光线充足且均匀，避免阴影和眩光；增加过道宽度，不影响通行；增加紧急呼叫按钮等。

5. 加强健康宣教和照护员培训

提高老年人对疾病早期信号的警觉性，加强照护员培训，使其掌握基础急救技能（如海姆立克急救法、心肺复苏等），熟悉常见急性症状（如胸痛、呼吸困难、意识障碍）的识别与送医时机。

案例解析3

在对王奶奶的照护中应该注意以下问题。

1. 注意王奶奶家中地板的防滑问题，避免跌倒。

2. 强化健康教育，通过此次事故说明小磕碰可能隐藏严重损伤，鼓励其主动报告不适，避免隐瞒病情。

3. 加强糖尿病的管理。

4. 调节饮食和运动，防治骨质疏松症。

5. 骨折后的照护见本书模块二中“项目六 老年运动系统常见急症照护”。

拓展阅读

远程视频急救，续写生命奇迹

2025年2月10日，一名老人在登青岛崂山的过程中突然倒地，现场没有任何人会急救。120急救中心在接到老人家属求助后立即派出救护车，并第一时间给家属发送了一条短信。家属通过短信中的视频链接，与120调度员进行实时视频通话。通过视频，调度员判断患者情况并指导施救者正确施救，并在视频中指导现场工作人员操作自动体外除颤器（automated external defibrillator，AED）。经过5轮电除颤和心肺复苏后，患者复苏成功。

远程视频指导功能实现了“呼救即抢救”，真正解决呼救者“不敢救、不会救”的难题。该功能在传统电话报警的基础上，报警人可通过点击调度员发送的短信链接，启动视频通话，为抢救提供更加精准、有效的指导，为患者的存活争取更大的可能。此次救援是“青岛爱心救·5分钟社会救援圈”公益项目在实际救治中的又一次成功实践。

【练习题】

A1 型题

1. 下列不属于老年人与疾病关系的是（　　）。

A. 老年人常同时患多种疾病，比年轻人更易出现危重状态

B. 老年人在患病时的临床表现有时不具有典型性，易被忽视

C. 有些老年人会出现等等看的心态，有病能扛就扛

D. 老年人的疾病感受往往比年轻人更强烈

E. 老年人不易发觉自己的疾病，对疾病发作时的反应迟钝

答案：D

解析：由于老年人的感知功能减退，其对疾病症状的感受力下降，往往导致疾病早期症状被忽视，延误诊治时机。

2. 关于老年人呼吸系统的生理变化，下列描述正确的是（　　）。

A. 老年人的咳嗽反射增强，更易发生咳嗽

B. 老年人的胸廓活动度增加，易发生气胸、肺气肿等

C. 老年人呼吸肌力量减弱，呼吸频率加快，呼吸深度变浅

D. 随年龄增长，老年人的气道阻力降低导致通气功能减弱

E. 由于气道黏膜萎缩，老年人罹患呼吸道感染的可能性降低

答案：C

解析：老年人的咳嗽反射减弱，胸廓活动度降低，气道阻力增加，更易罹患呼吸道感染。呼吸肌包括膈肌、肋间肌等。老年人的呼吸肌力量逐渐减弱，导致呼吸肌的收缩能力下降，呼吸频率加快，呼吸深度变浅，影响呼吸功能。

3. 下列哪项不是老年人循环系统容易出现的急症（　　）。

A. 心律失常　　B. 急性左心衰竭　　C. 急性心肌炎

D. 肺栓塞　　E. 心肌梗死

答案：C

解析：无

4. 在照护老年人时，为预防老年人急症，下列照护策略不妥的是（　　）。

A. 指导老年人定期体检

B. 指导老年人多做中高强度的运动，以提高肌肉强度，预防运动系统疾病

C. 定期监测血压、血脂、血糖及心脑功能等，优化基础疾病管理

D. 指导老年人少量多餐、细嚼慢咽，避免呛咳

E. 开展常见急症的宣教，指导老年人家中常备急救包

答案：B

解析：由于骨骼、关节和肌肉的变化，老年人的整体运动能力明显下降，包括肌力、肌肉弹性，以及运动协调性和灵活性等方面，因此应指导老年人多做中低强度运动。

A2 型题

赵爷爷，79 岁，林场退休工人，由养老护理员居家照护。赵爷爷身高 175 cm，体重 85 kg，性情急躁，多次与护理员发生矛盾，不善言辞、不喜求助，平时不喜与人交往，喜荤厌素，无肉不欢，口味偏重，有 2 个女儿，均在外地。既往有高血压病 20 年、糖尿病 19 年、心脏支架置入 5 年。下列哪种情况与赵爷爷可能患急症的风险无关（　　）。

A. 曾长期从事户外工作　　B. 体重指数偏高，过度肥胖

C. 性情急躁，不喜求助　　D. 有高血压、糖尿病及心脏支架置入病史

E. 饮食不均衡，喜荤厌素

答案：A

解析：曾长期从事户外工作不是老年人罹患急症的危险因素。其他 4 项均与心脑血管急症发病有关系。

任务二　明确老年人急症的照护与急救目标

课件

案例导入

张爷爷，75 岁，在家中突然感到胸痛、呼吸急促、出冷汗。老伴李奶奶发现后，非常惊慌，给远在外地的儿子打电话，儿子即刻拨打当地的 120 急救电话。在等待救护车到来的过程中，李奶奶一直陪护在张爷爷身边，嘱其耐心等待。急救人员到达后，迅速评估张爷爷的状况，张爷爷出现呼之不应、呼吸微弱、血压测不出、四肢湿冷等症状。急救人员立即进行心肺复苏（cardiopulmonary resuscitation，CPR），并使用自动体外除颤器（AED）后张爷爷神志恢复，建立静脉通路后送至医院给予进一步生命支持。张爷爷既往有高血压和冠心病病史 10 余年，服用多种药物治疗。李奶奶由于不识字，未参与张爷爷的治疗。

任务描述

1. 提升老年人及其家属的急救意识与应急处理能力，制订针对老年常见急症的家庭急救预案目标。

2. 优化老年急症的医疗救治流程目标。

3. 完善老年急症院前 – 院内无缝衔接机制。

知识储备

据统计，我国院外心脏骤停的存活率不足 1%，而家属在“黄金 4 分钟”内的有效干预可使存活率提升 3 倍以上。为老年人制订一份全面、实用且个性化的家庭急救预案，可确保在急症发生时家属能够迅速、准确地采取急救措施，最大限度地保障老年人的生命安全，减少急症对老年

人身体的损害，并能及时、有效地与专业急救人员配合，实现从家庭到医院的无缝对接。

一、制订针对老年人常见急症的家庭急救预案目标

1. 评估老年人健康状况

详细回顾老年人的病史，包括高血压、冠心病的患病时间、病情严重程度、治疗过程及目前的身体状况等。同时，对老年人的生活习惯、用药情况、过敏史等进行全面了解。

2. 识别常见急症类型

根据老年人常见的急症，如心肌梗死、脑卒中、呼吸困难、跌倒骨折等，结合老年人实际情况，确定其可能出现的较高风险急症类型，以便有针对性地制订急救措施。

3. 制订急救流程

明确在急症发生时，家属应首先保持冷静，立即拨打 120 急救电话，并准确告知老年人的病情、地址等信息。同时，根据不同的急症类型，制订具体的急救步骤，如对于疑似心肌梗死患者，应让其立即静卧休息，保持呼吸道通畅，及时给予硝酸甘油等药物，并在必要时进行心肺复苏等。

4. 准备急救物资

在家中准备急救箱，配备常用急救药品和器械，如硝酸甘油片、阿司匹林肠溶片、创可贴、纱布、绷带、体温计、血压计等，并定期检查药品和器械的有效期和完整性，确保在急症发生时能够正常使用。

5. 培训家属急救技能

对老年人及其家属进行急救知识和技能培训，如心肺复苏、海姆立克急救法、止血包扎等常用急救技术，以及如何正确拨打急救电话、如何在急救过程中安抚老人情绪等。通过培训，提高家属的急救意识和能力，确保在急症发生时能够及时、有效地进行现场急救。

案例解析1

1. 案例中的李奶奶作为第一目击者，面对张爷爷突发胸痛时表现出明显惊慌且未能采取有效的抢救措施，反映出我国老年群体普遍存在的急救知识匮乏问题。

2. 应详细评估张爷爷的病史、用药情况等，为家庭应急预案的制订提供依据。

二、优化老年急症的医疗救治流程目标

研究表明，急救系统 8 分钟到达率每提升 10%，急症死亡率可下降 7.5%。通过优化老年人急症的医疗救治流程，提高急救效率和质量，可缩短抢救时间，降低老年人的死亡率和致残率。同时，应加强医院与家属之间的沟通与协作，为老年人提供更加优质、便捷的医疗服务。

1. 缩短急救反应时间窗

（1）整合老年人健康档案数据库：系统记录老年人健康史、疾病史、生活习惯等核心信息，自动推送老年人基础疾病、用药禁忌等关键信息。通过大数据分析，系统可自动识别高风险群体（如跌倒倾向、药物过敏史），提前预警并优化资源配置，降低突发健康事件的处理成本，提升服务针对性，缩短急危重症患者的抢救响应时间。

（2）实施分级响应机制：分级机制优先保障生命体征不稳定老人的快速接诊与处置（如心肌

梗死、卒中绿色通道），减少因无序排队导致的救治延误，降低致残率和死亡率。通过标准化评估工具（如分诊量表）动态监测患者病情变化，确保高风险病例及时升级救治优先级，如对“胸痛主诉＋高龄＋心血管病史”病例启动红色预警响应。

2. 优化现场急救处置流程

（1）5G 急救车配备远程心电诊断系统：5G 急救车通过“数据实时化、决策智能化、服务协同化”重构急救流程，为急危重症患者打造“黄金救援链”，推动医疗急救从传统模式向智慧化、精准化转型，实现“上车即入院”的救治模式。

（2）建立视频会诊快速通道：视频会诊快速通道能够打破地域限制，覆盖农村及偏远地区，弥补基层急救能力短板，缩小城乡医疗资源差距。救护车医护人员在转运途中可通过视频会诊获得用药指导（如抗凝剂剂量调整），避免操作失误导致二次伤害，降低院前救治风险。

三、完善老年急症院前－院内无缝衔接机制

1. 建立标准化交接流程

建立标准化交接清单，按要素逐项核对、确认并签字，确保短时间内完成交接。

2. 实现医疗信息实时共享，建设院前院内信息高速公路

（1）开发急救电子病历系统：自动生成包含时间轴的关键数据（如 AED 除颤次数、用药时间点）。

（2）设置病情预警阈值：当收缩压＜ 90 mmHg 或血氧饱和度＜ 90% 时自动触发预警。

3. 优化家属参与决策机制

（1）设立过渡期医疗协调员：协助处理知情同意、检查预约等事宜。

（2）开发决策辅助工具：如用视频动画解释经皮冠状动脉介入治疗（percutaneous coronary intervention，PCI）/ 溶栓治疗选择差异。

案例解析2

1. 案例中张爷爷经现场复苏后仍需进一步生命支持，研究显示有效的衔接机制可使入院后 30 天死亡率降低 18%。

2. 当前存在信息断层、重复评估、家属沟通不畅等系统性问题。

拓展阅读

中国急救发展史

从战伤救护到现代急诊体系，中国急救医学通过政策引导、学科独立化、技术迭代和灾害应对实践，逐步成为保障公共卫生安全的重要力量。

1. 初创阶段（20 世纪 50 ～ 70 年代）

新中国成立初期，急救工作以传染病抢救为主，如中毒型痢疾、暴发型流脑等，逐步形成以感染性休克、脑水肿等危重症救治为核心的临床经验。此阶段急救尚未形成独立学科，主要依赖专科医生轮转支援，缺乏规范化体系。

2. 体系化建设阶段（20 世纪 80 ~ 90 年代）

1980 年，卫生部发布《关于加强城市急救工作的意见》；1986 年，颁布《中华人民共和国急救医疗法（草案）》，明确三级急救医疗体制和急诊科建设要求。1983 年，北京协和医院成立中国首个急诊科，标志着急诊医学向专业化发展。1987 年，中华医学会急诊医学分会成立，学科地位正式确立。20 世纪 90 年代起，《中华急诊医学杂志》创刊，全国性学术交流及培训项目（如心肺复苏、儿童高级生命支持课程）逐步开展。

3. 快速发展阶段（21 世纪以来）

2003 年，国务院发布《突发公共卫生事件应急条例》，2009 年，《急诊科建设与管理指南（试行）》实施，推动急诊科设施、设备和人才队伍标准化。ICU、院前急救系统（如“120”急救网络）全面推广，呼吸机、除颤仪等设备普及，急救响应效率显著提高。急诊医学与灾难医学、创伤医学深度融合，形成“院前急救—院内急诊—重症监护”一体化模式，应对突发公共卫生事件的能力增强（如“非典”、冰雪灾害救援）。

当前中国急诊医学已建立覆盖城乡的三级急救网络，并向“零通道、短时效、高技术、高质量”服务目标迈进。学科发展持续聚焦人才培养（如急诊医师规范化培训基地建设）和科研创新（如脑死亡诊断标准制订）。

【练习题】

A1 型题

1. 制订家庭急救预案首先要做的评估内容不包括以下哪项（　　）。

A. 老年人的病史　　B. 老年人的生活习惯　　C. 老年人的社交活动

D. 老年人的用药情况　　E. 老年人的过敏情况

答案：C

解析：在制订家庭急救预案时，评估老年人健康状况包括详细回顾病史（如高血压、冠心病等的患病时间、病情严重程度、治疗过程及目前身体状况）、生活习惯、用药情况、过敏史等，为预案制订提供依据，而不包括社交活动。

2. 在老年常见急症的家庭急救预案中，不属于急救流程正确步骤的是（　　）。

A. 保持冷静

B. 立即拨打 120 急救电话

C. 准确告知病情和地址

D. 等待专业急救人员到来，不做任何处理

E. 保持电话畅通

答案：D

解析：急救流程中，家属应保持冷静，立即拨打 120 急救电话，并准确告知病情、地址等信息。同时，要根据不同的急症类型采取相应的急救措施，如让疑似心肌梗死患者立即休息、保持呼吸道通畅、给予硝酸甘油等，而不是等待专业急救人员到来不做任何处理。

3. 在制订针对老年常见急症的家庭急救预案时，以下措施正确的是（　　）。

A. 家属应先自行处理急症，再视情况拨打 120 急救电话

B. 对于疑似心肌梗死的患者，让其立即休息，保持呼吸道通畅，及时给予硝酸甘油等药物，并进行心肺复苏

C. 急救箱内药品和器械无须定期检查有效期和完整性

D. 培训家属急救技能时不包括如何正确拨打急救电话

E. 识别常见急症类型时不需要结合老年人的实际情况

答案：B

解析：对于疑似心肌梗死的患者，应让其立即休息，保持呼吸道通畅，及时给予硝酸甘油等药物，并进行心肺复苏。

4. 优化老年急症的医疗救治流程中，5G 急救车配备远程心电诊断系统的作用是（　　）。

A. 延长急救反应时间　　B. 实现“上车即入院”的救治模式

C. 仅限于城市地区使用　　D. 增加救治过程中的操作失误

E. 无法实时传输患者数据

答案：B

解析：5G 急救车配备远程心电诊断系统通过“数据实时化、决策智能化、服务协同化”重构急救流程，为急危重症患者打造“黄金救援链”，推动医疗急救从传统模式向智慧化、精准化转型，实现“上车即入院”的救治模式。

5. 完善老年急症院前 – 院内无缝衔接机制中，开发急救电子病历系统的目的是（　　）。

A. 阻碍医疗信息实时共享　　B. 仅适用于特定医疗机构

C. 无法设置病情预警阈值　　D. 增加院前 – 院内沟通障碍

E. 自动生成包含时间轴的关键数据，如 AED 除颤次数、用药时间点

答案：E

解析：开发急救电子病历系统可以自动生成包含时间轴的关键数据，如 AED 除颤次数、用药时间点。其目的是促进医疗信息实时共享、适用于多种医疗机构、可以设置病情预警阈值、减少院前 – 院内沟通障碍。

任务三　老年照护员的急救素养要求

课件

案例导入

社区照护员小邵在社区活动室内发现李奶奶浑身出冷汗，无力地坐在沙发上，面色苍白。经过询问，得知李奶奶早餐吃得很少，结合她的糖尿病史，初步判断李奶奶可能出现了低血糖。情况紧急，小邵迅速从护理包中取出糖块，轻声安慰李奶奶，让她慢慢吃。10 分钟后，李奶奶的症状有所缓解，脸上逐渐恢复了血色。与此同时，照护员通过电话联系上了李奶奶的家属，详细

告知了李奶奶的状况，并建议家属最好带老人去医院进一步诊治。在等待家属到来的时间里，小邵一直陪在李奶奶身边，为她测量血糖、监测生命体征，直到家属赶到。

任务描述

1. 结合案例，指出照护员需要具备的照护技能。
2. 结合案例，列举社区照护员小邵所具备的业务素养。
3. 结合案例，讨论老年照护员需要具备的基本素养。

知识储备

老年人在生理与心理层面呈现出显著的独特性，这对投身于老年照护工作，特别是老年急症照护领域的人员，提出了更为严苛的素养要求。老年急症具有情况复杂、变化迅猛的特点，照护员的职业素养在极大程度上决定了救护工作的质量与成效。基于此，老年急症照护员不仅应当坚守高尚的职业道德，具备敏锐的思维能力、沉稳冷静的应对能力及精湛娴熟的专业技术，还必须拥有强健的体魄、良好的心理素质，同时具备卓越的团队协作精神，以确保在面对各类老年急症时，能够提供高效、优质的照护服务（图 1–1–2）。

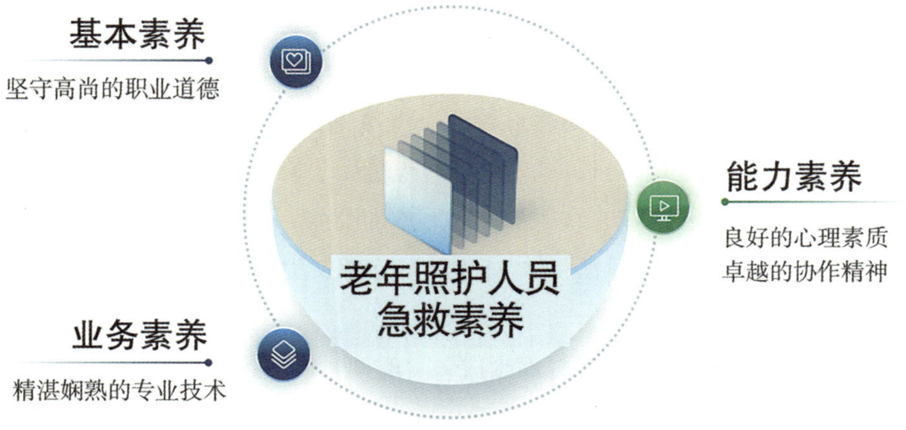

图 1–1–2　老年照护员急救素养

一、基本素养

在老龄化加速的当下，老年照护员唯有将急救意识、规范技术和人文关怀融入职业技能，才能在黄金救助时间内守护长者的生命与尊严（图 1–1–3）。

1. 热爱老年照护事业

老年照护员应对老年群体怀有深厚的关爱与敬意，从心底里亲近老年人，愿意倾听他们的心声，感受他们的需求，给予他们温暖与关怀，真正将老年人的幸福和安康放在心上，忠于职守，认真履行岗位职责，持续学习知识、积累经验，致力于不断提升服务质量。

2. 良好的职业道德与职业素养

具备优良的职业道德与深厚的职业素养是立足岗位的根本。在日常工作中，老年照护员应始终以爱心作为基石，关怀每一位服务对象；以细心作为标尺，精准洞察他们的细微需求；以耐心作为支撑，从容应对各种复杂状况；以热心作为动力，主动且积极地提供帮助；以诚心作为纽带，与服务对象及其家属搭建起信任的桥梁。坚决不触碰任何违反道德良知的违法操作，杜绝一切有悖职业操守的行为，将维护职业声誉视为使命，始终如一地守护职业尊严与荣耀。

图 1-1-3　老年照护员基本素养

3. 具有诚实的品格、高尚的道德修养及崇高无私的思想情操

在服务过程中，对待老年人需做到真诚无欺、关爱备至，充分尊重其人格和尊严，切实维护其个人隐私，将保护老年人合法权益视为不可推卸的责任，全心全意投入到为老年人服务的事业中，以实际行动诠释责任与担当。

4. 与同行及其他人员保持良好的合作关系

在老年照护工作中，照护者应与同行及其他相关人员构建并维持良好的合作关系，彼此之间秉持相互尊重的态度，亲和友善，紧密团结，在工作中协同配合，发挥团队协作的力量，共同为老年照护事业贡献力量，提升服务质量，为老年人提供更优质、全面的照护服务。

5. 工作作风严谨、果断、敏捷

严格遵守操作规范和职业道德要求，确保服务流程标准化，例如在用药管理、生命体征监测等环节中，需严格遵循医疗指导，避免出现差错。对老年人的安全和健康保持高度警觉，如发现异常情况及时上报并处理，杜绝因疏忽导致的意外发生。根据老年人的个体差异（如疾病类型、生活习惯）提供针对性照料。提前识别潜在风险（如跌倒、感染），采取预防措施；主动与家属沟通反馈老年人的状态，减少信息滞后。在突发疾病或意外事件中快速判断并采取急救措施。

6. 工作中注意文明礼貌，态度和蔼，仪表大方

在照护中使用尊重、易懂的言语沟通，如采用“爷爷”“奶奶”等亲情化称呼，并熟练运用迎送、感谢、致歉等礼貌用语；服务时保持热情诚恳的态度，面带微笑，避免应付性或推托性答复，耐心倾听并关注老年人的身心需求；行为举止稳重得体，动作轻柔利落，尽量减少老年人身体暴露，保护隐私；着装需整洁规范，穿工作服并佩戴标识，服饰得体大方，避免暴露或随意搭配，保持鞋面干净，体现专业形象。既要体现职业规范，也要传递对老年人的尊重与关怀。

7. 具有良好的身心素质，满足老年照护的工作需求

因老年照护工作责任大，任务繁重，急症发生的随机性强，抢救强度大，所以要有健康的体魄，有不怕苦、脏、累的“连续作战”精神。同时要保持稳定、良好的心境和积极进取、乐观向上的精神状态，以饱满的精力和耐心去帮助照护老年人。

案例解析1

结合案例，老年照护员需要具备的基本素养如下：

1. 爱心与耐心

老年照护工作需要长期与老年人相处，老年人可能会因为身体原因或心理因素而出现各种问题和情绪，如行动不便、沟通困难、脾气古怪等。照护员只有具备爱心，才能真正关心老年人的生活和健康，给予他们温暖和关怀；只有具备耐心，才能不厌其烦地面对老年人的各种需求和问题，为他们提供优质的照护服务。就像小邵在整个照护过程中，对李奶奶悉心照顾，没有丝毫的不耐烦。

2. 细心与敏锐的观察力

老年人的身体状况往往比较复杂，一些疾病的症状可能并不典型，或者早期症状很轻微，容易被忽视。照护员需要细心地观察老年人的日常生活细节，如饮食、睡眠、精神状态、身体活动等，以便及时发现潜在的问题。小邵就是因为细心观察到了李奶奶的异常状态，才能迅速做出反应，采取相应的措施。

3. 团队协作精神

老年照护工作往往不是一个人能够独立完成的，需要与医生、护士、康复师、营养师等多个专业人员以及其他照护员密切配合。在案例中，虽然没有直接体现团队协作，但小邵建议家属带老人去医院进一步诊治，这其实涉及社区照护与医院医疗的衔接，需要照护员具备团队协作精神，能够与其他医疗团队成员有效沟通和协作，为老年人提供全方位的照护服务。

二、业务素养

针对老年人的急症照护，关乎患者的生死存亡，为确保能够有效应对各类紧急状况，必须借助学校教育、在职教育、继续教育及岗前培训等多元化途径，系统学习并扎实掌握老年急症照护与急救的专业知识和技能。通过全方位学习，使其具备扎实的急症照护与急救基本知识，精湛娴熟的操作技能。具体而言，其应具备的业务素养涵盖以下多个关键方面（图 1–1–4）。

1. 老年急症基础理论

熟悉急救的基本原则，如先救命后治伤、迅速准确判断病情等。了解老年常见急症与衰老的关系、老年照护员的急救素养要求、老年人家庭常备急救物品、如何正确拨打急救电话、认识急诊绿色通道等相关知识，以便准确评估老年人的身体状况。

2. 常见急症知识

了解老年常见急症，如呼吸困难、气道异物、心肌梗死、脑出血、上消化道出血、尿潴留、骨折、软组织挫伤及关节损伤、低血糖症等的诱发因素、典型症状、急救方法和流程、疾病的急性期照护与预防照护。

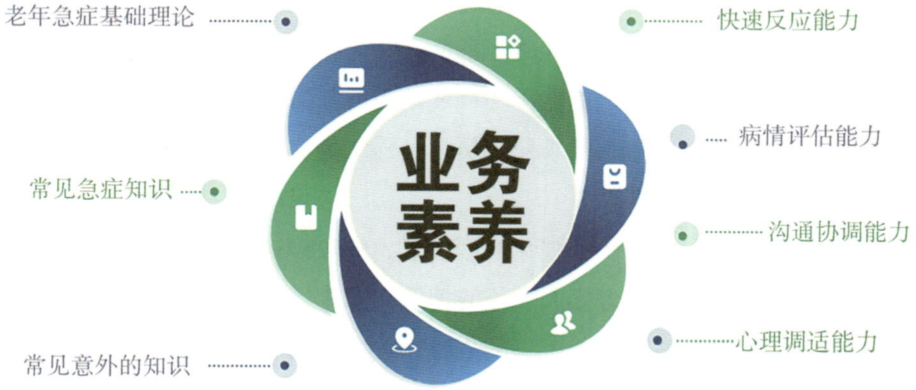

图 1-1-4　老年照护员业务素养

3. 常见意外知识

掌握老年人常见意外，如食物中毒、一氧化碳中毒、药物中毒、酒精中毒、危化物中毒、烧烫伤、中暑、晕厥、电击伤等的常见原因、典型症状、急救方法和流程、疾病的急性期照护与预防照护。

4. 快速反应能力

在老年急症照护工作中，时间就是生命，每一秒都至关重要。当老年人突发紧急情况时，快速反应能力是挽救生命的关键。它要求照护员能在第一时间敏锐捕捉到异常状况，迅速做出正确反应，以最快速度抵达现场，争分夺秒地展开急救处理，为后续更有效的救治争取宝贵时间。

5. 病情评估能力

在老年急症照护工作中，快速抵达现场后，病情评估能力便成为精准施救的关键。由于老年人身体功能衰退，病情变化往往迅速且隐匿，稍有延误便可能危及生命。这就要求照护员必须具备在极短时间内对老年人病情进行初步评估的能力。照护员需依据专业知识与丰富经验，从老年人的症状表现、生命体征数据等多方面综合考量，精准判断病情的严重程度。只有明确了病情的轻重缓急，才能科学合理地确定急救的优先级，进而采取最适宜、最有效的急救措施，为后续治疗争取最佳时机，最大限度保障老年人的生命健康。

6. 沟通协调能力

在老年急症的紧急状况下，照护员的沟通协调能力堪称连接各个救治环节的关键纽带。面对老年人突发的健康危机，迅速而有效的沟通是保障救治工作顺利推进的基石。照护员需要第一时间与急救中心取得联系，清晰、准确地描述老年人的症状、当前状态及所处位置等关键信息，确保急救资源能够及时调配。同时，与医疗机构保持紧密沟通，提前告知老人的病情和已采取的初步急救措施，为后续入院治疗做好铺垫。

在与家属沟通时，照护员不仅要及时传达老人的紧急情况，安抚家属的焦虑情绪，还要耐心解答家属的疑问，获取老年人过往病史等重要信息，为精准救治提供依据。在专业医护人员到达现场或老人被转送至医疗机构后，照护员还需积极配合其工作，详细汇报前期急救过程和老人病情变化，协助制订并执行后续救治方案，全方位保障救治工作无缝对接、高效开展。

7. 心理调适能力

在老年急症照护工作中，紧急情况往往不期而至，老年人承受的痛苦令人揪心。此时，心理调适能力便成为照护员的关键素养。面对千钧一发的情况，每一秒都关乎生死，任何情绪波动都可能导致操作失误或判断偏差。这就要求照护员具备强大的心理调适能力，能够迅速平复内心的波澜，始终保持冷静、沉着的状态。

照护员需在日常训练和实践中不断强化心理建设，通过模拟演练、经验总结等方式，逐渐提升应对紧急情况的心理素养。面对老年人痛苦的神情和家属焦急的目光，能够迅速屏蔽外界干扰，专注于急救操作和病情判断，以专业、沉稳的表现，为老人的生命健康保驾护航，确保急救流程有条不紊地进行，最大程度发挥急救措施的效果。

案例解析2

结合案例，社区照护员小邵所具备的业务素养如下：

1. 专业知识储备

小邵了解糖尿病患者可能出现低血糖的情况，知道低血糖的症状表现及应对方法，体现了其具有扎实的老年护理专业知识，包括老年常见疾病的护理知识、营养学知识等。

2. 沟通能力

小邵在为李奶奶提供照护的过程中，轻声安慰李奶奶，让她情绪稳定地配合治疗，并且能够通过电话与李奶奶家属进行有效沟通，详细告知李奶奶的状况，建议家属带老人去医院进一步诊治，展现了良好的沟通能力，包括与老人及其家属进行有效沟通的能力，能够清晰、准确地传达信息，同时给予情感支持。

3. 责任心与主动性

小邵在发现李奶奶的情况后，主动采取一系列措施进行救助和护理，并且在等待家属的过程中一直陪在李奶奶身边，认真负责地为她监测生命体征，体现了高度的责任心和主动性，能够积极主动地关注老年人的身体状况，及时发现问题并采取措施，不推诿、不拖延。

三、能力素养

老年人健康状况复杂多变，因此要求老年常见急症照护与急救人员具有准确敏锐的观察力、正确的判断力和良好的沟通能力，能及时发现老年人的健康问题和病情变化。对老年人的健康问题，尤其是突发急症的现场处置，能够及时准确地做出判断，进行正确的干预、处理。具体应具备以下能力（图 1–1–5）。

1. 心肺复苏技术

熟练掌握心肺复苏（CPR）的操作流程，包括胸外按压的位置、深度、频率，以及人工呼吸的方法、通气量等。

2. 止血包扎术

学会判断出血的类型，如动脉出血、静脉出血和毛细血管出血，掌握指压止血、加压包扎止血等方法，能正确选择和使用止血材料，如纱布、绷带等进行包扎。

3. 骨折固定与搬运

了解骨折的常见表现和固定原则，掌握简单的骨折固定方法，如使用夹板、三角巾等进行固定，同时掌握正确的搬运方法，避免在搬运过程中造成二次损伤。

4. 其他技能

掌握生命体征观察技术，包括呼吸、血压、脉搏、心率的观察与记录；家庭血糖监测技术，为糖尿病患者及糖尿病高危人群监测血糖变化；掌握烧烫伤处理方法，包括冷却伤口、去除衣物、覆盖保护性敷料等；掌握常见急救设备和药品的使用方法，如心电监护设备、氧气装置、常用急救药品等。

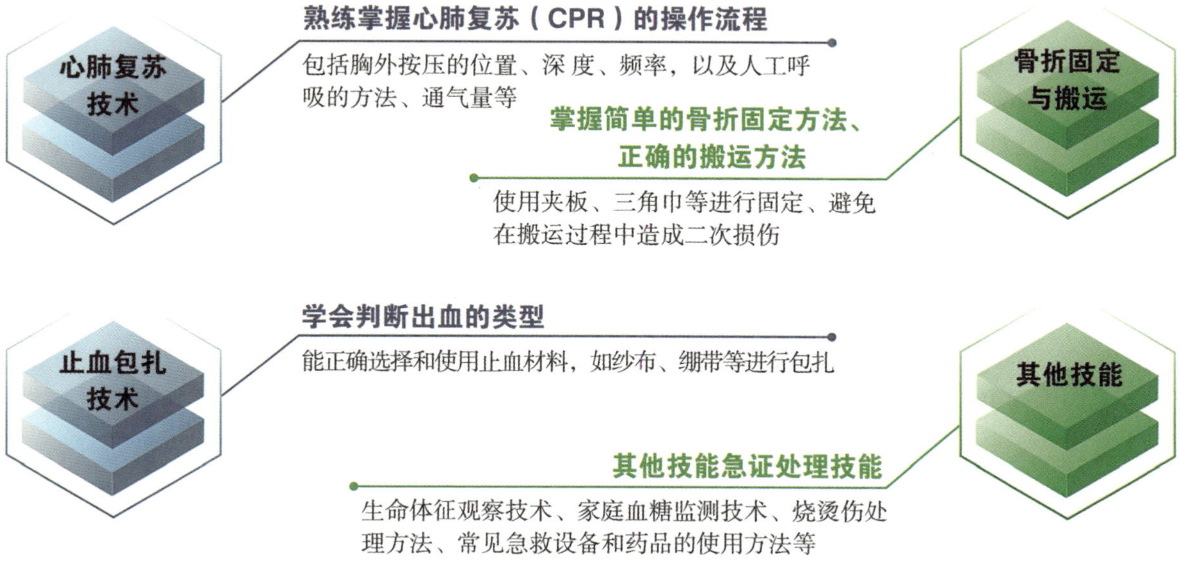

图 1-1-5　老年照护员能力素养

案例解析③

结合案例，照护员需要具备的照护技能如下：

1. 疾病判断技能

照护员小邵能够根据李奶奶浑身出冷汗、脸色苍白、无力，以及早餐吃得少和糖尿病史等情况，迅速初步判断出李奶奶可能出现了低血糖，这需要具备对常见疾病症状的观察和判断能力，熟悉糖尿病相关并发症的表现及特点。

2. 应急处理技能

小邵在判断李奶奶可能是低血糖后，迅速从护理包中取出糖块让李奶奶慢慢食用，进行了及时有效的低血糖应急处理，说明照护员应掌握针对常见突发状况的应急处理方法，如低血糖、高血压急症、噎食等的急救措施。

3. 生命体征监测技能

在李奶奶症状缓解后，小邵为她测量血糖、监测生命体征，这要求照护员熟练掌握血糖测量、血压测量等生命体征监测技能，能够准确操作相关仪器设备，并正确解读监测数据。

拓展阅读

以赤诚之心，用辛勤劳动，温暖每一个暮年时光

43 岁的蒲某在某养老康复中心担任照护员，6 年来，她将该中心视作自己的家，用心照料百余名老人。每天清晨 6 点便开始为老人进行洗脸擦身、换纸尿裤、喂饭等日常护理，还兼顾理发、剃须等工作。她凭借爱心、耐心和关心，赢得老人与家属的高度认可，最终荣获四川省“优秀养老照护员”称号。

养老照护员的工作，远不止为老年人提供衣食住行的基本照料，更在于以专业且精细的服务，全方位呵护老年人的生理健康与精神世界。他们默默耕耘在看似平凡的岗位上，这份平凡，实则是沉甸甸责任的承载，是无微不至关爱的彰显，每一个举动都饱含着对老人的深情厚谊，每一次付出都诠释着无私奉献的精神。

【练习题】

A1 型题

1. 老年常见急症照护员的服务态度不包括以下哪一项（　　）。

A. 主动热情　　B. 耐心周到　　C. 文明礼貌

D. 态度粗暴、蛮横　　E. 态度和蔼

答案：D

解析：老年常见急症照护员的服务态度应做到主动热情、文明礼貌、用语规范、耐心周到、态度和蔼、稳重端庄。

2. 老年常见急症照护员的业务素养不包括以下哪一项（　　）。

A. 心理调适能力　　B. 沟通协调能力　　C. 病情评估能力

D. 快速反应能力　　E. 消极怠工行为

答案：E

解析：老年常见急症照护员的业务素养包括掌握老年急症基础理论、常见急症知识、常见意外知识，具备快速反应能力、病情评估能力、沟通协调能力、心理调适能力，以确保在面对各类老年急症时，能够提供高效、优质的照护服务。

3. 老年常见急症照护员的能力素养不包括以下哪一项（　　）。

A. 心肺复苏技术　　B. 饮食照护技术　　C. 止血包扎术

D. 骨折固定与搬运　　E. 家庭血糖监测技术

答案：B

解析：老年人健康状况复杂多变，因此要求老年常见急症照护与急救人员具有以下能力素养：心肺复苏技术、止血包扎术、骨折固定与搬运、家庭血糖监测技术、生命体征观察技术、烧烫伤处理方法，以及心电监护设备、氧气装置、常用急救药品等相关知识。

4. 老年常见急症照护员在沟通时语言的要求不包括以下哪一项（　　）。

A. 语言表达清晰准确　　B. 语速适中　　C. 语调温和

D. 客观真实　　　　　　E. 可以使用可能引起家属恐慌、焦虑或误解的语言

答案：E

解析：老年常见急症照护员在与患者及其家属沟通时，语言表达要清晰准确、语速适中、语调温和；在内容方面要通俗易懂、客观真实、有针对性；在情感关怀方面，要注意使用安慰性语言，避免刺激性语言，避免使用可能会引起患者和家属恐慌、焦虑或误解的语言。

5. 老年照护员需了解、掌握相关的应急救护知识，能对老年人意外事件及时进行初步处理，并立即报告，交由进行进一步处理的人员是（　　）。

A. 家属子女　　　　B. 部门主管　　　　C. 上级领导

D. 医护人员　　　　E. 社区工作人员

答案：D

解析：老年照护员需了解、掌握相关的应急救护知识，能对老年人意外事件及时进行初步处理，并立即报告，交由医护人员进行进一步处理。

点燃思考

刘奶奶，退休干部。目前，由爱心居家社区服务中心为其提供居家照护服务。刘奶奶患高血压长达 15 年，1 个月前突发脑卒中，所幸送医及时，经治疗后现已出院回家。但她右侧肢体偏瘫，虽坚持康复训练，但恢复情况却不尽如人意，日常生活需他人协助。

今日，刘奶奶的老伴将她送至社区日间照护中心。照护员协助老人完成康复训练后，留意到其老伴状态不佳，面色苍白且满头冷汗。经询问得知，刘奶奶的老伴患糖尿病已有 10 年，今天为了陪刘奶奶前来康复训练，匆忙间未按时吃饭。

照护任务：请完成实际照护任务并绘制健康教育海报。

实际照护任务：

1. 请为老人进行穿脱衣训练。

2. 请为其老伴进行低血糖反应的应急处理。

3. 请为老人及其家属进行跌倒风险评估及预防跌倒健康教育。

项目二　老年急症照护员素养

学习目标

知识导读

素质目标

1. 培养对老年急症照护工作的责任感和使命感。

2. 具备冷静、果断的应急处理能力和敏锐的洞察力。

3. 具有团队协作精神和沟通协调能力。

知识目标

1. 理解老年人常见急症的基本概念和分类。
2. 掌握老年急症照护员的基本职责和角色定位。
3. 复述老年人常见急症照护的基本原则和流程。

能力目标

1. 能够快速识别老年人常见急症的症状和体征。
2. 能正确使用家庭常备急救物品进行初步救治。
3. 能启动应急医疗服务体系（EMSS），并与急救人员有效沟通。

赛证对接

老年急症照护员需掌握家庭急救物品配置、急救电话规范拨打、急诊绿色通道对接等核心技能，这是全国养老护理职业技能大赛、老年照护技能竞赛及养老护理员职业技能等级证书考核的重要模块。赛事通过模拟心搏骤停救护、外伤包扎、烫伤急救等场景，要求选手完成急救物品准备、病情评估、紧急呼救及院前协作全流程操作。考证过程需系统学习急救技术（如心肺复苏、止血包扎）、流程规范（如120电话沟通要点、绿色通道适用标准）及应急决策能力，同步强化病情监测、心理安抚等照护技能。考核全面检验选手的急救知识储备、危机应变能力、团队协作能力及人文关怀素养，推动老年照护员从单一技能操作向复合型职业胜任力转型。

任务一　老年人家庭常备急救物品

课件

案例导入

李奶奶，78岁，独居在家。某天下午，她突然感到胸闷、气短，伴有胸痛和大量出汗。李奶奶意识到可能是心脏病发作，立即从床头柜中取出硝酸甘油片舌下含服，并拨打了120急救电话。在等待急救人员到来的过程中，李奶奶保持冷静，按照平时学习的急救知识，平躺在床上，避免做任何增加心脏负担的活动。急救人员到达后，迅速将李奶奶送往医院。经过及时救治，李奶奶转危为安。

任务描述

1. 识别老年人可能发生的急症类型，并准备相应的急救物品。
2. 学习家庭常备急救物品的正确使用方法和注意事项。
3. 制订家庭急救计划。

知识储备

老年人由于身体功能的衰退，更容易受到疾病和意外的影响，如高血压、糖尿病、心脏病等常见疾病可能随时发作，摔倒、烫伤、割伤等意外情况也时有发生。因此，准备家庭常见急救物品显得尤为重要。这些急救物品中的药品和器械，如心血管药物、降压药物、外伤用药等，可以在关键时刻发挥重要作用，迅速提供必要的初步救治，有效缩短急救反应时间，为老年人争取宝贵的“黄金时间”，及时缓解老人的症状，稳定病情，为后续的医疗救援争取更多宝贵时间。同时，家中备有急救物品还能给老人和家人带来心理安慰，让其在遇到紧急情况时不至于惊慌失措，能够更加冷静地应对。此外，准备急救物品也是提高自救互救能力的一种体现。老年人和照护者可以通过学习急救知识，了解如何正确使用这些物品，以便在紧急情况下能够迅速采取措施，减轻伤害。

一、急救物品的准备与功能

（一）基础急救物品

1. 血压计

智能血压计可实时监测血压并同步数据至手机 APP，支持长期趋势分析；语音播报功能适配视力下降的老年人；支持异常值自动预警家属或医生，适合精准监测高血压风险；可用于日常监测血压变化，及时发现血压异常。

2. 体温计

无线电子体温计，非接触式测量（如红外额温枪），避免交叉感染；数据自动记录并与健康档案联动，便于追踪发热原因（如感染、药物反应等）。测量体温，及时发现发热情况，预防因发热引起的并发症。

3. 创可贴

处理小伤口，保护伤口免受细菌感染（可升级为多功能急救包中的抗菌敷料，含银离子成分，优于传统创可贴，可降低感染风险）。

4. 消毒棉签

清洁伤口，预防感染，适用于各种小伤口的处理。

5. 止血带

在出血不止时紧急止血，为后续医疗救援争取时间。

6. 眼药水

用于缓解眼部干涩、疲劳或轻微炎症。老年人眼部问题多发，备用眼药水十分必要。

7. 智能急救手环

可作为急救系统的补充，提供紧急情况下的定位、健康数据监测及一键呼救等功能。

（二）老年人专用物品

1. 硝酸甘油片 / 喷雾剂

（1）功能：心绞痛急救时舌下含服，5 分钟内起效；喷雾剂更适合吞咽困难者，开封后 6 个月内更换。

（2）禁忌：收缩压 <90 mmHg 或 24 小时内服用过西地那非者禁用。

2. 便携式制氧机（替代氧气瓶）

功能：分子筛技术制氧，流量 1 ～ 5 L/min 可调，持续供氧时间≥ 4 小时；配备血氧探头联动，缺氧时自动启动。

3. 动态血糖监测系统

皮下植入传感器，每 5 分钟记录血糖值，报警阈值可设，可减少指尖采血的痛苦。

4. 电子雾化吸入器

（1）功能：振动网技术，雾化颗粒 <5 μm，肺部沉积率提升 30%；支持支气管扩张剂 + 激素混合吸入，用于 COPD 急性发作。

（2）注意：使用后需拆卸清洗，防止药物残留及导致交叉感染。

（三）特殊疾病适配物品

1. 糖尿病

胰高血糖素鼻喷雾剂：无针剂设计，昏迷时单侧鼻腔喷入，10 分钟起效。

2. 哮喘

智能峰流速仪：记录 PEF 值并生成趋势图，预警急性发作风险。

3. 帕金森病

防呛咳喂食管：弯曲角度可调，降低误吸风险。

4. 骨质疏松

髋部保护垫：硅胶材质减震，降低跌倒后骨折概率。

（四）功能说明

1. 心脑血管急症

智能手环监测心率异常，家属 APP 接收警报，协助含服硝酸甘油，启动制氧机，AED 预备。

2. 跌倒外伤处理

手环触发跌倒警报，评估意识（出血），使用液体创口贴覆盖伤口、弹性绷带加压止血、冰袋减轻肿胀，送医排查骨折及颅内损伤等。

3. 低血糖昏迷

动态血糖仪报警，口服 15 g 葡萄糖凝胶（优于糖块，避免误吸），10 分钟后复测，未恢复则使用胰高血糖素。

4. 日常监测

血压计、体温计用于日常监测，及时发现异常；创可贴、消毒棉签用于处理小伤口；止血带用于出血不止时紧急止血。

二、物品的合理存放与管理

（一）存放原则

急救物品应存放在易取用的位置，同时避光、防潮，确保物品的有效性。建议按照物品类别进行分区分类存放，便于快速找到所需物品。环境要求：温度 <24℃，湿度 <70%；药品避光密

封，急救包置于离地 20 cm 的防潮柜内。

（二）家庭急救箱的标准化配置建议

急救箱应采用分层设计，每层放置不同类型的急救物品，并贴上清晰的标签，标注物品名称和用途。这样设计既方便取用，又能确保物品有序存放。

（三）防止儿童误触的安全措施

急救箱应放置在儿童触及不到的地方，如高处或锁柜中。同时，应对药品等可能造成危害的物品进行特殊包装或标识，以防儿童误食或误用。

（四）急救箱固定位置选择

建议将急救箱放置在家庭公共区域或卧室等易于到达的地方，确保在紧急情况下能够迅速找到并使用。避免将急救箱放置在隐蔽或难以到达的地方，以免耽误救治时机。

（五）定期检查与更新

1. 检查周期建议

每月检查设备电量（如 AED）、药品有效期（硝酸甘油每 6 个月更换），每季度演练急救流程。

2. 重点关注物品

特别关注药品的有效期，及时更换过期药品；检查电池电量是否充足，确保急救设备在需要时能够正常使用；检查器械的功能状态，如血压计的准确性、止血带的弹性等。

3. 过期或损坏物品的替换流程及环保处理方式

对于过期或损坏的物品，应按照相关规定进行替换，并将废旧物品投放到指定的环保回收点，以减少环境污染。

三、特殊情况下的补充物品与实际操作演练

（一）特殊情况下的补充物品

1. 针对失能老年人的辅助工具

（1）防滑垫：防止跌倒。

（2）呼叫铃：在需要帮助时及时呼叫家人或邻居。

（3）便携式担架：在需要转移时方便搬运。

（4）慢性病患者的扩展清单：见表 1-2-1。

表 1-2-1　特殊疾病适配物品

疾病类型	适配物品	功能与注意事项
糖尿病	胰高血糖素鼻喷雾剂	无针剂设计，昏迷时单侧鼻腔喷入，10 分钟起效
哮喘	智能峰流速仪	记录 PEF 值并生成趋势图，预警急性发作风险
帕金森病	防呛咳喂食管	弯曲角度可调，减少误吸风险
骨质疏松症	髋部保护垫	硅胶材质减震，降低跌倒后骨折概率

（5）心电监护仪：实时监测心脏状况。

（6）应急透析包：为肾病患者提供临时透析支持。

2. 灾害应急包

结合地震、火灾等突发事件场景，添加应急灯（在停电时提供照明）、保温毯（保持体温）、饮用水（满足基本生活需求）等物品。这些物品应在平时就准备好，并放置在易于取用的位置。

（二）实际操作演练与注意事项

1. 家庭急救物品使用方法培训

通过模拟演练、视频教学等方式，让照护者熟悉急救物品的使用方法和注意事项。可以定期组织家庭急救演练，提高照护者的应急处理能力。

2. 常见错误操作警示

提醒照护者在使用急救物品时避免过量使用药物、误用止血带等常见错误操作，以免造成不必要的伤害。特别是药品的使用，一定要按照说明书或医生的建议进行。

3. 紧急联系信息整合

将急救电话、家庭医生、社区卫生服务中心等紧急联系信息整合在一起，并放置在急救箱或显眼位置，以便在紧急情况下迅速联系相关人员寻求帮助。同时，建议照护者熟记这些紧急联系信息，以备不时之需。定时测脉搏，定期门诊随诊。

拓展阅读

多功能急救包

多功能急救包内含物品：抗菌敷料（含银离子成分，优于传统创口贴，可降低感染风险）；止血绷带（弹性绷带＋止血粉，适用于关节部位出血）；液态创口贴（防水透气，适合糖尿病足等难愈合的伤口）；医用冰袋（快速激活型，用于扭伤或局部肿胀）。

【练习题】

A1 型题

1. 老年人家庭中应常备的急救药品不包括以下哪一项（　　）。

A. 速效救心丸　　B. 阿司匹林　　C. 抗生素软膏

D. 解热镇痛剂　　E. 硝酸甘油

答案：C

解析：虽然抗生素软膏在处理小伤口时有用，但它不属于急救药品范畴，且自行使用抗生素软膏可能导致耐药性问题。急救药品通常针对心脏急症、出血、疼痛等紧急情况。

2. 下列哪项是老年人家庭急救包中必须配备的医疗器械（　　）。

A. 电子血压计　　B. 血糖仪　　C. 体温计

D. 以上都是　　E. 仅 A 和 B

答案：D

解析：电子血压计用于监测血压，血糖仪用于糖尿病患者的血糖监测，体温计用于检测体温，这些都是老年人健康管理的基本工具，也是应对急症时的重要参考信息来源，因此 D 选项“以上都是”正确。

3. 老年人突发呼吸困难时，家中应备有的紧急辅助呼吸设备是（　　）。

A. 制氧机　　B. 呼吸机　　C. 便携式氧气罐

D. 人工呼吸器　　E. 除颤器

答案：C

解析：便携式氧气罐便于携带，能在紧急情况下为呼吸困难的老年人提供氧气补充，是家庭急救的常用选择。制氧机虽然也能制氧，但体积较大，不便于紧急使用；呼吸机通常需要专业操作；人工呼吸器在家庭环境里使用难度较大；除颤器主要用于心搏骤停，与呼吸困难不直接相关。

A2 型题

1. 张奶奶有心脏病史，某日突然感到胸痛、气短，家人立即给予舌下含服某种药品，并拨打 120。这种药品名为（　　）。

A. 阿司匹林　　B. 硝酸甘油　　C. 速效救心丸

D. 镇静剂　　E. 抗生素

答案：B

解析：硝酸甘油是心绞痛发作时常用的急救药物，能迅速扩张冠状动脉，增加心肌供血，缓解症状。因此，B 选项正确。

2. 李爷爷不慎摔倒，头部受伤流血，家属应立即使用急救包中的何种物品止血（　　）。

A. 绷带　　B. 酒精棉球　　C. 创可贴

D. 冰块　　E. 热敷包

答案：A

解析：对于头部的小伤口出血，首先应采取压迫止血，随后可用绷带包扎固定，以减少出血并保护伤口。因此，A 选项正确。

3. 刘奶奶突然失去意识，家人检查发现无呼吸、无心跳，立即进行心肺复苏（CPR），并准备使用（　　）。

A. 血压计　　B. 血糖仪　　C. 除颤器

D. 氧气罐　　E. 抗生素软膏

答案：C

解析：在无呼吸、无心跳的紧急情况下，除颤器是恢复心脏节律的关键设备，尤其适用于心室颤动导致的心脏骤停。因此，C 选项正确。

点燃思考

马爷爷，75 岁，患高血压病 20 年。1 年前因“急性 ST 段抬高型心肌梗死”进行“经皮冠状动脉介入”治疗，胸闷、气急好转。近期，马爷爷的妻子生病住院，其生活由临时请来的钟点工照顾。马爷爷近日突然感到胸痛、胸闷、憋气伴有心悸，疼痛剧烈且持续不减，钟点工及时判断老人病情，并第一时间拨打急救电话将马爷爷送往医院紧急救治，救助及时，未留下后遗症。事后，老人害怕此类事件再次发生，呼叫社区智慧养老信息化平台，请求帮助。

照护任务：请完成实际照护任务并绘制健康教育海报。

实际照护任务：

1. 请列出该老人家庭需要常备的急救物品。

2. 请指出如何正确拨打急救电话。

3. 请描述如何带领老人在医院快速就诊。

任务二　正确拨打急救电话

课件

案例导入

案例1

70 岁的李奶奶在家中突然倒地，家属慌乱中拨通 120 大喊："你们快来！我妈妈不行了！"随即挂断电话。急救中心因无法获取详细地址和病情信息，耗时 20 分钟才到达。后经诊断，李奶奶因急性心肌梗死错过黄金抢救时间，遗留严重心功能损伤。

案例2

张爷爷突发左侧肢体无力，照护员立即拨打 120："这里是朝阳区光华路 8 号花园小区 3 号楼 2 单元 501 室，国贸大厦北侧白楼，患者 72 岁，男性，5 分钟前突然左侧手脚无法活动，意识清醒但语言含糊，血压 160/95 mmHg。"调度员同步指导照护员清理患者口腔异物、保持侧卧位，急救车 12 分钟后抵达现场，张爷爷经溶栓治疗后恢复良好。

任务描述

1. 快速识别老人的紧急情况，并判断是否需要拨打急救电话。

2. 正确拨打急救电话，启动 EMSS 系统。

3. 严格按照调度员指示，在现场实施初步处理并耐心等待救援。

知识储备

在应急医疗服务体系中，正确拨打急救电话是至关重要的一环。120 是全国统一的医疗急救电话，拨打时需确保通信设备信号良好、准确无误地拨号并耐心等待接通。正确拨打急救电话，即以最简洁的话语在最短时间内让急救人员准确了解相关重要信息，为挽救生命争取更多时间。拨打 120 时，候车地址、简要病情、联系电话是求救时最重要的三项内容。

急救半径也是不容忽视的概念，是指急救单元所执行院外急救服务区域的半径，它代表院外急救服务范围的最远直线辐射距离。具体来说，城区的急救半径通常为 3 ~ 5 km，而郊区、县通常为 10 ~ 15 km。

一、快速识别老年急症

（一）常见急症表现

1. 心血管急症

老人可能突然出现胸痛，疼痛程度不一，有的描述为压榨性闷痛，疼痛可能放射至肩部、手臂或下巴；也可能出现心慌、心跳异常，如心动过速、过缓或不规则；还可能突发头晕、黑蒙甚至晕厥。

2. 脑血管急症

表现为突然剧烈头痛，常伴有呕吐，呕吐多为喷射性；一侧肢体无力或麻木，无法正常活动；言语不清，表达困难或理解障碍；口角歪斜，流口水等。

3. 呼吸系统急症

老人会有呼吸困难，呼吸频率加快、费力，鼻翼扇动，严重时嘴唇、指甲发紫；也可能出现剧烈咳嗽，伴有咯血症状。

4. 意外伤害

在家中，老人容易因滑倒、绊倒等导致摔伤，可能出现骨折，表现为受伤部位疼痛、肿胀、畸形，活动受限；也可能因烫伤、烧伤而出现皮肤红肿、水疱、脱皮等。

5. 其他

如糖尿病老人可能出现低血糖，表现为心慌、手抖、出汗、饥饿感，严重时意识模糊；癫痫老人可能突然全身抽搐、口吐白沫、牙关紧闭等。

（二）与日常不适区分

1. 日常的轻微不适，如偶尔的咳嗽、短暂的肌肉酸痛等，通过休息或简单处理能缓解。而紧急情况往往突然发生，症状严重且持续不缓解，对老人的正常生活和生命体征产生明显影响。例如，普通咳嗽一般不伴有呼吸困难、咯血等症状，而呼吸系统急症引发的咳嗽则会伴随这些严重表现。

2. 日常的身体变化相对缓慢，而急症发作迅速，短时间内症状急剧加重。如高血压老人日常血压波动，可能仅表现为轻微头晕，但如果突然血压飙升引发脑血管意外，头晕会迅速加重，还会伴有其他严重症状。

二、拨打急救电话流程

记住“六七二”口令，即六告知、七做到、二注意。

（一）六告知：运用标准化信息报告（5W1H 原则）

1. 告知准确候车地址（Where）

要求准确说出事发地点的行政区划属地，即“我在 XX 区 XX 街（路）XX 号”，最好将周边明显的建筑物（如加油站、商场等）信息告知接线员。报警者提供详细准确的等车地址信息是保证急救人员快速找到老人的先决条件。等车地点要选择大路口、公交车站、大型建筑物等有明显标志处，并派人到等车地点等候。

2. 告知老人信息（Who）

告知老人的姓名、年龄、性别，以及已知的既往病史，如高血压、糖尿病、心脏病、哮喘等，还有药物过敏史。报警者正确的病情表述是急救人员对疾病做出合理诊断的重要依据，有助于急救人员提前准备相应的急救设备和药品。

3. 告知紧急情况（What）

简要、精准地说明老人突发的状况及持续时间，如“老人摔倒后昏迷 2 分钟”“老人突发意识丧失 3 分钟，无自主呼吸”等。如果是伤亡人数多的大型意外灾害事故，应报告事故原因、伤员数量和大概的伤情。

4. 告知症状起始时间（When）

务必精准告知调度员症状最初出现的时刻，如“老人于上午 10 点 15 分突然开始胸痛”“大约在今天下午 2 点 8 分，我发现他陷入了昏迷状态”。精确到分钟的时间信息，能帮助急救人员依据黄金救援时间和病情发展的规律，提前预估老人状况，合理规划出诊速度与急救方案。

5. 告知可疑诱因（Why）

尽可能仔细回想并向调度员清晰阐述导致老人出现当前紧急状况的可能因素，助力急救人员在途中更精准地判断病情根源，为老人争取到更为及时且有效的救治。如“老人就餐时被食物噎住后发病”。

6. 告知已采取措施（How）

清晰且有条理地描述在等待救援期间对老人所采取的措施，能让急救人员在前往现场的途中，依据这些信息对老人的状况进行更精准的评估。如“老人出现了心脏骤停，我已进行心脏按压 30 次”。

标准化信息报告（5W1H 原则）的错误与正确示例见表 1-2-2。

表 1-2-2　标准化信息报告（5W1H 原则）

要素	标准格式	错误示例	正确示例
Where	×× 区 ×× 路 ×× 号 + 显著地标	我家	朝阳区光华路 8 号，国贸大厦北侧白楼
Who	年龄 + 性别 + 基础疾病	老头犯病了	78 岁男性，糖尿病史 10 年
What	突发症状 + 持续时间	不舒服	突发意识丧失 3 分钟，无自主呼吸
When	症状起始精确时间	刚才	14:25 突然倒地
Why	可疑诱因	无说明	就餐时被食物噎住后发病
How	已采取措施	未报告	已实施海姆立克急救法 2 次

（二）七做到

1. 做到保持电话通畅

保持拨打 120 或接车人员的电话通畅，勿占线，随时听从医护人员的问路咨询或医疗指导。

2. 做到有接车人员

派一人提前到最近路口接应，见到救护车后挥手示意，如遇光线较暗，可打开照明设备（如手电筒、手机等）闪烁示意，以便医护人员尽快到达现场急救。

3. 做到提前做好搬运准备

对于需要搬运老人的情况，如果是深夜电梯会停运的楼房，等待期间应先与物业沟通好，让其打开电梯；若是走楼梯，则应尽量清理楼道、走廊，移除影响搬运的杂物，方便担架快速通行。

4. 做到随时关注病情，及时与医护人员联系

对于神志不清、昏迷不醒的老人，要密切关注其呼吸情况。经常呼唤老人名字，通过观察其胸廓、腹部起伏状况等方法判断是否存在呼吸，一旦出现呼吸、心搏骤停现象，马上对其进行心肺复苏。有条件的，还应关注其血压、脉搏状况。老人有新的病情变化时，应主动与指挥中心或前往救治的医护人员联系，详实地描述老人的表现，以便在医护人员的指导下实施有效自救，也便于医护人员了解老人新发生的病情。

5. 做到服常用药

老人是对急救医疗需求最大的群体，且多是慢性病患者。对于老人的突发情况，可以通过服用合适的常用药缓解。以心脏病患者为例，胸痛时，可以根据日常医嘱舌下含化硝酸甘油，但不宜过多，以避免血压下降。服药时一定要记住药名和用量，并把这些信息告诉急救人员。

6. 做到提前准备就医资料

可将老人的病历、医保卡、近期检查结果、常用药等备好一同带到医院，如过量服药、食物中毒等，应同时携带可疑物品。

7. 做到镇定自若

在许多紧急时刻，慌张、恐惧在所难免，但应尽量保持镇静。可先做几次深呼吸，让自己快速冷静下来，保证思路清晰，进而准确地向急救中心提供关键信息。

（三）二注意

1. 让 120 先挂断电话

有些报警者一着急，报完地址后就匆匆挂了电话，未报告病情及提供准确的联系电话等重要信息，严重影响了 120 指挥中心的正确派车和救援，故报警时务必等 120 接线员询问完相关信息，对方挂断电话后再挂机。

2. 特殊情况同时拨打 119、110

如遇交通事故、火灾、存在安全隐患或纠纷等特殊情况，应同时拨打 119、110 等报警电话，呼叫相关人员协助处置。

案例解析

案例1：错误示例

1. 致命错误

家属在拨打 120 急救电话时，由于慌乱未能告知地址和病情，导致急救人员无法第一时间确定老人的具体位置和病情严重程度，从而浪费了宝贵的救援时间。

2. 改进方案

保持镇定自若，运用标准化信息报告（5 W1 H）正确拨打急救电话。

案例2：成功示例

1. 准确告知地址和明显建筑物，让急救人员能够快速定位。

2. 准确告知老人年龄、性别，为急救人员提前做好救治准备提供了重要依据。

3. 准确告知老人发生的紧急情况及症状起始时间，使调度员立刻了解病情的严重性。

4. 在调度员指导下采取相关措施，由于操作正确，为张爷爷争取到了宝贵的救治时间，最终成功挽救了其生命。

拓展阅读

急救电话背后的运行机制

急救中心宛如一座时刻待命的生命堡垒，作为24小时不间断运行的应急救援指挥机构，它承载着守护生命的神圣使命。当急救电话响起，调度员会迅速接听并记录来电信息。他们通过先进的地理信息系统（GIS）来定位来电者的位置，同时根据来电者描述的病情，判断应派遣何种类型的急救车辆和医护人员。在救护车出发后，调度员会持续与现场照护员和救护车司机保持联系，确保信息的及时传递和救援行动的高效进行。了解急救电话背后的运行机制，有助于照护员更好地配合调度员的工作，心怀对生命的敬重，以实际行动践行生命至上理念，提升救援效率。

【练习题】

A1型题

1. 当老人突发急症，需要拨打急救电话时，首先应该（　　）。

A. 告诉调度员老人的病史　　B. 说明自己的身份

C. 清晰告知所在地址　　D. 描述老人的症状

E. 告知已经采取的措施

答案：C

解析：在老人突发急症拨打急救电话时，各项信息的传达都至关重要，但清晰告知所在地址是首要且最为关键的一步。

2. 以下哪种情况不需要拨打急救电话（　　）。

A. 老人轻微咳嗽　　B. 老人意识丧失　　C. 老人大量出血

D. 老人突发剧烈胸痛　　E. 老人全身抽搐

答案：A

解析：轻微咳嗽一般是人体的一种常见生理反应，可能由多种原因引起，如呼吸道受到轻微刺激、轻度感冒等，通常不会立即对生命健康构成严重威胁，可以先观察症状，通过适当饮水、休息等方式缓解，不一定需要立即拨打急救电话。

3. 在拨打急救电话时，不需要向调度员提供的信息是（　　）。

A. 老人的姓名　　B. 老人的职业　　C. 老人的年龄

D. 老人的病史　　E. 老人的位置

答案：B

解析：老人的职业通常与当前突发急症的紧急处理关联性不大。急救人员在到达现场和进行初步救治时，主要关注的是老人的健康状况、病情等与医疗救治直接相关的因素，职业信息一般不会对急救措施的选择和实施产生直接影响，所以在拨打急救电话时不需要向调度员提供。

4. 照护老人时，老人突然出现言语不清、一侧肢体无力，但意识清醒，此时应（　　）。

A. 先观察一段时间，看症状是否缓解

B. 立即拨打急救电话，并详细描述老人症状和既往病史

C. 给老人服用一些降压药，观察反应

D. 搀扶老人在屋内走动，活动肢体

E. 让老人躺下休息，给老人按摩肢体

答案：B

解析：老人出现言语不清、一侧肢体无力，极有可能是脑血管急症，需立即拨打急救电话，向调度员详细告知老人症状及既往病史，以便急救人员准确判断病情。

5. 老人突发心脏病，照护员拨打急救电话后，在等待救护车的过程中，以下做法错误的是（　　）。

A. 让老人保持舒适体位，如半卧位

B. 寻找老人的急救药品，如硝酸甘油，按医嘱让老人服用

C. 反复摇晃老人，试图唤醒老人

D. 再次检查救援通道是否畅通，确保救护车能顺利到达

E. 为老人盖上薄被以保暖

答案：C

解析：心脏病突发时，让老人保持舒适体位、按医嘱服用急救药品、确保救援通道畅通都是正确做法，而反复摇晃老人可能加重病情，甚至导致严重后果。

任务三　认识急诊绿色通道

课件

案例导入

何爷爷，75 岁，在家中突发口角歪斜、言语不清，并伴有右侧肢体无力和震颤，情况危急。家属立即将其送往医院。由于对急诊绿色通道缺乏了解，何爷爷的家属不得不排队办理就诊卡缴费并等待就诊。随着症状不断加重，何爷爷意识逐渐模糊，肢体震颤也愈发剧烈。一位细心的医师发现何爷爷的情况后，迅速启动绿色通道进行紧急处理。最终，何爷爷在短时间内完成了必要的检查和治疗，成功脱离生命危险，并在住院 7 天后好转出院。

任务描述

1. 快速识别符合进入急诊绿色通道条件的患者。

2. 患者急症发作到达医院后，如何快速通过急诊绿色通道就诊。

3. 认识急诊绿色通道的作用。

知识储备

急诊绿色通道指医院抢救急危重症患者时，为抢救患者生命而设置的畅通的诊疗过程，该通道的所有工作人员，对进入绿色通道的患者提供快捷、有序、安全、有效的诊疗服务。

一、急诊绿色通道的原则和范围

（一）原则

先抢救生命，后办理相关手续；全程陪护，优先畅通。

（二）范围

1. 急性危及生命的疾病。

2. 急性创伤引起的内脏破裂出血、高压性气胸、急性心力衰竭、急性脑卒中、急性颅脑损伤、急性呼吸衰竭、休克等重点病种。

3.110、120、122 及其他部门转送的“三无”（无身份、无家属、无经济能力）且需要急诊救治的患者。

4. 重大突发公共事件中需要急诊救治的患者。

二、急诊绿色通道分类及就诊流程

（一）急诊绿色通道分类

医院设置了多种类型的急诊绿色通道，包括卒中（图 1-2-1）、胸痛、创伤以及其他危及生命情况的急救绿色通道。为了更高效地引导患者快速就诊和检查，专门设置了彩条地标作为清晰的就诊指引线。这些彩条地标明确标示了患者从进入急诊开始，到完成各项必要就诊和检查的具体线路，最大程度节省患者的时间，为抢救生命争取宝贵时机。

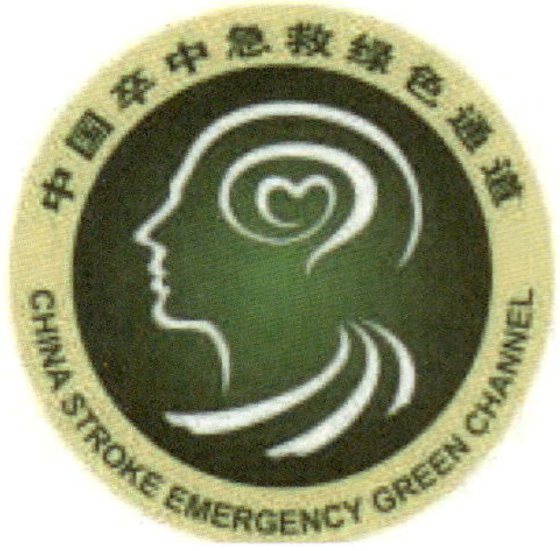

图 1-2-1　中国卒中急救绿色通道标识

（二）急诊绿色通道就诊流程（图 1-2-2）

1. 快速识别

（1）自行入院：当患者到达医院的预检分诊台时，预检分诊护士会立即根据患者的病情评估识别，接诊医师迅速判断患者是否需要启动急诊绿色通道服务。

（2）急救车入院：拨打急救电话时清晰描述症状，以便 120 工作人员提前准备；急救车转运时同步启动院内急诊绿色通道，实现“院前 – 院内”无缝衔接。

2. 初步评估

一旦决定启动急诊绿色通道，便会立即通知相关部门。随后，由专业的医疗团队对患者进行初步评估，以确定病情的严重程度，并据此制订出相应的救治方案，确保患者能够得到最恰当的医疗处理。

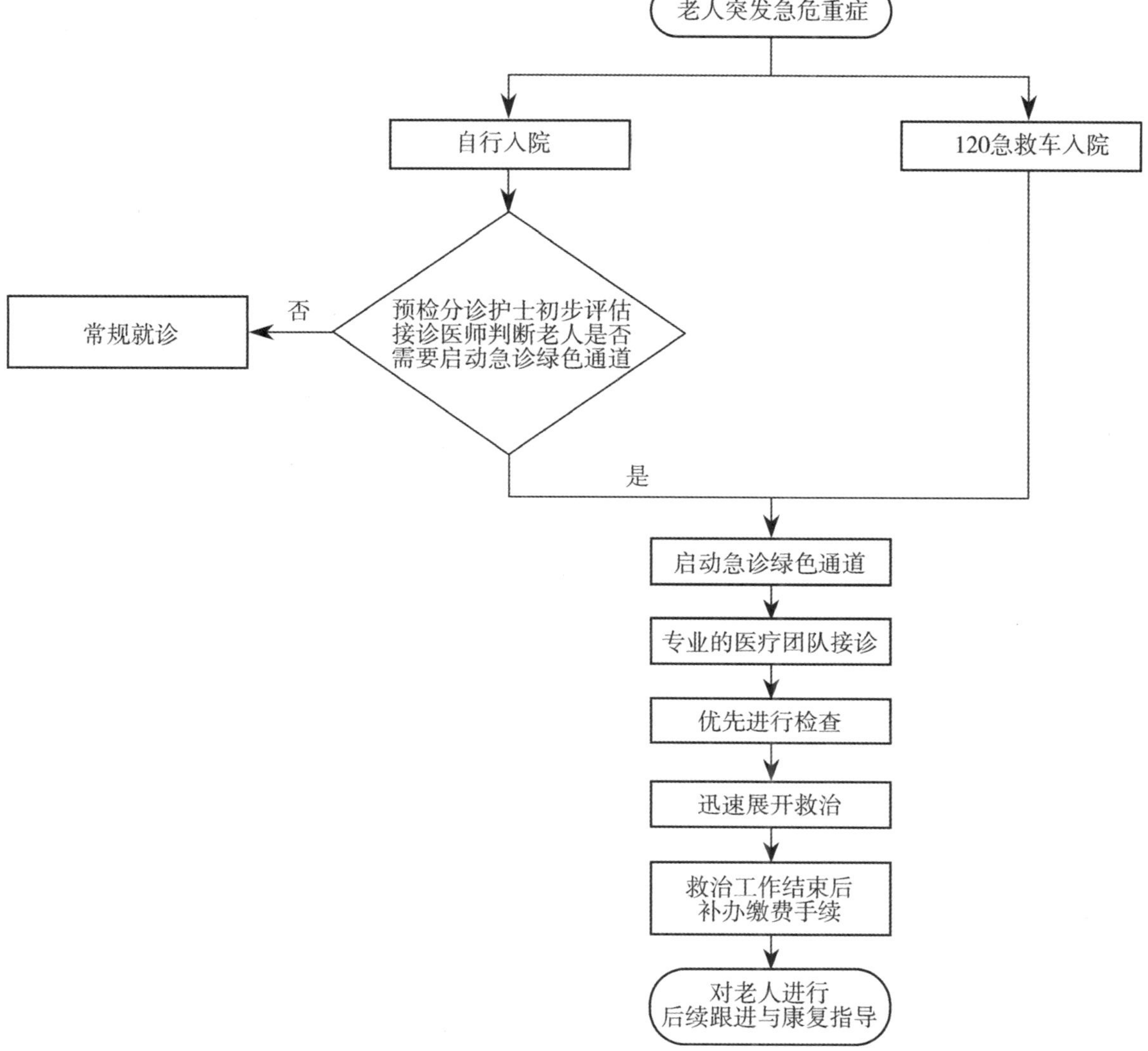

图 1-2-2　急诊绿色通道就诊流程

3. 优先检查

急诊绿色通道启动后，会在患者身体及检查单、试管等明显位置粘贴绿色通道标识贴，并在信息系统标注绿色通道专用标识，以示区分。同时，会有专门的人员协助患者完成信息登记，快速开通就诊卡，确保患者能够优先接受各种必要的辅助检查、用药和治疗。整个过程不会影响正常的抢救工作，确保患者能够得到不间断的医疗服务。

4. 救治实施

医疗团队会根据评估结果迅速展开救治工作。在救治过程中，医疗团队会特别注意确保救治的安全性。一旦绿色通道启动，医院将实行先救治后缴费的政策，以确保患者能够在第一时间获得必要的医疗服务，不会因为经济问题而延误治疗。

5. 费用后置管理

救治工作完成后，需要补办相关的缴费手续。

6. 后续跟进

在治疗工作结束后，医院会对患者进行后续的跟进和康复指导，以确保治疗效果最大化。包括但不限于定期复诊、康复训练指导以及必要的生活和饮食建议，旨在帮助患者尽快恢复健康、减少复发的可能性。

案例解析

何爷爷家属的做法不正确，正确的做法是：

1. 何爷爷出现急症到达医院后，家属排队办理就诊卡缴费并等待就诊，可能会延误启动绿色通道的时间，错过最佳诊治时机，导致其症状加重。对绿色通道流程认知不足，误以为需先缴费后救治，未利用“先抢救后付费”政策。

2. 何爷爷家属到达医院后，应立即到达预检分诊台，并积极配合医护人员，主动告知患者基础疾病、过敏史、用药史及既往病历资料。

三、认识急诊绿色通道的作用

（一）提高救治效率

急诊绿色通道能够迅速响应患者的急性重症情况，使患者可以在最短时间内得到有效治疗。通过简化流程和快速诊断，保证患者能够在第一时间接受必要的医疗干预，从而极大地提升了救治的时效性。

（二）保障生命安全

通过专业的救治流程和规范的医疗操作，急诊绿色通道能够最大限度地保障患者的生命安全，降低病死率和致残率，为患者提供一条生命线，确保在紧急情况下，患者能够得到及时且恰当的医疗援助，从而有效地维护患者的生命健康。

（三）促进康复

急诊绿色通道不仅关注急性重症的救治，还注重患者的后续跟进和康复指导，有助于患者尽快恢复健康，有利于预后效果的提升。它为患者提供了一条从急救到康复的完整医疗链，确保患者在急性期过后，仍能得到持续的医疗支持和专业的康复指导。

（四）优化资源配置

有效地调配了医院的医疗资源，确保有限的医疗资源得到充分利用。通过优先救治病情严重的患者，医院能够提高工作效率，同时减少不必要的等待和延误，从而降低医疗成本，促进资源整合创新，例如建立“云绿色通道”、开展人工智能辅助分诊等。急诊绿色通道是医疗体系中的“生命高速公路”，需通过标准化流程、技术创新和社会协作持续优化，最终实现“黄金时间零延误，危急重症全覆盖”的目标。

拓展阅读

急诊预检分诊分级

《急诊预检分诊专家共识》（2018 年版）中的急诊预检分诊分级，按病情危急程度分为四级，每位患者的分诊级别不是固定不变的，分诊人员需要密切观察患者的病情变化，尽早发现影响临床结局的指标，并有权限及时调整患者的分诊级别和相应的诊疗流程。

Ⅰ级为急危患者，需要立即得到救治。急危患者是指正在或即将发生生命威胁或病情恶化，需要立即进行积极干预的患者。

Ⅱ级为急重患者，往往评估与救治同时进行。急重患者是指病情危重或迅速恶化，如不能进行即刻治疗则危及生命或造成严重的器官功能衰竭，或短时间内进行治疗可对预后产生重大影响的患者。

Ⅲ级为急症患者，需要在短时间内得到救治。急症患者存在潜在的生命威胁，如短时间内不进行干预，病情可能进展至威胁生命或产生十分不利的结局。

Ⅳ级为亚急症或非急症患者。亚急症患者存在潜在的严重性，此级别患者到达急诊一段时间内如未给予治疗，患者情况可能会恶化或出现不利的结局，或症状加重及持续时间延长；非急症患者具有慢性或非常轻微的症状，即便等待较长时间再进行治疗也不会对结局产生大的影响。

【练习题】

A1 型题

1. 下列哪项是急诊绿色通道的主要目的（　　）。

A. 提高医院收入　　B. 为抢救急危重症患者设置的畅通诊疗过程

C. 增加医生工作量　　D. 延长患者治疗时间

E. 优化医院环境

答案：B

解析：急诊绿色通道指医院抢救急危重症患者时，为抢救患者生命设置的畅通诊疗过程。

2. 下列哪项不属于急诊绿色通道的服务范围（　　）。

A. 急性创伤引起的内脏破裂出血

B.110、120、122 转送的“三无”且需要急诊救治的患者

C. 普通感冒患者

D. 重大突发公共事件中需要急诊救治的患者

E. 其他严重创伤或危及生命安全的疾病

答案：C

解析：急诊绿色通道的服务范围包括急性创伤、三无人员、重大突发公共事件中的患者，以及其他严重创伤或危及生命安全的疾病患者，不包括普通感冒等普通疾病。

3. 急诊绿色通道就诊流程中，以下哪一步可确保患者能够得到不间断的医疗服务（　　）。

A. 快速识别　　B. 初步评估　　C. 优先检查

D. 救治实施　　E. 后续跟进

答案：C

解析：在急诊绿色通道启动之后，会有专门的人员协助患者完成信息登记，快速开通就诊卡，

确保患者能够优先接受各种必要的辅助检查、取药和治疗，确保患者能够得到不间断的医疗服务。

4. 急诊绿色通道如何确保患者能够在第一时间获得必要的医疗服务（　　）。

A. 先缴费后救治　　B. 先救治后缴费　　C. 不需要缴费

D. 救治和缴费同时进行　　E. 救治后视情况决定是否缴费

答案：B

解析：一旦绿色通道启动，医院将实行先救治后缴费的政策，以确保患者能够在第一时间获得必要的医疗服务，不会因为经济问题而延误治疗。

5. 急诊绿色通道的作用不包括以下哪一项（　　）。

A. 提高救治效率　　B. 保障生命安全　　C. 提高医院床位使用率

D. 促进康复　　E. 优化资源配置

答案：C

解析：急诊绿色通道的作用包括提高救治效率、保障生命安全、促进康复和优化资源配置，不包括提高医院床位使用率。

A2 型题

赵爷爷，男，82 岁，退休教师，目前独居，由照护员提供居家上门服务。身高 178 cm，体重 88 kg。平素说话做事比较急躁，不善于表达自己；喜食肉，饮食控制较难；育有 1 儿 1 女，儿子在外地工作，女儿虽在本地但工作繁忙，均难以承担老人的照护工作。既往有高血压病史 23 年，冠心病病史 15 年，曾接受过冠状动脉搭桥手术。在家中突然感到胸痛，疼痛剧烈，持续不缓解，现协助就医。下列说法正确的是（　　）。

A. 赵爷爷突发胸痛，应立即送往医院的急诊绿色通道

B. 急诊绿色通道仅对严重外伤患者开放

C. 赵爷爷到医院后需要先缴费再进入急诊绿色通道

D. 急诊绿色通道需要患者家属陪同才能使用

E. 赵爷爷应在家中等待子女回来后再决定是否就医

答案：A

解析：选项 A 正确，赵爷爷突发胸痛，疼痛剧烈且持续不缓解，结合其既往有高血压、冠心病及冠状动脉搭桥手术史，高度怀疑为急性心肌梗死，需要立即进行救治，因此应立即送往医院的急诊绿色通道，以便尽快进行诊断和治疗，挽救生命。选项 B 错误，急诊绿色通道不仅对外伤患者开放，对所有急危重症患者均开放。选项 C 错误，急诊绿色通道启动，为了确保患者能够在第一时间获得必要的医疗服务，医院将实行先救治后缴费的政策。选项 D 错误，对于无家属陪同的急危重症患者，只要符合进入急诊绿色通道的条件，医院会立即启动并进行紧急救治。选项 E 错误，赵爷爷的病情十分危急，不能在家中等待，应立即就医。

模块二
老年人常见急症的照护

项目一　老年呼吸系统常见急症照护

学习目标

知识导读

素质目标

1. 培养学生尊老敬老、爱岗敬业、爱心奉献的职业精神。
2. 培养学生敏锐的洞察力和急救意识。
3. 培养学生团结协作和沟通协调的能力。

知识目标

1. 了解呼吸系统常见急症的典型表现。
2. 列举呼吸系统常见急症的院前抢救方法。
3. 归纳呼吸系统常见急症老年人的照护重点。

能力目标

1. 能快速准确地对呼吸系统常见急症老年人做出初步判断并启动应急医疗服务体系。
2. 能对呼吸系统常见急症老年人完成初步院外急救措施。
3. 能制订并实施呼吸系统常见急症老年人出院后的全面照护计划。

赛证对接

呼吸系统急症，如突发呼吸困难、气道内异物等的现场处置与照护技能是老年照护员考证及老年照护技能比赛中的重要考核内容之一。老年照护员在考证过程中，需要学习和掌握呼吸系统多种老年常见疾病的照护知识和技能，包括呼吸系统急症的急救措施和日常照护措施，如病情监测、休息与营养饮食管理、心理照护、疼痛管理等，全面考查选手的职业素养、核心技能和应对突发情况的能力。

任务一　老年人突发呼吸困难的现场处置与照护

课件

案例导入

张奶奶，78岁，独居在市中心的老旧小区，患有高血压和慢性阻塞性肺疾病多年，平时由社区志愿者定期探访并提供基本生活帮助。某天傍晚，张奶奶在家中突然感到呼吸困难，无法平卧，且伴有明显的喘鸣声。她急忙按下社区安装的紧急呼叫按钮求助。

任务描述

1. 快速识别发生呼吸困难的老年人。
2. 对老年人采取急救措施延缓疾病进展。
3. 帮助张奶奶制订个性化照护计划，提高其自我照护意识和能力。

知识储备

呼吸困难指患者主观上感到空气不足、呼吸费力，客观上表现为呼吸频率增快、深度加大，甚至出现鼻翼扇动、端坐呼吸、发绀等表现。这种症状可能由多种原因引起，包括呼吸系统疾病、心血管疾病、全身性疾病等。

老年人呼吸困难具有复杂且多变的特性，其独特性在于：一方面，由于生理功能的自然衰退，老年人心肺功能减弱，对缺氧和感染的耐受性降低，使得呼吸困难症状更易发生且往往较为严重；另一方面，老年人常伴有多种慢性疾病，如慢性阻塞性肺疾病、心血管疾病等，这些基础疾病相互交织，增加了呼吸困难的诊断难度和治疗复杂性。此外，老年人对呼吸困难的主观感知可能因认知功能下降而减弱，导致症状描述不准确，进一步加大了临床评估的难度。因此，在老年人中，呼吸困难的识别、评估与治疗需综合考虑其生理、病理及社会心理等多方面因素，以实现精准施治，保障老年人的健康与安全。

一、快速识别呼吸困难

（一）病因

1. 呼吸系统疾病

（1）慢性阻塞性肺疾病（COPD）、慢性支气管炎、肺气肿等慢性疾病，因气道炎症或阻塞导致气流受限，是呼吸困难的常见原因。

（2）肺部感染（如肺炎）、肺栓塞、自发性气胸等急性疾病，可导致突发性呼吸困难。

（3）支气管哮喘，常因接触过敏原、冷空气或感染诱发，表现为反复喘息和呼吸困难。

2. 心血管疾病

（1）心力衰竭（尤其是急性左心衰竭）是老年人呼吸困难的重要病因之一，常因心脏泵血功能下降导致肺淤血，表现为端坐呼吸、夜间阵发性呼吸困难。

（2）冠心病、心律失常等也可通过影响心脏功能，导致呼吸困难。

3. 全身性疾病

（1）贫血、肾功能不全等疾病可通过影响全身代谢和氧气输送，加重呼吸负担。

（2）甲状腺功能亢进症等内分泌疾病也可导致呼吸困难。

4. 其他因素

（1）神经肌肉疾病（如重症肌无力、脊髓灰质炎）可影响呼吸肌功能，导致通气不足。

（2）胸廓病变（如胸廓畸形、外伤）可限制胸廓活动，影响呼吸。

（二）发病特点

1. 典型症状

（1）呼吸费力与急促：老年人自觉呼吸不畅，需要用力呼吸，同时呼吸频率加快，每分钟呼吸次数显著增加。

（2）气短与喘憋：在轻微活动或静息状态下，老年人即感到气短，呼吸时伴有明显的憋闷感。

（3）缺氧表现：口唇、指甲等末梢部位出现发绀（青紫色改变），是缺氧的直接体现。

（4）呼吸音异常：医生听诊时，可能听到肺部哮鸣音、湿啰音等异常呼吸音，提示呼吸道存在阻塞或炎症。

2. 不典型症状

（1）活动耐力下降：老年人在进行日常活动时，较以往更容易感到疲劳和气短。

（2）睡眠障碍：呼吸困难可能导致老年人夜间频繁醒来，出现失眠或睡眠质量下降。

（3）情绪变化：长期呼吸困难可能导致老年人情绪不稳定，出现焦虑、抑郁等心理问题。

（4）认知功能下降：严重缺氧可能影响大脑功能，导致记忆力减退、注意力不集中等。

（5）消化系统症状：呼吸困难有时可能伴有恶心、呕吐、食欲不振等消化系统症状，这可能与缺氧引起的全身性反应有关。

（6）隐匿性呼吸困难：部分老年人可能因对呼吸困难的主观感知减弱，表现为隐匿性症状，如轻微活动时的心率加快、轻微发绀等，这些症状容易被忽视。

案例解析

张奶奶突发呼吸困难的可能原因包括慢性阻塞性肺疾病急性加重、心力衰竭导致的肺水肿、气胸或胸腔积液等。在紧急照护过程中，照护员需根据老年人的病史、症状和体征，初步判断呼吸困难的原因，以便采取针对性的急救措施。

二、呼吸困难的急救

（一）急救原则

迅速评估病情，优先保持呼吸道通畅，维持生命体征稳定，及时呼救并进行针对性处理。

（二）急救方法和流程

1. 初步安全确认与环境调整

首先确保老年人处于安全的环境，远离任何可能加剧呼吸困难的因素，如烟雾、过敏原等。

将老年人移至空气流通、安静舒适的地方，减少外界刺激。

2. 快速病情评估

观察老年人的意识状态，判断其是否能清晰表达感受。注意呼吸频率、深度及是否有哮鸣音、湿啰音等异常。检查皮肤颜色，特别是口唇、指甲是否发绀。

3. 开放气道与保持通畅

轻轻调整老年人头部位置，使其后仰，以开放气道。清除口腔内可见的分泌物或呕吐物，避免阻塞呼吸道。

4. 异物排除与体位调整

若怀疑呼吸道有异物阻塞，立即采用海姆立克急救法尝试救助。将老年人置于侧卧位，以防呕吐物误吸。一般患者取半卧位或端坐位，有利于膈肌下降，增加胸腔容积，减轻呼吸困难。

5. 氧气供给与药物准备

若条件允许，迅速给予老年人氧气吸入，缓解缺氧。在医生指导下，准备必要的急救药物，如为哮喘或慢性阻塞性肺疾病，使用支气管扩张剂（如沙丁胺醇）。如为心源性呼吸困难，给予利尿剂（如呋塞米）以减轻心脏负担。如为过敏反应，使用抗过敏药物（如地塞米松）。

6. 持续监测与紧急呼叫

持续观察老年人的呼吸、心率、血压等生命体征的变化。立即拨打急救电话，报告老年人情况及所在位置，请求专业医疗团队支援。

三、呼吸困难的照护

（一）呼吸困难的照护

1. 环境照护

（1）保持空气清新：确保室内通风良好，避免空气污浊或存在刺激性气体。

（2）调节温湿度：室内温度保持在 20 ~ 25℃，湿度维持在 50% ~ 60%，避免过干或过湿。

2. 体位调整

（1）半卧位或坐位：让老年人采取半卧位或端坐位，双下肢下垂，有助于增加肺通气量。

（2）避免压迫：睡觉时避免衣物过紧或盖被过厚，以免压迫胸部。

3. 呼吸道管理

（1）清除异物：检查口鼻腔，及时清除分泌物、呕吐物或异物，防止误吸。

（2）吸痰与吸氧：对于痰液较多的患者，定期吸痰；根据病情给予鼻导管或面罩吸氧。

（3）气道通畅：必要时可采用海姆立克急救法处理气道异物。

4. 饮食照护

（1）清淡易消化：选择易消化的食物，避免产气食物，防止腹部胀气。

（2）水分充足：鼓励患者多饮水，保持口腔湿润，便于痰液排出。

5. 情绪支持

（1）安抚患者：保持老年人情绪稳定，避免因焦虑或恐慌加重呼吸困难。

（2）心理疏导：通过言语安慰或陪伴，缓解患者的紧张情绪。

6. 病情观察

（1）监测生命体征：密切观察呼吸频率、深度、血氧饱和度等指标。

（2）注意伴随症状：观察是否有胸痛、发绀、意识模糊等异常情况。

7. 药物照护

（1）遵医嘱用药：根据病因使用支气管扩张剂、抗过敏药、利尿剂等。

（2）观察药物反应：注意药物的疗效及不良反应，及时反馈。

（二）呼吸困难的预防照护

1. 优化居住环境

定期通风，保持室内空气清新，避免过热、过冷或过于潮湿。减少过敏原和污染物暴露，如花粉、尘螨、烟雾等。

2. 健康生活习惯

戒烟限酒，避免接触二手烟。适度锻炼，增强体质，但避免剧烈运动引发呼吸不适。保持合理体重，减轻呼吸系统负担。

3. 疾病管理

按医嘱规律用药，尤其是慢性呼吸系统疾病患者。定期体检，监测肺功能，及时发现并治疗潜在疾病。

4. 预防感染

注意个人卫生，勤洗手，流感季节减少外出。根据医生建议接种流感疫苗和肺炎疫苗。

5. 呼吸训练

学习并坚持腹式呼吸、缩唇呼吸等训练，改善呼吸效率，增强肺功能。

6. 心理调适

避免过度焦虑或紧张，保持情绪稳定。必要时进行放松训练或寻求心理支持。

7. 饮食调理

避免进食易产气食物（如豆类、碳酸饮料），减少腹胀对呼吸的影响。保持均衡饮食，增强免疫力。

拓展阅读

智能化设备助力老年人呼吸困难的早期预警与精准干预

随着科技的不断进步，智能化设备在老年人呼吸困难的监测与干预中发挥着越来越重要的作用。这些设备通过实时监测呼吸频率、血氧饱和度等关键生理参数，能够为老年人提供早期预警和精准的健康管理支持。

例如，基于柔性传感器的智能监测设备，能够实现对呼吸活动的无感持续监测，同时结合人工智能算法，对监测数据进行实时分析和预警。这种设备不仅适用于医院和养老机构，还能在家庭环境中使用，帮助照护者及时发现老年人的呼吸异常情况。此外，一些新型可穿戴设备能够通过监测血氧饱和度，精准识别睡眠呼吸暂停等潜在问题，为早期干预提供依据。

【练习题】

A1 型题

1. 老年人在家中突发呼吸困难，首要处理措施是（　　）。

A. 立即拨打急救电话　　B. 自行服用家中备用的平喘药

C. 尝试自行排痰　　D. 让患者躺下休息

E. 让患者大量饮水

答案：A

解析：老年人在家中突发呼吸困难，首先应立即拨打急救电话，确保及时获得专业医疗救助。自行用药或处理可能延误病情或造成危险。

2. 对于突发呼吸困难的老年人，以下哪项体征最需警惕（　　）。

A. 血压轻微升高

B. 心率加快但规律

C. 呼吸频率显著增加，伴有口唇发绀

D. 体温正常

E. 轻微咳嗽

答案：C

解析：呼吸频率显著增加且伴有口唇发绀是呼吸困难严重程度的明显标志，需立即进行紧急处理。

3. 老年人突发呼吸困难时，正确的体位是（　　）。

A. 平卧位　　B. 头低脚高位　　C. 半卧位或坐位

D. 俯卧位　　E. 侧卧位

答案：C

解析：半卧位或坐位有助于减少胸腔压迫，改善呼吸，是老年人突发呼吸困难时的推荐体位。

4. 以下哪项不是老年人突发呼吸困难的常见原因（　　）。

A. 慢性阻塞性肺疾病　　B. 急性心肌梗死　　C. 支气管哮喘

D. 食管异物梗阻　　E. 急性肺炎

答案：D

解析：食管异物梗阻通常不会导致呼吸困难，除非异物压迫气管或支气管。其他选项均为老年人突发呼吸困难的常见原因。

A2 型题

1. 张爷爷，75 岁，有慢性阻塞性肺疾病史，晚餐后突发呼吸困难，伴口唇发绀，照护员应首先采取的措施是（　　）。

A. 让张爷爷平躺并按摩其胸部

B. 立即开窗通风，保持空气流通

C. 给予张爷爷氧气吸入

D. 立即拨打急救电话，准备就医

E. 自行购买平喘药物给张爷爷服用

答案：D

解析：张爷爷有慢性阻塞性肺疾病史，突发呼吸困难伴口唇发绀，应立即拨打急救电话，准备就医，以获取专业医疗救助。

2. 李奶奶，80 岁，夜间睡眠中突发呼吸困难，伴有咳嗽、咳痰，照护员发现后立即将其扶起，李奶奶的症状稍缓解。此时应采取的措施是（　　）。

A. 给李奶奶饮用温水

B. 自行购买止咳药让李奶奶服用

C. 继续观察，若症状不加重则无须就医

D. 立即拨打急救电话，准备就医

E. 让李奶奶躺下休息，等待天亮再就医

答案：D

解析：李奶奶夜间突发呼吸困难，伴有咳嗽、咳痰，症状虽稍缓解，但仍需立即拨打急救电话，准备就医，以排除严重心肺疾病。

3. 张爷爷，70 岁，有心脏病史，突发呼吸困难，伴有胸痛、大汗，应首先怀疑（　　）。

A. 慢性阻塞性肺疾病　　B. 支气管哮喘　　C. 急性心肌梗死

D. 急性肺炎　　E. 食管异物梗阻

答案：C

解析：张爷爷有心脏病史，突发呼吸困难伴胸痛、大汗，是急性心肌梗死的典型症状，应立即就医。

4. 李奶奶，68 岁，突发呼吸困难，伴有咳嗽、咳痰，痰液呈黄色脓性，考虑可能的疾病是（　　）。

A. 支气管哮喘　　B. 慢性阻塞性肺疾病稳定期

C. 急性肺炎　　D. 食管癌

E. 心力衰竭

答案：C

解析：李奶奶突发呼吸困难，伴有咳嗽、咳痰，痰液呈黄色脓性，是急性肺炎的典型表现，需立即就医进行诊断和治疗。

任务二　气道异物清除技术

课件

案例导入

李爷爷，75 岁，患有轻度帕金森病，平时行动稍迟缓，吞咽功能也有所减弱。某天中午，家人为其准备了软糯的汤圆，进食过程中，李爷爷突然面色涨红，双手紧紧抓住喉咙，表情十分痛苦，并且无法发出声音。

任务描述

1. 快速识别发生气道异物梗阻的老年人。
2. 采取紧急措施清除气道异物。
3. 指导老年人及照护者学会预防气道异物梗阻。

知识储备

气道异物梗阻是指各种异物，如食物、小玩具、义齿等，误入气道，导致气道的部分或完全堵塞，从而阻碍空气正常进出肺部，影响气体交换，进而引发一系列临床症状的危急情况。气道异物梗阻可能会导致患者出现呼吸困难、咳嗽、喘息，严重时可出现窒息、意识丧失甚至死亡等严重后果。

老年人容易发生气道异物梗阻，主要有生理、疾病及其他因素。从生理功能衰退的角度，吞咽反射迟钝，口腔和咽喉肌肉协调不佳，进食时食物易误入气道；咳嗽反射减弱，难以咳出异物；咽喉部肌肉松弛，影响气道正常形态与功能。疾病方面，帕金森病、脑卒中等神经系统疾病，会引发吞咽功能障碍；口腔及牙齿问题，致使食物咀嚼不充分，增加吞咽堵塞风险；慢性阻塞性肺疾病、肺气肿等呼吸系统疾病，造成气道狭窄、肺功能下降，异物易梗阻且难以排出。其他因素中，不良进食习惯，如进食过快、边吃边说笑，易使食物在不恰当的时候进入气道；部分药物影响神经系统功能，导致口干，影响正常吞咽，也加大了气道异物梗阻的概率。

一、快速识别气道异物梗阻

（一）从患者表现识别

1. 突然呛咳

最为常见的起始症状是突然发生的呛咳，这种呛咳往往毫无预兆。

2. 呼吸困难

气道一旦被异物堵塞，气体进出肺部就会受到阻碍，进而引发呼吸困难。老年人会表现为呼吸急促、呼吸频率明显加快，呼吸时看起来十分费力。

3. 声音改变

由于气流通过受阻的气道，患者的声音会出现明显变化。原本清晰的说话声音变得嘶哑，甚至难以完整说出一句话，严重时完全无法发声。

4. 面色改变

随着气道梗阻时间的延长，氧气供应不足，老年人的面色会迅速发生变化。正常的红润面色逐渐变得苍白，若梗阻情况持续未缓解，还会进一步发展为青紫，尤其是口唇、指甲等部位表现得更为明显。

部分老年人在发生气道异物梗阻时，可能会下意识地用手抓自己的颈部，这是一种身体的本能自救反应，试图通过外力作用缓解气道的堵塞。同时，可能会伴有烦躁不安的情绪，表现为坐立不安、无法安静下来。

（二）依据梗阻程度识别

1. 部分梗阻

（1）有咳嗽：患者会通过强力咳嗽，尝试凭借咳嗽所产生的强劲气流，将气道内的异物咳出体外。这种咳嗽并非持续不停，而是呈间歇性发作的特点。在咳嗽的间隔期间，患者能够实现部分气体交换，具备简单交流的能力，能够简短地回应他人提出的问题。

（2）有通气：尽管存在呼吸困难，呼吸频率加快且深度变浅，但仍有一定量的气体能够进出气道。患者可以发出微弱的说话声音，旁人能够勉强听清其表达的意思。

2. 完全梗阻

（1）无咳嗽或微弱咳嗽：患者无力进行有效的咳嗽，或者只能发出极为微弱的咳嗽声。

（2）无通气：患者完全无法进行正常的呼吸，会迅速出现窒息的严重症状。如意识丧失，身体突然瘫软倒下，对周围的呼唤和刺激毫无反应。嘴唇和指甲部位迅速变成青紫色，这是身体严重缺氧的危急表现。若不及时解除梗阻，短时间内就会引发心搏骤停，危及生命。

案例解析

判断李爷爷可能为气道异物梗阻的理由如下：

1. 李爷爷在进食汤圆时出现上述症状，加上其患有轻度帕金森病，行动迟缓，吞咽功能也有所减弱，吞咽汤圆这类食物时更易出现问题，大大增加了气道异物梗阻的可能性。

2. 李爷爷在进食汤圆过程中，突然面色涨红，双手紧紧抓住喉咙，表情十分痛苦。

3. 李爷爷无法发出声音，这是气道异物梗阻的典型症状之一。

二、清除气道异物

（一）急救原则

一旦发现老年人出现气道异物梗阻的典型症状，如突然呛咳、呼吸困难、无法发声、用手抓喉等，应在第一时间判断情况，并即刻启动急救流程，分秒必争，因为每一秒的延误都可能加重缺氧对老年人身体的损害。

视频

（二）急救方法和流程

1. 海姆立克急救法

（1）立位腹部冲击法（适用于意识清醒的老年人）

1）施救者站位与姿势：施救者站在老人身后，双脚前后分开，前脚靠近老人，距离约一脚宽，后脚脚跟踮起，膝盖微弯，身体微微前倾，这样能保证在操作过程中有稳定的支撑，便于发力。

2）调整老人体位：帮助老人身体保持前倾状态，头部略低，嘴巴张开。

3）手部定位与操作：施救者用双臂环绕老人腹部，一只手紧握成拳，拇指侧顶住老人腹部正中线肚脐上方两横指处、剑突下方。另一只手抓住握拳的手，双手协同用力，急速且有力地向内、向上冲击老人上腹部，每秒约 1 次。冲击动作要连贯、有力，通过瞬间增加腹部压力，使膈肌上抬，挤压肺部，形成一股强大的气流，将气道内异物冲出。重复操作，直至异物排出或老人恢复呼吸（图 2–1–1）。

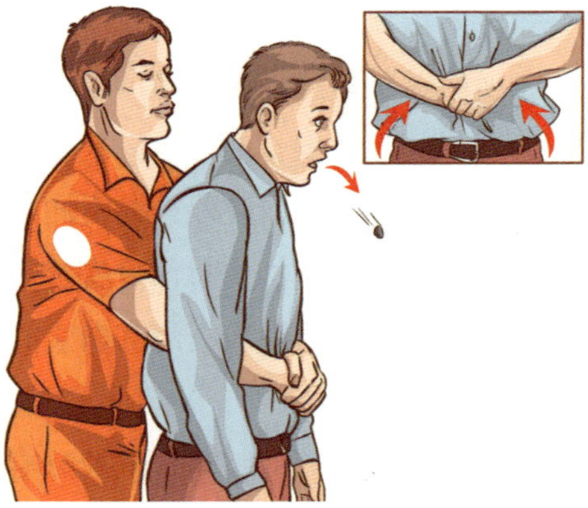

图 2–1–1　立位腹部冲击法

（2）卧位腹部冲击法（适用于意识不清的老年人）

1）放置老人体位：将意识不清的老人仰卧在坚实平面上，如地面或硬板床，确保平面稳固。

2）施救者骑跨姿势：施救者骑跨在老人大腿外侧，双腿分开，保持身体平衡，便于稳定发力。

3）手部操作：一手掌根置于老人肚脐上方两横指处、剑突下方，另一手重叠其上。双手十指紧扣，利用上身重量，快速且有力地向内、向上冲击老人腹部，频率保持每秒约 1 次。持续操作直到异物排出或急救人员到达（图 2–1–2）。

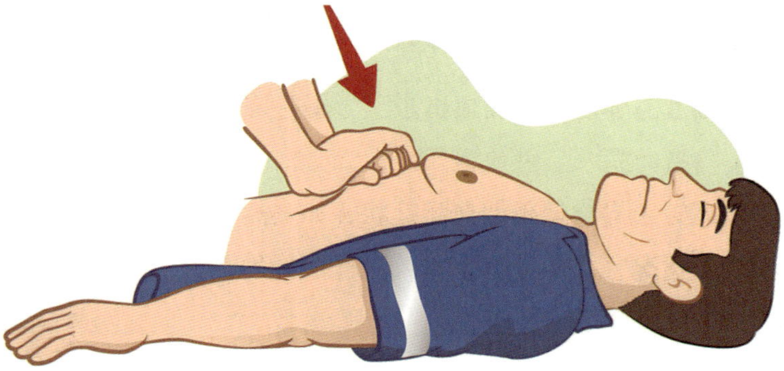

图 2–1–2　卧位腹部冲击法

2. 背部拍击法

（1）适用情况与患者体位：背部拍击法适用于意识清醒的轻度气道异物梗阻老年人，也可在海姆立克急救法实施前或过程中配合使用。让老人身体前倾，头部略低，嘴巴张开，这样的姿势可使异物在重力作用下有排出的趋势，同时也为拍击产生的震动促使异物松动提供有利条件。

（2）施救者位置与操作：施救者站在老人一侧，通常选择右侧，方便操作。用手掌根部在老人两肩胛骨之间用力拍击，连续拍击 5 次。拍击力度要适中，既要足够有力以产生震动促使异物松动，又要避免因力度过大对老人造成伤害，如肋骨骨折等。每拍击一次后，迅速观察异物是否排出，若未排出则继续拍击。

三、气道异物梗阻的预防

（一）食物要求

老年人应进食偏软、略湿、易嚼、易消化、黏性低的食物。避免进食容易引起噎呛的圆形、滑软或者带黏性的食物，食物宜去骨、切小块和煮软，且温度适宜；进干食易呛咳者，进食时应准备水，如果喝太稀的液体会呛咳，可以将食物加工成糊状。

（二）进食指导

1. 进食环境应幽静，气氛和谐轻松，进食时注意力集中，不宜过度谈笑，用餐时间适当延长。

2. 鼓励老人少食多餐、细嚼慢咽。

3. 进餐时，尽可能采取半坐卧位、坐位，也可侧卧或将头偏向一侧，头部不可向后仰。

4. 发生呛咳者，应暂禁食，待老人呛咳停止、呼吸平稳后，再喂食。

5. 脑血管意外引起吞咽障碍的老人，可用汤匙将少量食物送至健侧舌根处，让其吞咽，待老人完全咽下，张口确认无误后，再送入第二口食物。

（三）加强管理

平常工作中应掌握老年人的病情、用药情况及药物不良反应的表现。老人用餐及进食时应注意观察，特别是年老体弱吞咽困难者更应提高警惕，严密防范。对于重点人群要心中有数，重点观察。进食后 30 分钟内不得吸痰，以免诱发恶心、呕吐，引起噎呛。

（四）环境与生活指导

保持室内环境整洁，避免杂物堆积，尤其是在老年人经常活动的区域，如客厅、卧室、餐厅等。地面应保持干燥，无障碍物，防止老年人行走时绊倒或滑倒。避免在进食后立即进行剧烈运动或进行可能导致身体颠簸的活动，如乘车时经过颠簸路段。

（五）照护员培训

如果有专门的照护员照顾老年人，照护员应接受相关培训，包括正确的喂食方法、观察老年人进食情况以及应对气道异物梗阻的急救技能。喂食时，要掌握合适的喂食速度和量，密切观察老年人的吞咽动作和表情，如发现异常，及时停止喂食。

拓展阅读

气道异物清除术

气道异物清除术的操作及评分标准见表 2-1-1。

表 2-1-1　气道异物清除术的操作及评分标准（100 分）

项目	标准	分值	扣分标准
准备	1. 操作者准备：仪表端庄、服装整洁。 2. 用物准备：干净纱布若干。	4 分	一项不符合要求 −1 分
快速判断	1. 轻拍老人双肩，在双耳边呼唤，观察有无反应，判断意识丧失情况。 2. 观察老人是否有呼吸困难、不能发声、面色青紫等气道异物梗阻表现，同时在 10 秒内触摸颈动脉搏动，查看胸廓有无起伏，判断有无呼吸和心跳。	10 分	急救意识不强 −1 分 呼唤未双侧耳边 −1 分 触摸颈动脉手法不规范 −2 分 未观察呼吸和心跳 −2 分 判断时间超过 10 秒 −2 分 其他一项不符合要求 −2 分
海姆立克急救法操作（立位）	1. 若老人意识清醒且能站立，站在老人身后，前脚距老人一脚宽，后脚踮起，膝盖微弯，帮助老人保持身体前倾、头部略低、嘴巴张开。 2. 双臂环绕老人腹部，一手握拳，拇指侧顶住老人肚脐上方两横指处、剑突下方，另一手抓住握拳手。 3. 用手部力量快速、有力地向内、向上冲击老人腹部，约每秒 1 次，重复至异物排出或老人恢复呼吸（连续操作不超 1 分钟）。 4. 操作过程中观察老人反应。	68 分	位置不正确 −2 分 / 次 姿势不规范 −3 分 冲击力度、频率不当 −2 分 / 次 未观察老人反应 −0.5 分 冲击时间过长 −2 分 其余一处不符合要求 −1 分
海姆立克急救法操作（卧位）	1. 若老人意识不清或无法站立，将老人放置于硬板床上，施救者骑跨在老人大腿两侧。 2. 定位：一手掌根部置于老人肚脐上方两横指处、剑突下方。 3. 另一手重叠其上，借助身体重量，快速、有力地向内、向上冲击老人腹部，约每秒 1 次，重复至异物排出或老人恢复呼吸（连续操作不超 1 分钟）。 4. 操作过程中观察老人反应。	68 分	位置不正确 −2 分 / 次 姿势不规范 −3 分 冲击力度、频率不当 −2 分 / 次 未观察老人反应 −0.5 分 冲击时间过长 −2 分 其余一处不符合要求 −1 分
清理与通气	1. 若异物排出，用纱布清理老人口中异物。 2. 检查口腔，如有活动义齿，取下，采用仰头抬颏法打开气道，观察老人呼吸恢复情况。	10 分	未及时清理异物 −2 分 未取下活动义齿 −1 分 打开气道手法不正确 −2 分 未观察呼吸恢复情况 −2 分

续表

项目	标准	分值	扣分标准
再次判断	判断老人呼吸、心跳是否恢复，面色、口唇是否转红润（5~10 秒内完成）。	6 分	判断不准确 −2 分 判断时间超过 10 秒 −2 分 一处不符合要求 −2 分
整体评价	1. 操作熟练，动作敏捷，抢救意识强，手法正确。 2. 操作时间：3 分钟（从开始急救到判断结束）。	2 分	每超过 30 秒 −1 分（不足 30 秒不扣分） 操作不熟练酌情扣分

【练习题】

A1 型题

1. 以下哪种情况最有可能导致老年人气道异物梗阻（　　）。

A. 细嚼慢咽进食米饭　　B. 边看电视边缓慢吃苹果片

C. 大笑时快速吞咽汤圆　　D. 安静坐着喝温水

E. 正常速度吃煮得较烂的面条

答案：C

解析：大笑时快速吞咽汤圆，此时会厌软骨可能来不及盖住喉口，汤圆易误入气管，导致气道异物梗阻。

2. 关于对老年人实施海姆立克急救法，下列说法正确的是（　　）。

A. 冲击位置在老人肚脐下方三横指处

B. 施救者双臂环绕老人胸部进行操作

C. 冲击频率越快越好

D. 操作时应让老人身体前倾、头部略低

E. 若一次冲击未排出异物，应立即停止

答案：D

解析：操作海姆立克急救法时，让老人身体前倾、头部略低，有利于异物排出。

3. 以下哪项不是老年人气道异物梗阻的常见表现（　　）。

A. 突然无法发声　　B. 剧烈咳嗽　　C. 面色苍白或青紫

D. 呼吸急促或困难　　E. 正常的语言交流和呼吸

答案：E

解析：老年人气道异物梗阻时，异物堵塞气道，会出现突然无法发声、剧烈咳嗽、面色苍白或青紫、呼吸急促或困难等表现。而正常的语言交流和呼吸说明气道通畅，不属于气道异物梗阻的表现。

A2 型题

1. 张奶奶，68 岁，患有帕金森病，日常吞咽功能较差。在家中进食面条时突然出现呛咳，随后呼吸窘迫，不能言语。家人发现后急忙拨打 120 并尝试自救。120 急救人员赶到后，检查发现张奶奶呼吸浅快，胸廓起伏减弱。以下处理措施正确的是（　　）。

A. 由于患者有基础疾病，不宜进行海姆立克急救，应等待专业医生处理

B. 让患者平卧，进行胸外按压

C. 采取立位腹部冲击法（海姆立克急救法）进行急救

D. 给予口对口人工呼吸

E. 先观察患者情况，等待医院进一步检查

答案：C

解析：张奶奶有吞咽功能差的基础情况，进食时突发呛咳、呼吸窘迫，考虑气道异物梗阻。立位腹部冲击法（海姆立克急救法）适用于此类情况，应立即实施以解除梗阻。

2. 王爷爷，75 岁，独自在家进食坚果时突然呛咳，随后出现呼吸困难，伴有明显的“三凹征”。邻居发现后紧急通知社区医护人员。社区医护人员赶到现场后，评估患者情况，考虑为气道异物梗阻。以下关于急救的说法错误的是（　　）。

A. 若患者意识清楚，应尽快采用海姆立克急救法

B. 如果患者是体型较肥胖的老年人，可采用胸部冲击法代替腹部冲击法

C. 若患者在急救过程中出现意识丧失，应立即停止操作，进行心肺复苏

D. 急救过程中可同时呼叫 120 急救电话

E. 应先让患者自行尝试咳出异物，无效后再进行急救操作

答案：E

解析：对于气道异物梗阻患者，一旦判断为异物梗阻且患者意识清楚，应立即采用海姆立克急救法等措施，而不是先让患者自行尝试咳出异物，以免延误时间。

任务三　家庭氧疗技术

课件

案例导入

张爷爷，68 岁，确诊慢性阻塞性肺疾病 10 年。既往有长期吸烟史，肺功能检查显示重度通气功能障碍（$FEV_1/FVC < 50\%$）。近 2 年反复因“急性加重”住院，表现为严重呼吸困难、低氧血症（静息时 SpO_2 89% ~ 94%）。出院后虽规律用药，但日常活动（如穿衣、如厕）仍感气促，夜间常因憋醒无法平卧，生活质量显著下降。

任务描述

1. 对需要氧疗的老年人进行评估。
2. 选择及使用氧疗设备。
3. 家庭氧疗老年人的健康教育和康复训练。

知识储备

家庭氧疗是指在医疗机构外，老年人居家或在户外通过氧气瓶或制氧机等供氧设施进行氧疗，适用于多种疾病导致的慢性缺氧。家庭氧疗可以减少老年人住院次数，预防疾病加重，提高老年人生活质量和降低病死率。

氧疗处方是规范氧气治疗的重要指导文件，需根据老年人病情制订个体化方案。一般由 4 个部分组成：

1. 老人的一般信息和疾病类型

包括所患呼吸系统疾病、主要合并疾病及低氧情况（静息 / 活动状态下）。

2. 氧疗相关要素

（1）氧疗目标：血氧饱和度（SpO_2）水平。

（2）氧疗方式：如长期氧疗、夜间氧疗、移动氧疗、姑息氧疗和短时间冲击氧疗等。

（3）供氧设备：根据老年人的生活方式、活动能力和偏好选择供氧设备，如医用氧气瓶、制氧机、移动氧疗设备等。

（4）给氧连接方式：如鼻导管、鼻塞、面罩及是否联用无创呼吸机等。

（5）氧疗参数：吸氧流量（L/min）、吸氧时间［白天和（或）夜间］、吸氧时长（h/d）。

3. 老人教育

严格遵医嘱进行氧疗，避免随意调整氧流量；保持室内空气流通；避免在氧疗装置周围吸烟或存放易燃物品；定期更换湿化瓶中的湿化液；保持吸氧管道的清洁和湿润；吸氧管道、面罩等应定期清洁和消毒等。

4. 随访观察

安排定期随访，监测氧疗效果。

一、对氧疗老年人进行评估

（一）临床状况评估

1. 临床表现

老人呼吸困难的严重程度、呼吸频率，是否有皮肤、黏膜发绀等体征。

2. 主要疾病

包括慢性阻塞性肺疾病、间质性肺病、睡眠呼吸暂停等。

3. 合并疾病

是否合并肺动脉高压等。

4. 缺氧程度

可行 SpO_2 和（或）动脉血气分析，对老年人的氧需求进行客观评估。

（二）实施氧疗的其他相关条件评估

氧疗前需了解老年人的需求及其对家庭氧疗的认知和实施意愿，评估老年人施行氧疗的操作能力。

实施家庭氧疗 1 个月后，应进行家庭访视，以重新对老年人的临床状况、氧疗效果、氧疗安全性及依从性进行评估。

二、氧疗设备使用及选择

（一）家庭氧疗常见的供氧装置

目前家庭氧疗常见的供氧来源主要有 3 种：压缩氧、液态氧和氧浓缩器（俗称制氧机）。

1. 压缩氧

即常用的氧气瓶，价格低廉，但是长期使用需反复灌装，而且氧气瓶较重，需要运输辅助设备，有爆炸和泄漏风险。

2. 液态氧

通常以低温液体形式储存和运输，体积小、重量轻，相对方便携带。液态氧在完全液化状态下，体积远小于同等量的压缩氧。液态氧需要特殊的低温容器储存，成本较高，在储存和运输过程中需要特别注意安全。

3. 家用制氧机

制氧原理包括变压吸附法和膜分离法两种。

（二）氧疗设备的连接方式

供氧设备需要以恰当的方式与老人相连，既要保证供氧设备输出气体的有效输送，也要兼顾老年人的舒适度、操作的简便性和材料的性价比。家庭氧疗常用的连接方式包括以下几种。

1. 鼻导管

最常用的氧疗连接方式。鼻导管吸氧时，吸入氧浓度（%）=［21+4× 氧流量（L/min）］×100%。

2. 鼻塞

与鼻导管类似，置入鼻腔前庭的是圆形小塞，前端开孔以输送氧气。多选用单塞，使用时塞于一侧鼻前庭，并与鼻腔紧密接触。

3. 面罩

（1）吸氧面罩：比较适用于家庭氧疗的是普通面罩。

（2）无创面罩：使用时覆盖老年人口鼻，通过提供正压通气支持呼吸。

4. 家庭机械通气时氧的连接

家庭机械通气时，用供氧管连接供氧装置与呼吸机，为老年人提供所需氧气，或者按产品说明书要求操作。

案例解析

判断张爷爷可能为缺氧的理由如下：

1. 张爷爷有 COPD、吸烟及肺功能异常等高危因素。

2. 反复入院的表现为呼吸困难，这是低氧血症的典型表现。

3. 目前症状是日常活动气促且夜间憋醒无法平卧。

三、家庭氧疗老年人的照护

（一）家庭氧疗老年人的健康教育

目前许多老年人及其家属对家庭氧疗的认知度不足，使用不规范，依从性差，所以对家庭氧疗老年人及其家属进行健康教育非常必要。健康教育的内容主要包括 3 个方面：

1. 安全、规范地使用氧疗设备

（1）认真检查氧疗设备的质量和合格情况。

（2）需要定期检测氧疗设备的质量，正确保养。

（3）安全教育：氧疗设备的存放安全很重要，需要在居住地有相对独立的空间，且无遮挡并配有禁火标识，避免任何出现火星的可能。

（4）氧疗设备使用要规范，照护员应教会老年人及其家属基本操作方法，准备合适的鼻导管或其他吸氧装置，记录其使用及更换时间、湿化器定期消毒频率。

2. 氧疗老年人自我症状管理能力

（1）积极记录老年人症状的变化：让老年人及其家属学会如何记录症状的变化，如咳嗽频率、咳痰的颜色、呼吸困难程度，以便及时识别病情变化，及时调整治疗方案。

（2）正确使用 SpO_2 测量仪：向老年人及其家属强调家中必须备有 SpO_2 测量仪，并掌握正确使用的方法，每日记录数据，能够协助判断缺氧改善或加重情况。

3. 长期氧疗

对于需要长期氧疗的老年人，应培训以下内容：

（1）照护员帮助老年人及其家属计算家庭氧疗的成本和收益，让其认识到坚持家庭氧疗有利于疾病康复，又能够节约因疾病反复加重带来的经济支出，从而提高氧疗的依从性。

（2）老年人应坚持每天吸氧，且每天总计时间不少于 15 h，如果是慢性阻塞性肺疾病患者，应低流量吸氧。

（3）无论病情反复与否，都需要坚持氧疗。注意评估病情和生活质量。

（4）在定期随访中，及时收集老年人对长期氧疗效果及问题的反馈，鼓励正向认知，面对消极情绪给予积极回应，促进强化教育。

（二）长期家庭氧疗老年人的康复训练

对于长期家庭氧疗老年人的康复训练，应注意安全性、有效性和个性化管理，以增强老年人的体能，改善其呼吸功能和生活质量。针对家庭氧疗，照护员应指导患者及其家属做到以下几点：①了解氧疗的目的、必要性及注意事项；②注意安全，供氧装置周围严禁烟火，防止氧气燃烧爆炸；③氧疗装置定期更换、清洁、消毒。

拓展阅读

可远程监控的家庭氧疗技术

近年来，部分制氧机产品开始配备远程监控功能，通过物联网技术，医护人员或家属可远程实时监测老年人的氧疗数据，如氧流量、血氧饱和度等，便于及时调整氧疗方案。一些智能氧疗设备还可与手机应用程序连接，老年人或其家属能通过手机查看氧疗数据、设置参数等，提高氧疗的便利性和管理效率。

【练习题】

A1 型题

1. 停用氧气的正确方法是（　　）。

A. 关紧总开关→关好流量表→取下鼻导管→重开流量表放余氧

B. 关紧总开关→取下鼻导管→关好流量表

C. 取下鼻导管→关紧总开关→再关流量表

D. 关紧流量表→再关总开关→取下鼻导管→重开流量表放气

E. 取下鼻导管→关紧流量表→再关总开关→重开流量表放余氧

答案：E

解析：优先移除患者身上的鼻导管，避免后续操作中氧气压力突变对呼吸道造成损伤。若先关闭开关，导管内残余氧气可能被吸入，导致黏膜损伤。关闭流量表可切断氧气输出，防止余氧持续释放。若先关总开关，流量表未关闭可能导致管道内形成负压，存在安全隐患。第三步，关总开关可彻底切断氧气源头，确保气源完全隔离。重新打开流量表，释放管道内残余氧气，避免高压余氧在下次使用时突然喷出引发风险（如爆炸或机械损伤）。

2. 在用氧过程中，要调节氧流量，应采取的方法是（　　）。

A. 拔出导管调节流量　　B. 直接调节氧流量

C. 分离导管调节氧流量　　D. 更换粗导管并加大氧流量

E. 更换流量表

答案：C

解析：调节氧流量时先将鼻导管与氧气连接管分离（断开连接），使患者呼吸道与供氧系统物理隔离，可以避免直接调节流量时高压氧气瞬间冲入呼吸道，导致肺组织损伤。

3. 为达到治疗效果，吸氧浓度应不低于（　　）。

A.35% ~ 45%　　B.50%　　C.20%

D.25%　　E.60%

答案：D

解析：氧疗中，吸氧浓度的设定需兼顾治疗效果与安全性。根据医学规范和专业指南，25% 是达到治疗效果的最低有效浓度，正常大气氧浓度为 21%，但此浓度仅能维持基础代谢，无法改善病理性缺氧，研究表明，浓度需高于大气 4%~5% 才能显著提升血氧饱和度，故选 D。

4. 患者用氧后，缺氧症状无改善、呼吸困难加重，应首先采取的措施是（　　）。

A. 马上通知医生处理　　B. 调节氧流量，加大吸氧量

C. 注射呼吸兴奋剂　　D. 检查吸氧装置及患者鼻腔

E. 气管插管给氧

答案：D

解析：当患者用氧后缺氧症状无改善且呼吸困难加重时，首要措施是检查氧气装置是否出现漏气、连接松动、流量表故障或导管扭曲等问题，以及患者鼻腔是否被分泌物、血痂阻塞，或鼻黏膜水肿影响氧气吸入。如首先调节氧流量（B 选项），若缺氧由设备故障或气道阻塞引起，加大流量无效且可能延误关键处理。通知医生（A 选项）和气管插管（E 选项）需在排除设备问题后执行，否则可能错过最佳处理时机。注射呼吸兴奋剂（C 选项）仅适用于特定呼吸抑制病因，非普适措施。

A2 型题

1. 孙爷爷，68 岁，患有肺间质纤维化，进行家庭氧疗。在使用氧气瓶的过程中，发现氧气瓶内压力过低，此时应该（　　）。

A. 自行拆卸氧气瓶阀门检查　　B. 摇晃氧气瓶，看能否继续使用

C. 联系专业人员更换氧气瓶　　D. 加大氧流量，尽快把剩余氧气用完

E. 继续使用，直到氧气完全用尽

答案：C

解析：氧气瓶内压力过低时，应联系专业人员更换氧气瓶。自行拆卸氧气瓶阀门检查有安全风险；摇晃氧气瓶不能解决压力问题且可能有危险；加大氧流量不仅不能解决问题还可能引发其他状况；继续使用可能导致氧疗效果不佳，影响病情。

2. 李奶奶，65 岁，确诊为肺心病，医生嘱咐其进行家庭氧疗。以下关于家庭氧疗的注意事项错误的是（　　）。

A. 氧疗装置要定期清洁消毒

B. 吸氧时可以在旁边使用明火做饭

C. 注意观察吸氧效果，如呼吸困难有无改善

D. 不要随意调节氧流量

E. 家中应准备灭火器

答案：B

解析：吸氧时周围严禁明火，氧气助燃，使用明火做饭极易引发火灾，造成危险。氧疗装置定期清洁消毒可防止感染；观察吸氧效果能及时调整治疗方案；随意调节氧流量可能影响治疗效果；家中准备灭火器可在火灾发生时及时应对。

3. 王爷爷，58 岁，因支气管哮喘出院，医生建议家庭氧疗。王爷爷回家后自行氧疗，1 周后出现咳嗽加重、咽干不适的症状，最可能的原因是（　　）。

A. 氧流量过低　　B. 氧流量过高　　C. 吸氧时间过长

D. 未湿化氧气　　E. 病情加重

答案：D

解析：未湿化的氧气会使呼吸道黏膜干燥，导致咳嗽加重、咽干不适等症状。氧流量过低主要是不能有效改善缺氧，过高可能导致氧中毒等，吸氧时间过长一般不会直接导致咽干咳嗽，目前无证据表明是病情加重导致这些症状。

点燃思考

张爷爷，69 岁，单身，家住宁静小区 2 号楼 106 室。有长达 40 年的吸烟史。1 年前因肺部感染和逐渐加重的呼吸困难就医，被诊断为慢性支气管炎和慢性阻塞性肺气肿。经过治疗，病情稳定，但仍然容易复发感染，且症状有逐渐加重的趋势。最近，张爷爷再次出现轻微的呼吸困难等症状，医生建议其进行长期家庭氧疗。

照护任务：请完成实际照护任务并绘制健康教育海报。

实际照护任务

1. 请根据提供的设备为张爷爷进行家庭氧疗。
2. 请按照康复方案指导张爷爷进行呼吸功能训练。
3. 请为张爷爷家的氧气设备进行维护保养。

项目二　老年循环系统常见急症照护

学习目标

知识导读

素质目标

1. 培养学生的社会责任感和人文关怀精神，倡导尊老爱老的社会风尚。
2. 培养学生冷静、果断的应急处理能力和敏锐的洞察力。
3. 培养学生调配资源的综合能力和沟通协调能力。

知识目标

1. 了解急性心肌梗死、高血压急症的典型表现。
2. 熟悉急性心肌梗死、高血压急症老年人发作时的院前抢救流程。
3. 掌握急性心肌梗死、高血压急症老年人的照护措施。
4. 系统描述心肺复苏技术和居家心电监护技术的操作流程。

能力目标

1. 能快速准确地对急性心肌梗死、高血压急症老年人做出初步判断并启动应急医疗服务体系。
2. 能对急性心肌梗死、高血压急症老年人做出初步院外急救措施。
3. 能制订并实施急性心肌梗死、高血压急症老年人出院后的全面照护计划。

4. 能够在模拟场景中精准实施心肺复苏技术，达到高质量心肺复苏的标准。

5. 能够正确使用居家心电监护设备，对心电数据进行初步分析，并能识别异常数据，及时采取应对措施。

赛证对接

循环系统急症，如急性心肌梗死、高血压急症、心搏骤停等的现场处置与照护技能是老年照护员考证及老年照护技能比赛中的重要考核内容之一。老年照护员在考证过程中，需要学习和掌握循环系统多种老年常见疾病的照护知识和技能，包括循环系统急症的急救措施和日常护理措施，如病情监测、休息与营养饮食管理、心理护理、疼痛管理等，全面考查选手的职业素养、核心技能和应对突发情况的能力。

任务一　老年人突发心肌梗死的现场处置与照护

课件

案例导入

陈爷爷，83 岁，居家时胸骨后疼痛 2 小时，伴恶心、呕吐。陈爷爷于 2 小时前与家人打电话有所争执，后突然感到胸骨后疼痛，压榨性，有濒死感，大汗淋漓、头晕、呼吸急促、四肢冰凉，自己含服硝酸甘油后未见缓解。既往有冠心病史十余年，高血压病史二十余年，2 型糖尿病史十余年，吸烟五十余年，每天 1 包。

任务描述

1. 快速识别发生心肌梗死的老人。
2. 启动 EMSS 系统，在 120 到达之前采取急救措施延缓疾病进展。
3. 制订个体化照护方案，预防复发并优化长期管理。

知识储备

急性心肌梗死（AMI）是临床常见的一种危及生命的疾病，是指由于冠状动脉供血急剧减少或中断，引起相应心肌发生持久而严重的缺血，最终导致心肌急性坏死（图 2-2-1）。

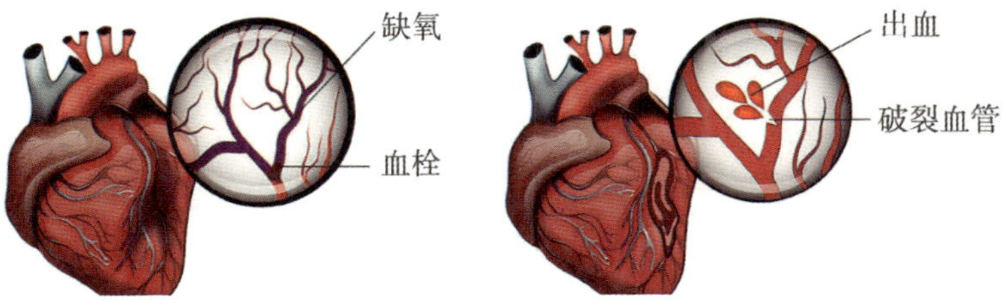

图 2-2-1　急性心肌梗死

心肌梗死多发生于老年人，因为心肌梗死是冠状动脉硬化导致的疾病，而冠状动脉粥样硬化容易发生在老年人群中。老年人常伴有多种慢性疾病，如高血压、糖尿病等，这些疾病会进一步加重心血管系统的负担，增加心肌梗死的发生概率。

视频

一、快速识别心肌梗死

（一）诱因

急性心肌梗死的诱发因素较多，任何诱发血栓形成、血管内斑块脱落、冠状动脉痉挛或狭窄的因素均可致病。日常生活中常见的诱因有剧烈运动、过度疲劳、暴饮暴食、情绪波动、天气变化、便秘者用力排便、脱水、出血等。但也有很多患者发作于安静时。

（二）发病特点

1. 典型症状

急性心肌梗死的典型症状通常为持续性心前区、胸骨后或剑突下压榨样剧烈疼痛超过 30 分钟，含服硝酸甘油等药物不能缓解，伴有出汗、面色苍白或恶心呕吐。胸痛可放射至左上肢、颈部、颌下或肩胛区。

2. 不典型症状

可表现为上腹部、背部或胃部疼痛不适，尤其是老年人或糖尿病患者可能无明显胸痛，仅有全身不适、恶心、呕吐、呼吸困难、晕厥等非特异性症状。部分患者尤其是老年患者可以急性左心衰竭、晕厥，甚至心源性休克为首发表现。

案例解析

判断陈爷爷可能为急性心肌梗死的理由有：

1. 陈爷爷有冠心病、高血压、糖尿病病史等高危因素。

2. 本次发作表现为胸骨后疼痛，较以往严重且持续时间达到 2 小时，疼痛时伴随恶心、呕吐及大汗等，具有典型表现。

3. 发作前有情绪激动的诱因。

4. 含服硝酸甘油后胸痛症状未见缓解。

二、急性心肌梗死的急救

（一）急救原则

减少氧消耗，增加血液含氧量，减轻心肌坏死程度，缩小范围。

（二）急救方法和流程

1. 立即拨打 120

务必立即通知急救中心，并清楚告知老人的具体病情和所在位置。不要存在可能是心绞痛发作的侥幸心理。冠状动脉栓塞发生后，治疗越及时，心肌恢复的可能性越大。原则上，不建议老人自行前往医院，因家用车辆缺乏急救设备，护送人员缺乏专业救治能力，易耽误抢救且途中极易造成病情加重。

2. 绝对卧床

老人保持静卧，避免任何增加心脏负担的活动。禁止走动和说话，保持静止状态，以减少心肌耗氧。

3. 立即吸氧

如条件允许，给予氧气吸入（2 ~ 4 L/min），以改善心肌缺氧。

4. 急救药物

对于有冠心病病史且随身携带急救药物的老人，如无低血压病史，首选立即舌下含服硝酸酯类药物（硝酸甘油或硝酸异山梨酯）1 片，5 分钟后可重复使用，最多用 3 片，但需注意血压变化。对于有低血压病史的老人，首选舌下含服速效救心丸 5 粒或麝香保心丸 2 粒。

5. 保持呼吸道通畅

使老人头偏向一侧，及时清理呕吐物，防止误吸。

6. 监测生命体征

密切观察老人的意识、心率、血压、呼吸、疼痛、尿量等变化，为急救人员提供准确信息。

7. 心理安慰

保持安静环境，给予患者心理支持，减轻其焦虑和恐惧。

三、急性心肌梗死的照护

（一）心肌梗死急性期的照护

心肌梗死急性期老人在住院期间，照护员应协助医护人员完成照护工作，使老人安全度过危险期。

1. 休息和活动

急性心肌梗死老人入院前 3 天需绝对卧床休息，可进行腹式呼吸、擦脸、关节被动运动。照护员协助做好口腔、饮食、卫生、大小便护理等。第 4 天起可进行关节主动运动，坐位洗漱、进餐，床上静坐，床边使用坐便器。开始起坐时动作应缓慢，防止发生体位性低血压。第 2 周可坐在椅子上就餐、洗漱等，由坐床边、床边站立逐步过渡到床边步行、病室内行走、室外走廊散步、做医疗体操。第 3 周可由照护员协助其洗澡、上厕所，试着上下一层楼梯。自第 4 周起，若病情稳定，体力增进，可考虑出院，或考虑行冠状动脉造影检查，进一步行经皮冠状动脉腔内成形术（PTCA）及支架治疗或冠状动脉搭桥术。在指导其活动时要视病情和老人对活动的反应，逐渐适当增加活动量和活动时间。既不可不活动，更不可操之过急，盲目增加活动量。若老人出现心前区不适，收缩压下降超过 10 mmHg 或血压异常增高，脉率增快，心率大于每分钟 110 次，心电图出现 ST 段偏移或心律失常等情况之一，表示活动量过大，应立即停止活动并告知医护人员，协助做好相应处理。有严重并发症、高龄、体弱者，适当延长卧床时间。

2. 饮食

急性期老人需禁食至胸痛消失，然后给予流质、半流质饮食，逐步过渡到普通饮食。宜食清淡、易消化食物，多食蔬菜、水果和富含膳食纤维的食物，少量多餐；有高脂血症、糖尿病者需低脂、低胆固醇、低糖饮食；禁烟酒。

3. 排便照护

老年心肌梗死患者由于卧床休息、消化功能减退、哌替啶或吗啡等止痛药的应用等，使胃肠功能受到抑制，容易发生便秘。用力排便可使心率增快、心脏负荷增加而加重心肌缺血和氧耗，并可诱发严重心律失常。照护者应提醒老人避免过度用力或屏气排便，适当给予顺时针腹部按摩促进肠蠕动，或遵医嘱服用缓泻剂，必要时排便前肛门注入开塞露；适当多食用具有润滑通便作用的食物，如火龙果、香蕉等。有条件时，排便过程中进行心电监测，一旦出现期前收缩等心律失常，应及时停止排便动作，并做出相应处理。

4. 给氧

心肌梗死发生后，给予老人持续或间断氧气吸入（一般 2 ~ 4 L/min）可以帮助缓解呼吸困难、胸痛、发绀等症状。

5. 环境与睡眠

应注意环境的舒适、安静和整洁，避免嘈杂、吸烟等环境，以免引起心肌梗死复发或梗死范围扩大，甚至引起猝死。给予老人心理支持，鼓励老人树立战胜疾病的信心。照护员可向老人解释不良情绪会增加心肌耗氧量，不利于病情的控制。为保证急性期老人有充足的睡眠，在睡前可按医嘱让老人服镇静剂或安眠药促进睡眠，照护员应观察老人用药后的反应。

（二）心肌梗死的预防照护

1. 健康饮食

选择低盐、低脂肪、低胆固醇、低热量、高纤维食物，如生菜、西蓝花、茄子、番茄、燕麦、香蕉、香菇、黄豆类制品等。

2. 合理减重

肥胖者合理减重，维持理想体重，控制体重（BMI 为 18.5 ~ 24），高龄老人可适当放宽（22.0 ≤ BMI<26.9）。

3. 戒烟限酒

完全戒烟，严格限制酒精摄入，减少心血管系统损害，并持续进行生活方式干预，如不饮浓茶、咖啡等刺激性饮品。

4. 调理胃肠功能

避免饮食过饱，预防便秘，保持大便通畅，减轻心脏负担。

5. 情绪管理

保持情绪稳定，保持乐观、平和的心情，避免大喜大悲和情绪激动，通过正念冥想、心理咨询等方式进行情绪调节。

视频

6. 规律运动

进行适度且规律性的运动，如散步、太极拳、八段锦等，每次约 30 分钟，结合每周 3 ~ 5 次中等强度有氧运动（如快走、踏车），Borg 评分（一种用于量化主观体力感知强度的评分系统，通过患者 / 运动者自我感受评估运动强度是否安全合理）≤ 13 分（稍累），并加入阻力训练，如使用弹力带、哑铃（1 ~ 2 kg），每周 2 次。

7. 注意天气变化与健康监测

根据天气变化及时增减衣物，特别是头部、颈部和脚部的保暖。定期监测血压、血糖、血脂等指标，合并糖尿病的老人应监测血糖波动（目标空腹血糖 4.4 ～ 7.0 mmol/L），高血压老人需注意长期控制血压，减少晨峰现象。

8. 遵医嘱规律药物治疗与管理

坚持服用抗血小板药物、降脂药物等，定期复查并调整治疗方案。警惕无痛性心梗，定期复查心电图与肌钙蛋白。教会老人定时测脉搏，定期门诊随访。

拓展阅读

首创冠心病诊断全新“金标准”的陈灏珠

陈灏珠，心血管病专家，中国工程院院士，是中国第一位提出“心肌梗死”医学名词的医生，我国当代心脏病学主要奠基人之一，为我国心脏病学的学科发展和人才培养作出了重要贡献。

他率先主持用电起搏和电复律治疗快速心律失常，并达到国际先进水平；在国内率先成功施行选择性冠状动脉造影确诊冠心病，奠定了我国冠心病外科手术和介入治疗的基础；在国际上首创超大剂量异丙肾上腺素静脉滴注抢救“奎尼丁晕厥”的疗法；在国内率先报道冠状动脉腔内超声检查方法，进一步提高了我国冠心病诊断水平。

【练习题】

A1 型题

1. 在照护急性心肌梗死老人时，下列做法不利于预防心肌梗死复发的是（　　）。

A. 选择低盐、低脂肪、低胆固醇饮食

B. 保持情绪稳定，避免大喜大悲

C. 戒烟并严格限制酒精摄入，鼓励多喝绿茶、无糖咖啡等饮品

D. 嘱老人遵医嘱规律用药

E. 避免饮食过饱，预防便秘

答案：C

解析：茶及咖啡可刺激老人的神经系统，易引起老人心慌、手抖、心率加快、心律不齐等症状，增加心肌耗氧量，不利于急性心肌梗死老人的康复。

2. 以下关于急性心肌梗死发病诱因的描述错误的是（　　）。

A. 炎热天气下失水过多使血液浓缩

B. 便秘者用力排便时会使心肌耗氧量增加

C. 情绪激动、紧张，使心率提高、交感神经兴奋，易诱发急性心梗

D. 过饱饮食增加胃肠负担的同时减少了回心血量

E. 安静状态下或睡眠状态时不会发生急性心肌梗死

答案：E

解析：剧烈运动、过度疲劳、暴饮暴食、情绪波动、天气变化、便秘者用力排便、脱水、出血等都可能成为急性心肌梗死的诱因，但也有很多患者发作于安静时，容易被忽视而耽误抢救。

3. 怀疑老年人急性心肌梗死发作时，照护员的做法中正确的是（　　）。

A. 立即开车或打车前往医院

B. 保持老人静卧，禁止走动

C. 多与老人交谈，确保老人意识清醒

D. 立即拨打老人家属电话，通知其尽快赶到

E. 尽快给老人喂水，防止老年人出现脱水

答案：B

解析：心肌梗死老人应立即卧床，保持静卧，禁止走动和交谈，安抚老人情绪，尽快拨打 120，尽量乘坐急救车辆入院。

4. 关于急性心肌梗死老人在住院期间的照护工作，下列做法正确的是（　　）。

A. 入院前 3 天需绝对卧床休息，可进行如刷牙、洗脸等对心肌耗氧量影响不大的活动

B. 照护者应提醒老人避免过度用力或屏气排便，适当腹部按摩促进肠蠕动，或遵医嘱服用缓泻剂，必要时排便前肛门注入开塞露

C. 当老人呼吸困难、胸痛等症状缓解后可停止吸氧，以免长时间吸氧造成老人不适

D. 照护中老人若出现失眠等现象，应鼓励其努力克服，尽量避免服用镇静安眠药

E. 急性期老人应饮食清淡、少量多餐

答案：B

解析：急性心肌梗死老人入院前 3 天要做到绝对卧床，洗漱动作同样会增加心肌耗氧量。心肌梗死发生后，给予老人吸氧可以帮助老人缓解呼吸困难、胸痛、休克、发绀及肺水肿等症状。急性期老人禁饮食。

A2 型题

张爷爷，75 岁，与老伴居住。身高 170 cm，体重 85 kg，喜食甜食，无烟酒等不良嗜好，喜饮浓茶，经常便秘，喜欢自行车运动，是市自行车运动协会会员。张爷爷半年前在一次快速骑行过程中突发急性心肌梗死入院抢救，现基本情况已稳定。在对张爷爷进行照护的过程中，下列哪项不利于张爷爷的康复（　　）。

A. 因为张爷爷是在骑行中发生的心肌梗死，故应完全禁止张爷爷再参加自行车运动，避免心肌梗死的复发

B. 指导张爷爷合理控制体重，将体重指数控制在 24 以内，即体重控制在 70 kg 以内

C. 指导张爷爷调节饮食，减少甜食摄入，选择低盐、低脂肪、低胆固醇、低热量、高纤维食物

D. 劝导张爷爷调整生活习惯，降低喝茶的浓度和频率，避免过量饮浓茶

E. 注意天气变化，特别是头部、颈部和脚部的保暖

答案：A

解析：张爷爷喜爱自行车运动，虽然在运动过程中出现了心肌梗死，但并不意味着张爷爷从此就要告别自行车运动。6 个月后可前往医院进行运动能力评估，若评估结果良好，可尝试户外骑行，但应选择平坦路线，避免逆风、爬坡，避免高强度骑行，建议张爷爷使用心率带或智能手表实时监测，避免出现胸闷、气促、冷汗等症状。

任务二　老年人高血压急症的现场处置与照护

课件

案例导入

李奶奶，78 岁，突感剧烈头痛，伴视力模糊，恶心、呕吐 1 小时。李奶奶 1 小时前外出活动，天气寒冷，回家后突然感到头部如同炸裂般疼痛，同时视力变得模糊，伴恶心、呕吐。老伴为她测量血压示 195/113 mmHg，服用常规降压药后症状未减轻。既往有高血压病史三十余年，一直控制不佳，高脂血症病史二十余年，糖尿病史十余年，且长期饮食偏咸。

任务描述

1. 快速识别发生高血压急症的老人。
2. 启动 EMSS 系统，在 120 到达之前采取急救措施延缓疾病进展。
3. 制订个性化照护方案，预防复发并优化长期血压管理。

知识储备

高血压急症指原发性或继发性高血压患者，在某些诱因作用下，血压突然和显著升高（一般超过 180/120 mmHg），同时伴有进行性心、脑、肾等重要靶器官功能不全的表现。

高血压急症包括高血压脑病（血压极度升高突破了脑血流自动调节范围，表现为严重头痛、恶心、呕吐及嗜睡、癫痫发作和昏迷）、颅内出血（脑出血和蛛网膜下腔出血）、脑梗死、急性心力衰竭、急性冠状动脉综合征、主动脉夹层、子痫、急性肾小球肾炎等。血压水平的高低与急性靶器官损害的程度并非成正比，但如血压不及时控制在合理范围内，会对脏器功能产生严重影响，甚至危及生命。

一、快速识别高血压急症

（一）诱因

高血压急症的诱发因素较多，包括情绪激动（如极度愤怒或紧张）、剧烈运动、过度劳累、寒冷刺激（如长时间暴露在低温环境中），以及药物使用不当（如突然停用降压药或未按医嘱服用降压药）等。这些因素都可能导致血压急剧升高，引发高血压急症。

（二）发病特点

高血压急症的典型表现通常为血压急剧升高，收缩压超过 180 mmHg 或舒张压超过

120 mmHg，可出现剧烈头痛、恶心、呕吐、视力模糊、胸痛、呼吸困难等，并可出现急性靶器官损害，如急性左心衰竭、脑卒中、急性肾损伤、视网膜出血等；病情进展快，若不及时处理，可迅速危及生命；需要立即进行降压治疗，以防止或减轻靶器官损害。应注意，若收缩压 ≥ 220 mmHg 和（或）舒张压 ≥ 140 mmHg，无论有无症状都应视为高血压急症。

案例解析

判断李奶奶可能为高血压急症的理由有：

1. 李奶奶有高血压、高脂血症、糖尿病病史且有长期饮食偏咸等危险因素。

2. 本次突发剧烈头痛，且持续时间长达 1 小时，疼痛时伴随视力模糊、恶心、呕吐等症状。

3. 外出活动受到寒冷刺激，这是诱发高血压急症的常见诱因之一。

4. 李奶奶血压为 195/113 mmHg，服用常规降压药后症状未减轻。

二、高血压急症的急救

（一）急救原则

让老人保持安静，休息，避免血压剧烈波动，尽快就医。

（二）急救方法和流程

1. 尽快拨打 120

一旦怀疑或确定为高血压急症，应立即拨打急救电话，并清楚告知老人的具体病情和所在位置，不要试图自行降压处理或等待症状自行缓解，因为及时的医疗干预对于控制病情至关重要。原则上，不建议自行前往医院，以免在途中病情加重。

2. 保持安静

保持环境安静，让老人安静休息，减少不必要的刺激，避免任何可能导致血压升高的活动。

3. 监测生命体征

密切监测老人的生命体征，包括血压、心率、呼吸频率等，做好相关记录，为医生诊疗提供重要信息。

4. 松开紧身衣物

帮助老人解开或松开紧身衣物，特别是领口、腰带等部位，以减少对身体的压力，有助于血压下降。

5. 遵医嘱使用药物

如果有降压药物，可在医生指导下协助老人服用。如果没有医嘱，不要随意给药。

6. 保持呼吸道通畅

确保老人呼吸道畅通，如果有呕吐现象，应将其头部偏向一侧，及时清除呕吐物，防止窒息。

7. 心理支持

给予安慰和鼓励，帮助老人保持镇静，减轻紧张和焦虑情绪。

8. 等待救护车到来

在急救人员到来之前，陪伴在老人身边并持续观察老人的状况，确保其得到持续的关怀和必要的帮助。

三、高血压急症的照护

（一）高血压急症的照护

高血压急症急性期老人在住院期间，照护员应协助医护人员完成照护工作，使老人安全度过危险期。

1. 休息和活动

高血压急症老人应立即卧床休息，减少不必要的活动，避免情绪激动和体力劳动。在病情稳定后，根据医生的指导，逐步增加活动量。活动应从床上活动开始，逐渐过渡到床边活动、室内活动，最后是室外活动。活动量的增加应根据老人的血压反应和耐受程度来调整，避免活动过量导致血压再次升高。若老人出现头痛、眩晕、胸闷、心悸等症状，应立即停止活动并通知医护人员。

2. 饮食

高血压急症期间，老人宜食清淡、易消化食物，多食蔬菜、水果和富含纤维的食物，少量多餐；高脂血症、糖尿病患者需低脂、低胆固醇、低糖饮食；禁烟酒。

3. 排便照护

由于卧床休息和药物作用，高血压老人容易发生便秘。应鼓励老人多喝水，多吃富含膳食纤维的食物。照护者应提醒老人避免过度用力或屏气排便，适当进行腹部按摩促进肠蠕动，必要时遵医嘱使用缓泻剂，以免引起血压急剧升高。在排便时，应密切观察老人的血压变化，如有异常，及时做出相应处理。

4. 给药

高血压急症老人需要遵医嘱按时服用降压药物，照护员应协助老人按时按量服药，并观察药物的疗效和不良反应。如老人有任何不适，应立即通知医护人员。

5. 环境与睡眠

保持环境安静、整洁，避免噪声和强光刺激，为老人提供舒适的休息环境。鼓励老人保持良好的心态，避免情绪波动。睡前，可遵医嘱协助老人服用镇静剂或安眠药，以保证充足的睡眠。照护员应观察老人的睡眠情况，如老人有睡眠障碍等问题，应及时告知医护人员。

（二）高血压急症的预防照护

1. 健康饮食

建议老人选择低盐、低脂、低糖、高膳食纤维食物，如新鲜蔬菜、水果、全谷物和豆类。避免过多食用加工食品和快餐，减少钠盐的摄入量。

2. 合理减重

对于超重或肥胖老年人，应通过合理饮食和适度运动减轻体重，维持健康的体重指数（BMI，22.0 ~ 26.9）。

3. 戒烟限酒

鼓励老人戒烟，并限制酒精摄入，以减少对心血管系统的损害。避免饮用浓咖啡等含咖啡因的饮料。

4. 调理胃肠功能

预防便秘，保持肠道健康，以减轻心脏负担。多吃富含膳食纤维的食物，如蔬菜、水果和全谷物。

5. 情绪管理

保持情绪稳定，避免过度紧张和情绪波动。通过深呼吸、冥想、慢走或其他放松技巧来管理压力。

6. 规律运动

鼓励老人进行适度的有氧运动，如散步、快走、慢跑或游泳等，每次 30 分钟，每周 5 次。同时，加入适度的肌肉力量训练，如使用哑铃或弹力带，每周 2 次。

7. 注意天气变化与健康监测

老人应根据天气变化适时增减衣物，特别是要做好头部、颈部和脚部的保暖。定期监测血压，确保血压控制在医生建议的范围内，避免血压波动过大。

8. 遵医嘱规律进行药物治疗与管理

老人应严格按照医嘱服用降压药物，并定期复查，以调整治疗方案。对于有特定心血管风险的老人，可能需要服用其他药物，如 ACE 抑制剂、钙通道阻滞剂等。同时，定期进行心电图和血液检查，以监测心脏健康状况。教会老人如何自我监测血压，并定期随诊。

拓展阅读

《中国高血压防治指南（2024 年修订版）》基于诊室血压的血压分类和高血压分级见表 2-2-1。

表 2-2-1　基于诊室血压的血压分类和高血压分级

分类	收缩压（mmHg）		舒张压（mmHg）
正常血压	＜ 120	和	＜ 80
正常高值	120 ～ 139	和（或）	80 ～ 89
高血压	≥ 140	和（或）	≥ 90
1 级高血压（轻度）	140 ～ 159	和（或）	90 ～ 99
2 级高血压（中度）	160 ～ 179	和（或）	100 ～ 109
3 级高血压（重度）	≥ 180	和（或）	≥ 110
单纯收缩期高血压	≥ 140	和	＜ 90
单纯舒张期高血压	＜ 140	和	≥ 90

注：当收缩压和舒张压分属于不同级别时，以较高的分级为准。

【练习题】

A1 型题

1. 李奶奶突发剧烈头痛、视力模糊、恶心、呕吐，血压 195/113 mmHg，服用常规降压药后症状未减轻。根据以上情况，判断李奶奶可能属于（　　）。

A. 低血糖　　B. 高血压急症　　C. 脑出血

D. 脑梗死　　E. 急性心肌梗死

答案：B

解析：李奶奶有高血压病史，突发剧烈头痛、视力模糊、恶心、呕吐，血压急剧升高，服用常规降压药后症状未减轻，这些都是高血压急症的典型表现。

2. 高血压急症的常见诱发因素不包括（　　）。

A. 情绪激动　　B. 剧烈运动　　C. 过度劳累

D. 适量饮酒　　E. 寒冷刺激

答案：D

解析：高血压急症的诱发因素较多，其中包括情绪激动、剧烈运动、过度劳累、寒冷刺激等，适量饮酒一般不会诱发高血压急症。

3. 高血压急症老人急救时，以下措施不正确的是（　　）。

A. 尽快拨打 120　　B. 保持安静，让老人安静休息

C. 自行前往医院　　D. 松开紧身衣物

E. 保持呼吸道通畅

答案：C

解析：不建议自行前往医院就诊，如果途中病情加重，无法及时进行专业救治。

A2 型题

1. 王爷爷，79 岁，高血压病史 15 年，长期服用降压药但控制不佳。今日在寒冷天气中晨练时突发剧烈头痛、视物模糊，伴恶心、呕吐。家属测量其血压为 210/125 mmHg，服用常规降压药后症状无缓解。此时最应优先采取的措施是（　　）。

A. 立即给予更强效的降压药

B. 让老人自行卧床休息并观察

C. 拨打急救电话，保持老人安静并监测生命体征

D. 鼓励老人多饮水以缓解症状

E. 协助老人步行至附近医院就诊

答案：C

解析：高血压急症急救时应立即拨打 120，保持安静，避免自行处理或活动，以免加重病情。

2. 李奶奶，80 岁，高血压急症出院后需长期预防复发。照护员为其制订健康管理方案时，以下哪项措施不符合要求（　　）。

A. 每日监测血压并记录

B. 建议低盐、低脂饮食，减少腌制食品摄入

C. 每周进行 5 次高强度抗阻训练以增强体质

D. 指导老人通过深呼吸和冥想缓解情绪波动

E. 督促老人规律服用降压药并定期复诊

答案：C

解析：高血压老人应选择适度有氧运动（如散步、打太极），高强度抗阻运动可能增加心脏负担，不符合预防要求。

点燃思考

李奶奶，82 岁，独居，家住和谐社区 3 号楼 201 室。目前，她享受着和谐家园社区服务中心提供的居家养老服务。李奶奶有长达三十年的高血压病史，且一直偏好高盐、高脂食物，尤其是咸菜和油炸食品。尽管医生多次提醒，但她仍然难以改掉这些不良饮食习惯。同时，李奶奶在服用降压药物方面也不规律，时常忘记按时服药。2 年前，因突发性高血压导致头晕、心悸前往医院就诊，经过一系列治疗，病情暂时得到了控制。然而，由于不规律服药和不良饮食习惯，血压波动较大，且偶尔伴有轻微的心绞痛。

最近，李奶奶感觉头晕症状有所加剧，且偶尔出现头痛和胸闷。医生建议她严格控制饮食，减少盐分摄入，并规律服用降压药物。同时，建议她适度增加日常活动量，以改善心血管健康状态。

照护任务：请完成实际照护任务并设计健康饮食指导手册。

实际照护任务

1. 请根据提供的设备为李奶奶测量血压。

2. 请按照医生的建议，为李奶奶设计一天的健康饮食方案。

3. 请为李奶奶设计一套适合她的运动方案，如散步、打太极等，以改善其长期的健康状况。

任务三　心肺复苏技术

课件

案例导入

刘爷爷，78 岁，如厕时突然跌倒，出现呼吸停止、面色苍白、口唇呈紫色、四肢冰凉、呼之不应、神志不清。既往有冠心病史十余年，高血压病史二十余年。

任务描述

1. 快速识别心搏骤停老年人。

2. 启动 EMSS 系统，在 120 到达之前采取急救措施延缓疾病进展。

知识储备

心搏骤停（SCA）是指心脏在严重致病因素的作用下突然停止跳动而不能泵出足够的血液，引起全身缺血、缺氧。心搏骤停导致意外性非预期猝死，如及时采取有效的复苏措施，仍能挽救生命，应积极组织抢救。

心肺复苏（CPR）是对由于外伤、疾病、中毒、意外低温、淹溺和电击等各种原因，导致呼吸停止、心搏骤停，必须紧急采取重建和促进心脏、呼吸有效功能恢复的一系列措施。

一、快速识别心搏骤停老年人

（一）诱因

1. 心脏疾病

如冠心病、心肌病、先天性心脏病等。冠心病老人由于冠状动脉粥样硬化，血管狭窄或阻塞，导致心肌供血不足，容易引发心律失常甚至心搏骤停。

2. 呼吸系统疾病

严重的哮喘持续状态、慢性阻塞性肺疾病急性加重期等，会导致老人通气功能障碍，体内缺氧和二氧化碳潴留，进而影响心脏功能，引发心搏、呼吸骤停。

3. 意外事故

电击伤、溺水、严重创伤等。电击伤会直接损伤心脏的电生理系统，导致心律失常；溺水者由于大量水进入呼吸道和肺部，引起窒息，导致心搏、呼吸停止；严重创伤，如大出血，会使有效循环血量急剧减少，引发休克，最终导致心搏骤停。

4. 中毒

药物过量、食物中毒、一氧化碳中毒等。某些药物过量会抑制心脏和呼吸中枢，导致心跳、呼吸减弱甚至停止；一氧化碳中毒时，一氧化碳与血红蛋白结合，使血红蛋白失去携氧能力，造成机体缺氧，引发心搏骤停。

（二）常见类型及特点

1. 心源性心搏骤停

最常见，约占全部心搏骤停的 80%。多由心脏本身的病变引起，如急性心肌梗死、严重心律失常（室颤、室速等）。其特点是突然发作，事先可能有胸痛、心悸等前驱症状，但也可能毫无征兆。

2. 非心源性心搏骤停

由心脏以外的原因导致，如窒息、严重电解质紊乱、酸碱平衡失调等。窒息引起的心搏骤停，通常有明显的窒息原因和过程，如异物堵塞气道、溺水等；电解质紊乱和酸碱平衡失调导致的心搏骤停，往往有相关疾病史或诱因，如长期腹泻导致低钾血症，肾功能衰竭引起酸中毒等。

（三）典型表现

1. 意识丧失

轻摇或轻拍并大声呼叫，观察老人是否有反应，如确无反应，说明老人意识丧失。

2. 大动脉搏动消失

因颈动脉表浅，且易暴露，一般作为判断的首选部位。颈动脉位于气管与胸锁乳突肌之间，可用示指、中指指端先触及气管正中，滑向颈外侧气管与肌群之间的沟内，触摸有无搏动，一般 5 ～ 10 秒，确认摸不到颈动脉搏动，即可确定心搏骤停。

3. 呼吸停止或异常

可通过听有无呼气声或用面颊部靠近老人的口鼻部感觉有无气体逸出，同时脸转向老人观察胸腹部有无起伏。

4. 瞳孔散大

循环完全停止超过 1 分钟后会出现瞳孔散大，但有些老人可始终无瞳孔散大现象。

5. 皮肤苍白或发绀

一般以口唇和指甲等末梢处最明显。

6. 心尖搏动及心音消失

听诊无心音。

案例解析

判断刘爷爷可能为心搏骤停的理由有：

1. 刘爷爷有冠心病、高血压病史等高危因素。

2. 刘爷爷如厕时突然跌倒，出现呼吸停止、面色苍白、口唇呈紫色、四肢冰凉、呼之不应、神志不清，这些表现符合心搏骤停的特征。

二、心搏骤停老人的急救

（一）急救原则

快速行动，有效按压，开放气道，配合人工呼吸。

（二）急救方法和流程

1. 快速判断

（1）判断环境：判断环境是否安全。若环境安全，可以进入现场救人；若环境不安全，先解除不安全因素或将老人脱离危险环境，同时根据现场条件尽可能做好自身防护。

（2）观察意识和反应：遵循“轻拍重唤”的原则，若老人对呼唤、轻拍均无反应，可判断其意识丧失。

（3）检查呼吸：将耳朵贴近老人的口鼻，感受有无气流呼出，同时眼睛观察老人胸部有无起伏，判断时间 5 ～ 10 秒（图 2-2-2）。

（4）检查脉搏：在判断呼吸的同时，可触摸老人的颈动脉。颈动脉位于喉结旁开 2 ～ 3 cm 处，用示指和中指并拢，轻轻按压触摸，判断时间 5 ～ 10 秒（图 2-2-3）。

2. 呼救与拨打急救电话

确定老人意识丧失后，立即大声呼救，寻求周围人的帮助。立即拨打急救电话，寻求专业医护人员的帮助。拨打急救电话时要准确提供以下信息：老人所处的具体位置、电话、一般情况、已经采取的措施等。

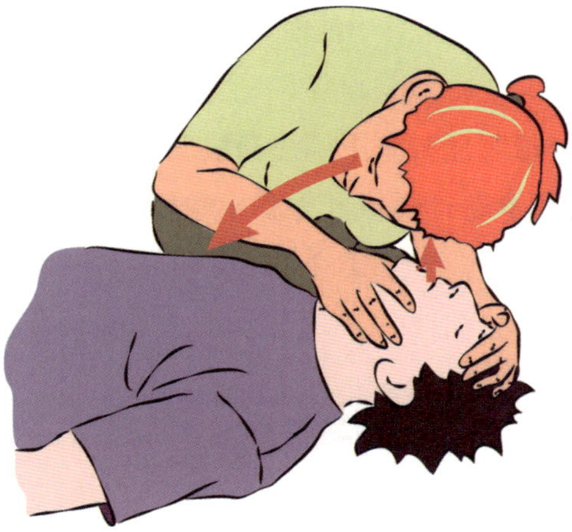

图 2-2-2　检查呼吸

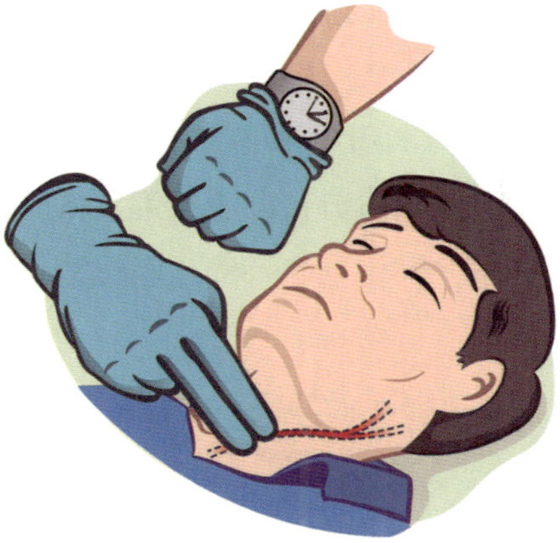

图 2-2-3　检查脉搏

3. 胸外按压（chest compression，C）

（1）摆放复苏体位：将老人翻转为心肺复苏体位，仰卧在硬质平面上，头、颈、躯干保持在同一轴面上，双上肢放置在身体两侧，解开衣服，暴露胸壁。注意不要随意移动老人，以免造成伤害。

（2）按压位置：施救者跪在老人身体一侧，两膝分开与肩同宽。找到两乳头连线中点，即胸骨中下 1/3 交界处，将一只手掌根部置于此处，另一只手重叠在其上，双手十指紧扣，手指翘起，不要接触老人胸壁（图 2-2-4）。

（3）按压姿势：施救者上半身前倾，双肩位于双手的正上方，两臂伸直，以髋关节为轴，借助上半身的体重和肩臂部肌肉的力量进行操作，垂直向下用力按压（图 2-2-5）。

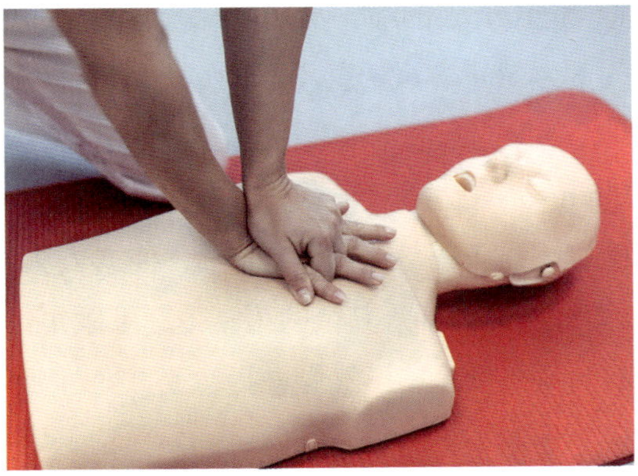

图 2-2-4　按压位置与手型

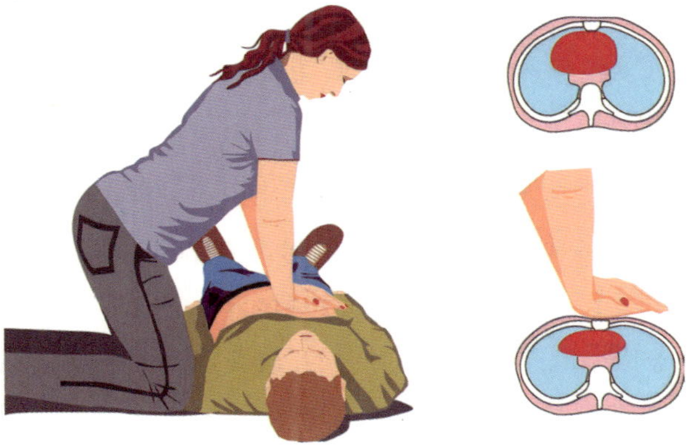

图 2-2-5　按压姿势

（4）按压深度与频率：按压深度为 5 ～ 6 cm，按压频率为每分钟 100 ～ 120 次。每次按压后要让胸廓充分回弹，保证血液能够回流到心脏，但手不要离开按压部位。按压放松后掌根也不要离开胸壁，按压与放松时间相等，放松时胸部完全回弹。按压过程中要尽量减少中断，若必须中断，时间应控制在 10 秒以内。

4. 开放气道（airway，A）

（1）清理口腔异物：在开放气道前，先检查老人口腔内有无异物（如食物残渣、假牙等）。若有，用手指缠上纱布或手帕等，将异物清除，以保持气道通畅。

（2）采用正确的开放气道方法

1）仰头举颏法：施救者一只手放在老人前额，向下用力使头部后仰，另一只手的示指和中指放在下颌骨下方，向上抬起下颌，使下颌角与耳垂连线垂直于地面。注意不要压迫颈部软组织，以免阻碍气道（图 2-2-6）。

2）托下颌法：对于怀疑有颈椎损伤的老人，应采用推举下颌法开放气道。施救者双手分别放在老人两侧下颌角后方，向上抬起下颌，同时用双手拇指推开下唇，避免舌根后坠阻塞气道。操作时要注意保持头部和颈部在一条直线上，避免颈部扭曲（图 2-2-7）。

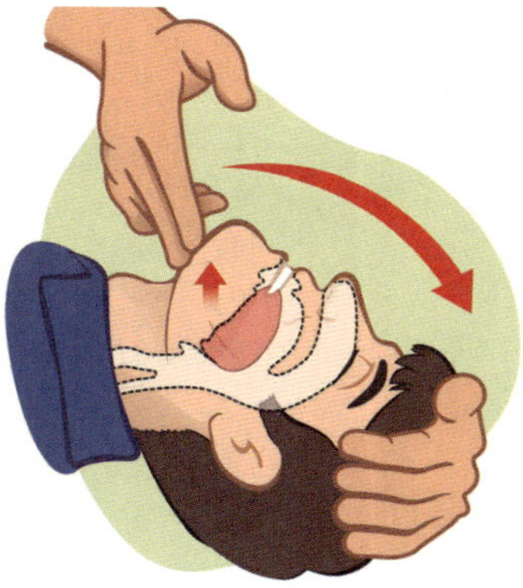

图 2-2-6　仰头举颏法

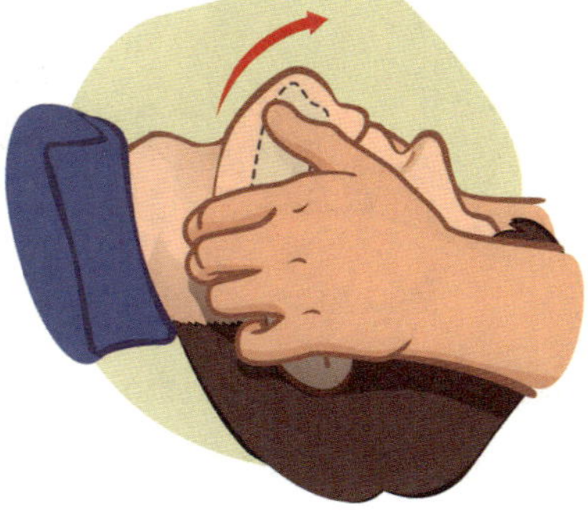

图 2-2-7　托下颌法

5. 人工呼吸（breathing，B）

（1）口对口人工呼吸

1）捏住鼻翼：开放气道后，施救者用一只手捏住老人的鼻翼，防止吹气时气体从鼻腔漏出（图 2-2-8）。

2）吹气方法：施救者深吸一口气，用自己的嘴完全包住老人的嘴，形成密封状，然后缓慢吹气，持续约 1 秒，观察老人胸部有无起伏。每次吹气量为 500 ~ 600 毫升，避免吹气量过大导致胃部胀气。

（2）简易呼吸器通气：连接氧气，氧气流量 10 L/min（有氧情况下）；操作者在老人头部的正上方位置，以鼻梁作为参照，将面罩正确放置在面部，用“EC”手法固定面罩，使老人头部后仰，一只手的拇指和食指形成一个“C”字，把面罩边缘压向面部，其余的手指提起下颌角（3 根手指形成一个“E”字），开放气道，使面罩紧贴面部。另一只手挤压气囊进行通气，同时观察胸廓是否隆起，每次通气需要持续 1 秒，连续通气 2 次（图 2-2-9）。

（3）吹气次数：每进行 30 次胸外按压后，进行 2 次人工呼吸，如此反复进行，形成 30∶2 的按压与吹气比例。在进行人工呼吸时，要注意观察老人胸部的起伏情况，确保气体有效进入肺部。

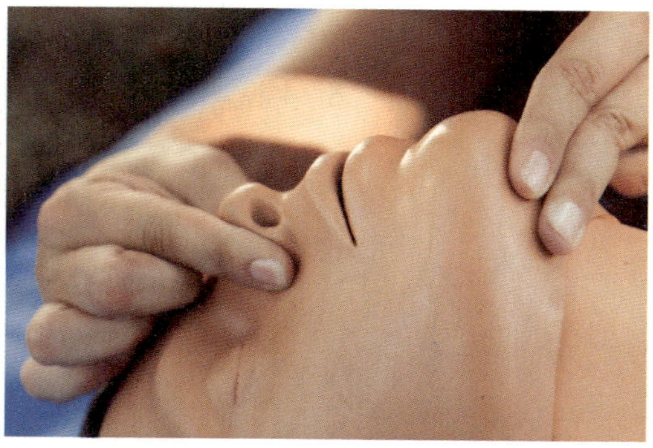

图 2-2-8　捏住鼻翼

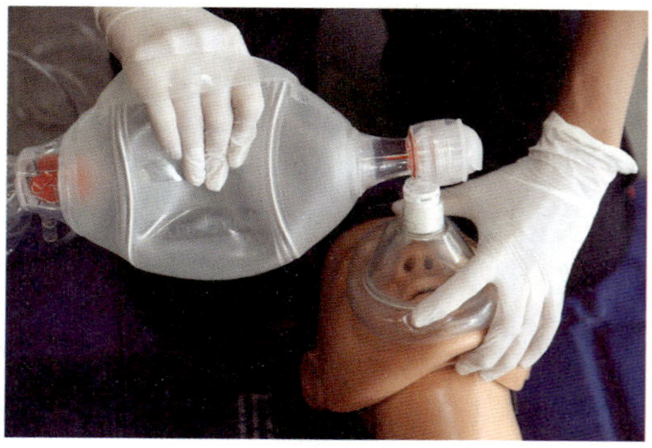

图 2-2-9　简易呼吸器通气

6. 早期除颤（defibrillation，D）

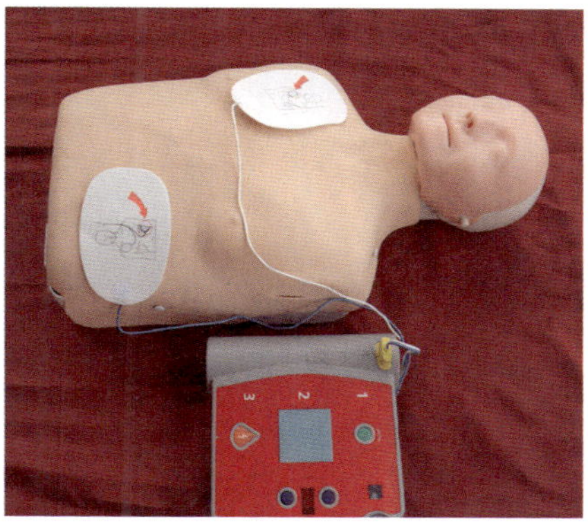

图 2-2-10　自动体外除颤仪

目睹发生院外心搏骤停且现场有自动体外除颤仪（AED，图 2-2-10），施救者应从胸外按压开始心肺复苏，并尽快在 3 ~ 5 min 内使用 AED，在等待除颤仪过程中持续进行心肺复苏。AED 是一种便携式医疗设备，可以诊断特定的心律失常，并且给予电击除颤，是可被非专业人员使用的用于抢救心源性猝死患者的医疗设备。AED 的使用步骤如下。

（1）开启 AED：打开 AED 电源开关，按照语音提示操作。大多数 AED 开机后会自动进行自检。

（2）粘贴电极片：根据 AED 电极片上的图示，将电极片正确粘贴在老人裸露的胸部。一片电极片贴在右侧锁骨下方，另一片贴在左侧乳头外侧，电极片要紧贴皮肤，确保导电良好。

（3）连接电极片与 AED：将电极片的插头插入 AED 的相应接口，连接好后 AED 会自动分析老人的心律。在分析心律过程中，施救者和周围人员不要接触老人身体，以免影响分析结果。

（4）听从 AED 提示：若 AED 分析后提示需要除颤，确保所有人都离开老人身体，不要接触老人，然后按下除颤按钮。除颤完成后，AED 会再次分析心律，若仍需除颤，可按照提示再次操作。若 AED 提示不需要除颤，则继续进行心肺复苏。除颤后应立即继续进行胸外按压，不要因观察心律或其他原因而延误按压时间。

（三）心肺复苏效果的判断

1. 能触及颈动脉等大动脉的规律搏动，提示心脏恢复有效泵血。

2. 出现自主胸廓起伏，呼吸频率趋于正常，能听到呼吸音且有气流呼出，表明呼吸功能正在恢复。

3. 面色、口唇、甲床由发绀转为红润。

4. 瞳孔由大变小，同时出现对光反应。

5. 手脚开始抽动，发出呻吟声等。

三、心搏骤停老人的照护

（一）心搏骤停复苏后的照护

1. 密切观察生命体征

老人复苏成功后，要密切观察其呼吸、心率、血压、体温等生命体征。使用心电监护仪持续监测心率和心律，定期测量血压，观察呼吸频率、节律和深度，注意老人的体温变化，及时发现异常情况并报告医生。

2. 保持呼吸道通畅

继续清除老人呼吸道内的分泌物，防止误吸。可将老人头偏向一侧，必要时进行吸痰操作。如果老人自主呼吸不稳定，可能需要进行气管插管或使用呼吸机辅助呼吸。

3. 维持循环稳定

根据老人的血压情况，合理调整输液速度和液体种类，维持有效循环血量。如果老人出现心律失常，要及时进行处理，必要时使用抗心律失常药物。

4. 预防并发症

复苏后老人容易出现感染、脑水肿、急性肾损伤等并发症。要做好预防措施，如加强口腔护理，预防口腔感染；抬高床头 15° ~ 30°，减轻脑水肿；观察老人尿量和肾功能指标，预防急性肾损伤。同时，要注意老人的皮肤护理，定时翻身，防止发生压疮。

5. 心理支持

老人复苏后可能会出现恐惧、焦虑等心理问题，家属和医护人员要给予老人心理支持，安慰老人，向其解释病情和治疗过程，增强老人战胜疾病的信心。

（二）心搏骤停的预防照护

1. 基础疾病管理

（1）控制心血管疾病：①高血压，规律监测血压，遵医嘱使用降压药，保持血压 < 140/90 mmHg；②冠心病，定期复查心电图、冠脉 CT 或造影；③心律失常，对房颤、室性早搏等老人，使用抗凝药或 β 受体阻滞剂，必要时植入心脏起搏器或 ICD（植入式心脏除颤器）。

（2）管理代谢性疾病：①糖尿病，糖化血红蛋白控制在 7% 以下，避免低血糖；②高脂血症，低脂饮食结合药物治疗。

2. 生活方式干预

（1）饮食调整：①低盐低脂，每日盐摄入 < 5 g，减少饱和脂肪，增加 ω-3 脂肪酸；②膳食纤维，每日摄入 25 ~ 30 g；③控制体重，BMI 维持在 18.5 ~ 24.9。

（2）科学运动：①有氧运动，每周 ≥ 5 次，每次 30 min，心率控制在（220- 年龄）× 60% ~ 70%；②避免过度，避免清晨低温时段运动，运动后心率恢复至静息状态需 ≤ 5 min。

（3）戒烟限酒：彻底戒烟，酒精摄入量男性 < 25 g/d，女性 < 15 g/d。

（4）睡眠管理：保证 6 ~ 7 小时睡眠，筛查睡眠呼吸暂停。

3. 监测与预警

（1）定期检查：①心脏评估，每 3 ~ 6 个月查心电图、心脏超声，高危人群增加动态心电图；②血液指标，如 BNP、电解质、肌钙蛋白。

（2）症状识别：预警信号包括胸痛持续 > 15 分钟、突发呼吸困难、晕厥、冷汗、心悸伴头晕，应立即就医。

4. 药物与器械预防

（1）药物依从性：需定时服用抗血小板药、β 受体阻滞剂，避免漏服或自行停药。

（2）器械干预：① ICD 植入，适用于射血分数 ≤ 35% 的心衰老人或伴既往室颤史者。②穿戴设备，如智能手环监测心率 / 血氧，异常时自动报警。

5. 紧急预案

（1）家庭急救准备：① CPR 培训；② AED 配置，家中或社区配备自动体外除颤器，家属学习使用方法。

（2）急救联络：将急救电话设为快捷拨号，随身携带病历卡。

6. 心理与社会支持

（1）情绪疏导：通过心理咨询、冥想等减轻焦虑或抑郁情绪。

（2）社交参与：鼓励老人参与社区活动，减少孤独感。

7. 高风险人群特别关注

（1）心梗或心衰病史：1 年内再发心搏骤停风险增加 5 倍，需强化随访。

（2）遗传性心脏病家族史：筛查基因突变，提前干预。

拓展阅读

心肺复苏操作考核评分标准（成人）见表 2-2-2。

表 2-2-2　心肺复苏评分表

项目		技术操作流程及标准	分值（分）	评分标准	扣分
操作前评估		1. 确认现场环境安全。	5	未判断不得分	
		2. 判断意识：大声呼唤（双侧）并轻拍老人肩部，确认意识丧失。	5	未判断不得分	
		3. 判断呼吸：没有呼吸或仅仅是喘息，终末叹气应看有无呼吸。	5	未判断不得分	
		4. 检查脉搏：以一手中指与示指从喉结向同侧滑行 2 ~ 3 cm 至胸锁乳突肌前凹陷处触摸颈动脉，同时判断呼吸，判断时间 ≥ 5 s，< 10 s（口述：老人无心跳、呼吸，立即进行心肺复苏）。	5	颈动脉触摸部位、手法一项不符扣 2 分；其余一项不符扣 1 分	
操作流程	呼救	1. 呼救“来人，抢救老人！”	2	未呼救不得分	
		2. 立即拨打急救电话。	3	未拨打 120 不得分	
	胸外按压	1. 摆放体位：去枕仰卧于硬板床上，头、颈、躯干位于一条直线上，如为软床垫按压板，解开衣扣、腰带。	5	一项不符扣 2 分	
		2. 按压位置：两乳头连线和胸骨交界处（胸骨中下 1/3，乳房下垂者按压定位：用一手的示指、中指沿肋弓移至胸骨切迹上两横指处）两手重叠，手指交叉掌根紧贴胸骨。	10	定位不准确、方法不正确一项扣 2 分	
		3. 姿势：以髋关节为支点，双臂伸直，用上半身力量垂直下压，放松时胸廓充分回弹，且掌根不离开胸壁。	10	一项不符扣 2 分	

续表

项目		技术操作流程及标准	分值(分)	评分标准	扣分
操作流程	胸外按压	4. 频率为 100 ~ 120 次 / 分，深度为 5 ~ 6 cm，按压 / 通气比例 30 : 2，按压与放松比例 1 : 1。	10	一项不符扣 2 分	
	开放气道	采取仰头举颏法开放气道（疑有颈椎损伤的老人，采取托下颌法开放气道），必要时清除口鼻腔分泌物，取下活动的假牙。	10	一项不符扣 2 分	
	人工呼吸（二选一）	1. 口对口人工呼吸：用按前额的手的拇、示指捏紧老人鼻孔，抢救者吸一口气，双唇紧贴并包严老人口部，向老人口内吹气有效，视胸廓是否隆起，吹气毕，口即离开，松开捏鼻的手，每次通气需要持续 1 秒，连续通气 2 次。	10	一项不符扣 2 分	
		2. 简易呼吸器通气：连接氧气，氧气流量 10 L/min（有氧情况下）；操作者在老人头部的正上方位置，以鼻梁作为参照，将面罩正确放置在面部，用“EC”手法固定面罩，头部后仰，一只手的拇指和食指形成一个“C”字，把面罩边缘压向面部，其余的手指提起下颌角（3 根手指形成一个“E”字），开放气道，使面部紧贴面罩。另一手挤压气囊进行通气，同时观察胸廓是否隆起，每次通气需要持续 1 秒，连续通气 2 次。			
		3. 通气完毕，在 10 秒内继续进行胸外按压。以 30 : 2 的按压通气比例，进行 5 个循环。	10	一项不符扣 2 分	
判断	复苏效果判断	1. 操作 5 个循环后，判断并报告复苏效果： · 出现颈动脉搏动 · 出现自主呼吸 · 面色、口唇、甲床由紫绀转为红润 · 瞳孔由大缩小，出现对光反射 · 肢体出现抽动 2. 将头偏向一侧。	10	一项不符扣 2 分	

【练习题】

A1 型题

1. 以下哪种情况最有可能需要立即进行心肺复苏（　　）。

A. 患者突然头痛剧烈　　B. 患者意识丧失，呼吸、脉搏消失

C. 患者脚踝扭伤，疼痛难忍　　D. 患者流鼻血不止

E. 患者胃痛，伴有恶心呕吐

答案：B

解析：心肺复苏主要针对呼吸心搏骤停的患者。当患者意识丧失且呼吸、脉搏消失时，需立即进行心肺复苏。

2. 下列属于心源性心搏骤停常见病因的是（　　）。

A. 严重哮喘持续状态　　B. 电击伤　　C. 急性心肌梗死

D. 食物中毒　　E. 严重创伤大出血

答案：C

解析：心源性心搏骤停多由心脏本身病变引发。

3. 成人心肺复苏时，胸外按压的正确深度是（　　）。

A.2 ～ 3 cm　　B.4 ～ 5 cm　　C.5 ～ 6 cm

D.7 ～ 8 cm　　E.9 ～ 10 cm

答案：C

解析：根据最新指南，成人按压深度需达到至少 5 cm，不超过 6 cm。

4. 成人心肺复苏的按压频率应为每分钟多少次（　　）。

A.60 ～ 80 次　　B.80 ～ 100 次　　C.100 ～ 120 次

D.120 ～ 140 次　　E. 越快越好

答案：C

解析：按压频率过快或过慢均影响复苏效果。

5. 对成人进行心肺复苏时，按压与人工呼吸的比例是（　　）。

A.15：2　　B.30：2　　C.30：1

D.5：1　　E. 连续按压，无须人工呼吸

答案：B

解析：成人心肺复苏中，每 30 次按压后给予 2 次人工呼吸。

6. 心肺复苏的正确步骤顺序是（　　）。

A. 判断反应→呼叫急救→胸外按压→开放气道→人工呼吸

B. 检查呼吸→胸外按压→呼叫急救→人工呼吸

C. 呼叫急救→检查反应→开放气道→人工呼吸→胸外按压

D. 胸外按压→人工呼吸→检查反应→呼叫急救

E. 胸外按压→开放气道→人工呼吸→呼叫急救

答案：A

解析：B、C、D 项未优先呼叫急救，延误专业救援；C、D、E 项将胸外按压置于开放气道或人工呼吸之后，违背当前 C→A→B（按压优先）的国际标准；E 项遗漏了判断意识和呼救步骤，可能导致无效施救。

多选题

1. 以下关于心肺复苏的说法，正确的有（　　）。

A. 进行胸外按压时，为了省力可以借用上身重量

B. 只要患者有微弱呼吸，就不需要进行心肺复苏

C. 实施心肺复苏过程中，应尽量避免频繁更换施救者

D. 人工呼吸时，吹气时间应持续 2 秒以上

E. 心肺复苏过程中，可随时停止操作去接听电话

答案：AC

解析：选项 B，若患者有微弱呼吸，但同时存在意识丧失且脉搏消失的情况，仍需进行心肺复苏。选项 D，人工呼吸时，吹气时间持续约 1 秒即可。选项 E，心肺复苏过程中，应保持操作的连续性，尽量减少中断。

2. 高质量 CPR 的关键包括（　　）。

A. 按压深度足够　　B. 按压后胸廓充分回弹

C. 减少按压中断　　D. 过度通气以增加氧供

E. 按压频率在 60 ~ 80 次 / 分

答案：ABC

解析：选项 D，过度通气会导致胃胀气，影响复苏效果。选项 E，按压频率过慢会影响复苏效果。

任务四　居家心电监护技术

课件

案例导入

王爷爷，72 岁，患有冠心病多年，一直居家调养，子女为其购置了一台家用单导联心电监护仪，方便随时监测心脏状况。某天中午，王爷爷午睡起床后，突然感到心前区压榨性疼痛，伴有胸闷、气短、心悸。他立即按照子女之前的教导，坐在床边，自行连接好心电监护仪进行监测。心电监护仪显示，王爷爷的心率达到 110 次 / 分（正常为 60 ~ 100 次 / 分），且出现频发室性早搏（表现为提前出现的宽大畸形 QRS 波群）。照护员看到监护仪数据后，迅速拨打了 120 急救电话，并向医生描述了王爷爷的症状和心电监护数据。

在等待救护车的过程中，照护员让王爷爷保持安静，原地休息，避免活动加重心脏负担。15 分钟后，救护车赶到，将王爷爷送往医院。入院后，医生结合王爷爷的症状、病史以及心电监护

数据，初步诊断为冠心病急性发作，可能伴有急性心肌缺血。经过吸氧、药物治疗等一系列急救措施后，王爷爷的症状逐渐缓解。

任务描述

1. 快速识别常见心电图异常，以便及时察觉老年人心血管急症的迹象。

2. 启动 EMSS 系统，在 120 到达之前能迅速采取正确措施，保障老年人的生命安全。

3. 制订出院后的全面照护及健康教育计划，确保监测的准确性和老年人的舒适度。

知识储备

老年人居家心电监护技术是借助专门的心电监护设备，对老年人的心电图进行持续或定期监测，以获取心脏电生理活动信息。其目的是及时发现老年人心脏的异常电活动，如心律失常、心肌缺血等，为早期诊断、治疗和预防心血管疾病提供依据，降低心血管事件发生风险，提高老年人的生活质量和健康水平。

主要设备为心电监护仪：核心设备包括便携式、可穿戴式等类型，可实时采集、处理和显示心电图波形及心率等数据，部分还能存储和传输数据。另外，包括电极片和导联线，电极片贴于老年人皮肤表面采集心脏电信号，导联线将电极片与监护仪连接，传输信号。

适应证：①心血管疾病老年患者，如冠心病、心律失常、心力衰竭等，居家心电监护可监测病情变化，评估治疗效果；②伴有心血管疾病高危因素的老年人，如高血压、糖尿病、高血脂、肥胖、有心血管疾病家族史等人群，通过监护可早期发现潜在心脏问题；③康复期老年人：急性心肌梗死、心脏手术后等处于康复期的老年人，可监测心脏功能恢复情况。

一、快速识别心电图异常

（一）观察心率

1. 心动过速

正常成年人静息心率为 60 ～ 100 次 / 分，老年人稍慢。若心电图显示心率持续高于 100 次 / 分，可能是发热、贫血、心力衰竭等原因引起的。

2. 心动过缓

心率低于 60 次 / 分，可见于病态窦房结综合征、房室传导阻滞等，若老年人出现头晕、乏力、黑蒙等症状，更应警惕。

（二）分析节律

1. 早搏

分为房性、室性和交界性早搏。房性早搏的 P 波形态与窦性 P 波不同；室性早搏的 QRS 波宽大畸形，无相关 P 波；交界性早搏的 P 波可在 QRS 波前、中或后。

2. 房颤

P 波消失，代之以大小、形态不一的 f 波，RR 间期绝对不齐，QRS 波形态通常正常，老年人常因心房增大等原因发生。

3. 室速

连续 3 个或 3 个以上的室性早搏，心率多在 100 ~ 250 次 / 分，节律可稍不齐，QRS 波宽大畸形，常伴有血流动力学障碍。

（三）查看波形

1.ST 段改变

ST 段抬高超过正常范围，可能是急性心肌梗死、急性心包炎等；ST 段压低可能是心肌缺血、心肌病等。

2.T 波异常

T 波高耸可见于高钾血症、急性心肌梗死超急性期；T 波倒置可见于心肌缺血、心室肥厚等。

3.Q 波异常

出现病理性 Q 波，宽度≥ 0.04 秒，深度≥ 1/4R 波，提示心肌梗死可能。

（四）留意间期

1.PR 间期

正常为 0.12 ~ 0.20 秒，PR 间期延长可能是一度房室传导阻滞；PR 间期逐渐延长直至 QRS 波脱落，为二度 I 型房室传导阻滞。

2.QT 间期

QT 间期延长可增加恶性心律失常风险，常见于电解质紊乱、药物影响等。

案例解析

判断老年人心电图异常的理由：

1. 症状表现

王爷爷出现心前区压榨性疼痛、胸闷、气短、心悸等典型的心脏急症症状，这些症状高度提示可能存在循环系统问题，尤其是冠心病老人，急性发作的可能性较大。

2. 心电监护数据

心率 110 次 / 分，高于正常范围，表明心脏在加速跳动，可能是为了应对心肌缺血或其他心脏病变而做出的代偿反应。频发室性早搏的出现，进一步说明心脏的电生理活动出现异常，心肌的自律性和传导性受到影响，这在冠心病急性发作时较为常见，也是判断病情严重程度和制订治疗方案的重要依据。

3. 病史辅助

王爷爷本身患有冠心病多年，这是诊断的重要参考因素。基于其既往病史，结合当前症状和心电监护数据，医生能够更快速、准确地判断病情，确定为冠心病急性发作，并及时采取相应的治疗措施。

二、心电图异常的急救

（一）急救原则

1. 快速判断

一旦发现心电图异常，迅速结合老人症状、病史，判断病情严重程度，识别潜在致命性心律失常或急性心肌缺血等紧急状况。

2. 生命支持

优先确保气道通畅、呼吸和循环稳定，维持基本生命体征，为后续治疗争取时间。

3. 及时呼救

在初步评估病情后，第一时间呼叫急救人员，告知详细信息，如异常心电图表现、老人症状等。

4. 避免恶化

采取措施减少心肌耗氧，防止病情进一步恶化，例如让老人保持安静、避免剧烈活动。

（二）急救方法和流程

1. 监测与识别

持续关注居家心电监护仪，一旦发现心电图异常，如 ST 段改变、心律失常（早搏、房颤、室速等），立即观察老人状态，询问是否有胸痛、胸闷、心悸、头晕、呼吸困难等不适症状。

2. 初步评估

根据老人症状和心电图表现，快速判断病情轻重。一般情况下让老人就地休息，保持舒适体位，解开领口、腰带等束缚物，确保呼吸顺畅；安抚老人情绪，避免紧张焦虑，过度的情绪波动可能加重心脏负担。如老人出现意识不清、面色苍白、大汗淋漓、血压测不出等，考虑病情危重。

3. 紧急呼救

立即拨打 120 急救电话，准确告知接线员老人年龄、性别、既往病史、当前症状、心电图异常表现等信息，让急救人员做好相应准备。

4. 现场急救

在等待急救人员过程中，实施上述急救方法，进行一般处理、心肺复苏（必要时）、除颤（有条件时）和药物应用（谨慎使用）。

（1）心肺复苏：若老人出现意识丧失、呼吸停止、大动脉搏动消失等心脏骤停表现，立即进行心肺复苏。胸外按压位置在两乳头连线中点，按压深度至少 5 厘米，频率 100 ~ 120 次 / 分；每进行 30 次胸外按压，进行 2 次人工呼吸，如此反复，直至急救人员到来或老人恢复自主呼吸和心跳。

（2）除颤：若现场有自动体外除颤仪（AED），且心电监护提示可除颤心律（如室颤、无脉性室速），应立即按照 AED 操作提示进行除颤，每除颤 1 次后，立即继续进行心肺复苏，5 组心肺复苏后再检查心律，决定是否再次除颤。

（3）药物应用：若老人有硝酸甘油，在怀疑急性心肌缺血时，可让其舌下含服 1 片（0.5 mg），若 5 分钟后症状未缓解，可再含服 1 片，但 15 分钟内不超过 3 片；若老人存在胸痛、高度怀疑心肌梗死，且无用药禁忌，可让其嚼服 300 mg 阿司匹林，抑制血小板聚集。但药物使用务必谨慎，需了解老人病史和用药情况，避免不良反应。

5. 交接转运

急救人员到达后，向其详细介绍老人发病情况、已采取的急救措施和心电监护数据等，协助急救人员将老人安全转运至医院，以便进一步诊断和治疗。

三、居家心电监护的照护

1. 设备维护与监测

每天检查心电监护仪，确保电量充足、运行正常，电极片和导联线无损坏、连接稳固。按照说明书定期校准设备，保证数据准确。每日在固定时间，如晨起、睡前，协助老人进行心电监测，每次监测 15 ~ 30 分钟，详细记录心率、心律、ST 段等数据。若发现异常，立即联系医生，并保存好异常时段的监测数据供医生分析。

2. 用药管理

严格按照医嘱提醒老人按时服药，准备专门的药盒，按早、中、晚分类放置药物，避免漏服、错服。了解每种药物的作用、不良反应和注意事项，观察老人服药后是否出现不适反应，如头晕、乏力、恶心等，如有异常及时就医。

3. 生活作息

帮助老人制订规律的作息时间表，保证每晚 7 ~ 8 小时的高质量睡眠，中午可安排 30 ~ 60 分钟午休。避免老人熬夜、过度劳累，合理安排日常活动，如散步、做简单家务等，活动强度以不引起心慌、气短为宜，活动时间控制在 20 ~ 30 分钟，每周 3 ~ 5 次。

4. 饮食调理

遵循低盐、低脂、高纤维饮食原则。控制每日钠盐摄入量在 5 克以下，减少咸菜、腌制品等的摄入；少吃动物内脏、油炸食品等高脂肪食物；多吃新鲜蔬菜（如菠菜、西蓝花、胡萝卜等）、水果（如苹果、香蕉、橙子等）、全谷物（如燕麦、糙米、全麦面包等）。控制每餐进食量，七八分饱即可，避免暴饮暴食，戒烟限酒。

5. 心理关怀

多与老人沟通交流，关注其情绪变化，鼓励老人表达内心感受。耐心倾听老人对疾病的担忧，给予安慰和鼓励，分享康复案例，增强其战胜疾病的信心。鼓励老人参加社交活动，如与邻居聊天、参加社区老年活动等，丰富精神生活。

6. 定期复诊

按照医生嘱咐的复诊时间，提前提醒老人并做好准备。携带好老人的病历、心电监测记录、近期用药清单等资料，方便医生了解病情变化，及时调整治疗方案 。

拓展阅读

居家心电监护的行业新进展

一、智能可穿戴设备革新

传统心电监护设备体积大、不便移动，如今智能可穿戴心电设备崛起。如某设备通过表冠电极式与背面光学心率传感器，和手指、手腕形成电信号回路，以记录心电数据，配合手机应用查看心电图，判断房颤等异常 。另有设备能筛查室性早搏、房性早搏等，准确率超过 90%。还有可长时间穿戴的贴片，结合算法从海量心跳数据中提取临床信息。这些设备凭借抗干扰、低延时无线传输等技术，实现动态监测、实时预警，让老人在日常生活中也能随时监测心脏状况。

二、人工智能辅助诊断

人工智能算法被广泛应用于心电监护数据分析中，能快速准确识别异常心电图。比如，某医院研发的急性心肌梗死预警系统，使用人工智能算法判读心电图，敏感性达96.8%，特异性达99.2%。该系统未来有望嵌入可穿戴心电监测设备，提前察觉心梗征兆，为救治争取宝贵时间，极大提升了老年循环系统急症的早期诊断能力。

三、远程医疗监测模式

借助互联网技术，远程心电监测成为现实。某卫生院为辖区116名失能人员开展远程心电监测，实现"基层入户检查，三级医院诊断，远程心电零距离"就医新模式。老人在家中通过心电监护设备采集数据，实时传输至医院或医生终端，医生远程分析诊断，及时发现心脏问题并指导治疗，打破地域限制，让老人享受到更便捷、专业的医疗服务。

【练习题】

A1 型题

1. 居家为老人进行心电监护时，电极片应多久更换一次（　　）。

A.1 天　　B.2 ~ 3 天　　C.5 ~ 7 天

D.10 天　　E. 根据皮肤情况随时更换

答案：B

解析：通常电极片每 2 ~ 3 天更换一次，既能保证良好的导电性和信号接收，又可防止因长时间粘贴导致皮肤过敏等问题，影响心电监护效果。不过，如果老人皮肤出现发红、瘙痒等不适，应根据皮肤情况随时更换电极片，所以 E 选项有一定合理性，但从常规更换时间角度来看，B 选项更符合一般情况。

2. 某老人心电监护显示心率 45 次 / 分，属于以下哪种情况（　　）。

A. 正常心率　　B. 心动过速　　C. 心动过缓

D. 心律不齐　　E. 心搏骤停

答案：C

解析：正常成年人静息心率为 60 ~ 100 次 / 分，老年人稍慢，但低于 60 次 / 分即为心动过缓，该老人心率为 45 次 / 分，明显低于正常范围。心搏骤停是心脏突然停止跳动，心电图表现为直线或室颤等，与心率为 45 次 / 分的情况不同，E 选项不符合。

3. 老人居家心电监护出现 ST 段抬高，最可能提示的疾病是（　　）。

A. 高血压　　B. 急性心肌梗死　　C. 糖尿病

D. 脑梗死　　E. 变异型心绞痛

答案：B

解析：ST 段抬高常见于急性心肌梗死，是心肌缺血坏死在心电图上的重要表现。变异型心绞痛也可能出现 ST 段抬高，但不如急性心肌梗死常见，所以 B 选项更符合。高血压主要影响血压数值；糖尿病主要是血糖代谢异常；脑梗死是脑部血管病变，通常不会直接导致心电监护图 ST 段抬高。

4. 居家心电监护时，发现老人心电监护仪信号中断，首先应检查（　　）。

A. 老人的生命体征

B. 监护仪的设置参数

C. 电极片是否脱落或接触不良

D. 监护仪是否欠费

E. 周围是否有电磁干扰

答案：C

解析：心电监护仪信号中断，最常见原因是电极片脱落、接触不良或导联线故障。先检查电极片，若排除此问题，再进一步排查其他原因，如设备设置、设备故障、周围电磁干扰等。老人生命体征和监护仪欠费不是信号中断时要首先考虑的因素，虽然周围可能存在电磁干扰，但相比之下，电极片问题更为常见，应首先检查。

5. 为老人进行居家心电监护时，设置的心率报警上限通常为（　　）。

A.80 次 / 分　　B.100 次 / 分　　C.110 ~ 120 次 / 分

D.150 次 / 分　　E. 根据老人基础心率及病情调整

答案：C

解析：一般将心率报警上限设为 110 ~ 120 次 / 分，当老人心率超过此范围时，监护仪会发出警报，提示可能存在异常，以便及时关注和处理。当然，在实际设置中，也需要根据老人的基础心率及病情进行调整，E 选项有一定道理，但从普遍的常规设置角度来看，C 选项是比较合适的标准。如果老人基础心率较高或有特殊病情，可在此基础上进行个性化调整。

点燃思考

陈爷爷，75 岁，冠心病史 5 年，近期时常感到心悸、胸闷。医生建议陈爷爷在居家康复期间使用心电监护设备，以便及时监测心脏情况。陈爷爷的子女为其购买了一台操作简便的家用单导联心电监护仪。

照护任务：请完成实际照护任务并绘制健康教育海报。

实际照护任务

1. 请根据提供的设备为陈爷爷进行心电监护。

2. 请按照康复方案指导陈爷爷进行康复功能训练。

3. 请为老人提供居家心电监护设备使用和监测的健康教育方案。

项目三 老年神经系统常见急症照护

学习目标

素质目标

1. 培养学生的社会责任感和人文关怀精神，倡导尊老爱老的社会风尚。
2. 培养学生冷静、果断的应急处理能力和敏锐的洞察力。
3. 培养学生调配资源的综合能力和沟通协调能力。

知识导读

知识目标

1. 了解突发脑出血、脑梗死老年人的典型表现。
2. 熟悉突发脑出血、脑梗死老年人发作时的院前抢救流程。
3. 掌握突发脑出血、脑梗死老年人的照护措施。
4. 系统阐述生命体征观察技术的操作流程。

能力目标

1. 能快速准确地对突发脑出血、脑梗死老年人做出初步判断并启动应急医疗服务体系。
2. 能对突发脑出血、脑梗死老年人做出初步院外急救措施。
3. 能制订并实施突发脑出血、脑梗死老年人出院后的全面照护计划。
4. 能够在模拟场景中精准运用生命体征观察技术，对监测数据进行准确分析，及时察觉异常并采取恰当的应对措施。

赛证对接

神经系统急症，如脑出血、脑梗死等的现场处置与照护技能，是老年照护员考证及老年照护技能比赛的关键考核点。在考证过程中，老年照护员需深入学习和熟练掌握神经系统多种老年常见疾病的照护知识与技能，包括神经系统急症的急救方法、日常照护手段，如病情监测、康复训练指导、心理疏导、并发症预防等，全面考查选手的职业素养、核心技能及应对突发状况的综合能力。

任务一　老年人突发脑出血的现场处置与照护

课件

案例导入

李奶奶，76 岁，高血压病史 30 年，长期服用降压药但未规律监测血压。某日清晨因情绪激动突发剧烈头痛，随后倒地，左侧肢体偏瘫、言语不清并伴有喷射性呕吐。家人立即拨打 120，并依据急救指导保持其平卧位，清理口腔呕吐物，记录发病时间及症状变化。经急诊 CT 确诊为基底节区脑出血（出血量约 30 ml），紧急行微创血肿清除术后转入 ICU。

任务描述

1. 快速识别发生脑出血的老人。
2. 启动 EMSS 系统，在 120 到达之前采取急救措施延缓疾病进展。
3. 制订个体化照护方案，预防复发并优化长期管理。

知识储备

脑出血（ICH）是指原发性非外伤性脑实质内出血（图 2-3-1），占急性脑血管病的 20% ~ 30%，急性期病死率为 30% ~ 40%，在急性脑血管病中病死率最高。发生原因主要与脑血管病变有关，即与高血脂、糖尿病、高血压、血管老化、吸烟等密切相关，通常在活动和情绪激动时发病，出血前多无预兆，半数老人出现头痛并较为剧烈，常见呕吐，出血后血压明显升高，临床症状常在数分钟至数小时达到高峰。

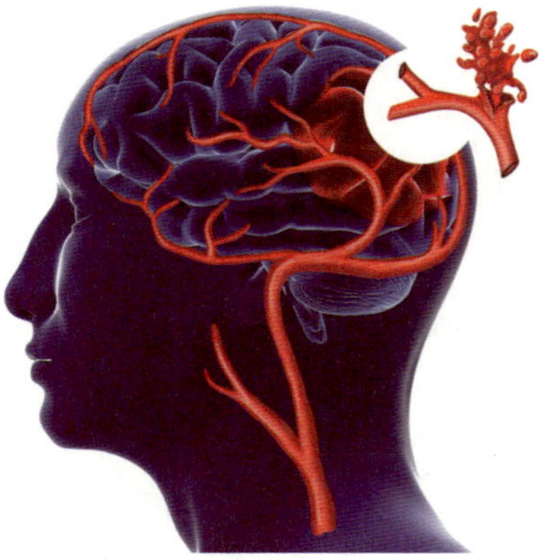

图 2-3-1　脑出血示意图

脑出血多发生于老年人，因为老年人常伴有高血压、动脉硬化等脑血管疾病，这些疾病增加了脑血管破裂的风险。此外，情绪激动、用力排便、剧烈运动等也可能诱发脑出血。因此，对于老年人来说，预防和控制高血压等慢性疾病，避免不良生活方式，是减少脑出血发生的关键。

一、快速识别脑出血

（一）诱因

脑出血的诱发因素多样，主要与脑血管病变及不良生活习惯有关。常见的诱因包括长期高血压未控制、动脉硬化、情绪激动、用力排便、剧烈运动、过度劳累、饮酒过量等。部分老年人在安静状态下也可能突然发病，尤其是存在脑血管畸形或动脉瘤的老年人。

（二）发病特点

1. 典型症状

脑出血的典型症状为突然出现的剧烈头痛，常伴有恶心、呕吐，呕吐物多为胃内容物。老年人可能出现一侧肢体偏瘫、麻木或无力，言语不清或失语，以及视力障碍、意识模糊或昏迷等症状。头痛和呕吐是颅内压增高的表现，而偏瘫、失语等症状则是脑出血直接损伤脑组织所致。

2. 不典型症状

部分老年人可能仅表现为轻微头痛、头晕、乏力或精神状态改变，如嗜睡、淡漠等。这些症状可能被忽视或误诊为其他疾病，如感冒、中风前兆等。因此，老年人出现不明原因的头痛、头晕等症状时，应高度警惕脑出血的可能性。

案例解析

判断李奶奶可能为脑出血的理由有：

1. 李奶奶有长期高血压病史，这是脑出血的主要危险因素。

2. 本次发病突然，出现剧烈头痛、呕吐等典型症状，且伴有左侧肢体偏瘫、言语不清等神经系统定位体征。

3. 发病前无明显外伤史，排除了外伤性脑出血的可能性。

4. 症状出现迅速且持续，符合脑出血的急性起病特点。

二、脑出血的急救

（一）急救原则

迅速识别症状，减少脑部损伤，控制出血，降低颅内压，保持呼吸道通畅。

（二）急救方法和流程

1. 立即拨打 120

立即拨打 120，快速识别突发头痛、呕吐、意识障碍、偏瘫、言语不清等症状，明确告知“疑似脑出血”，并提供老人基础信息（包括病史、用药情况、发病时间等），以便急救中心做好相应准备。

2. 体位管理

将老人置于侧卧位，以防呕吐物误吸，条件允许时头部抬高 15° ~ 30°，以降低颅内压。

3. 血压控制

如老人收缩压过高（目标值< 180 mmHg，参考《中国脑出血诊治指南》），在急救指挥中心医生指导下可舌下含服卡托普利 12.5 mg（需遵医嘱，非专业人员勿随意用药）。

4. 畅通呼吸道

清理口腔内呕吐物，畅通呼吸道，必要时可使用吸引器。

5. 监测生命体征

密切观察老人的意识、心率、血压、呼吸、血氧饱和度等，为急救人员提供准确信息。

6. 启动精准急救响应

在等待急救人员到达期间，保持老人安静，减少不必要的移动和刺激，以降低脑部耗氧和出血风险。

7. 转运准备

整理老人病历资料，包括近期影像报告、用药清单等，确保与急救绿色通道无缝衔接，为快速入院治疗做好准备。

8. 转运过程中

在转运过程中，继续监测老人生命体征，保持呼吸道通畅，确保安全、快速到达医院。

9. 心理安慰

保持现场安静，给予老人及其家属心理支持，减轻其焦虑和恐惧情绪，配合急救人员进行救治。

三、脑出血的照护

（一）脑出血急性期的照护

对于脑出血急性期老人，照护员需紧密配合医护人员，确保老人平稳度过危险阶段。

1. 休息和活动

急性期老人需绝对卧床休息，头部抬高 15° ~ 30°以降低颅内压。照护员需协助老人进行口腔护理、饮食管理、大小便处理等日常照护工作。24 小时内启动床边康复，如关节被动活动、良肢位摆放，预防深静脉血栓形成。随着病情稳定，可逐步增加活动量，如床上坐起、床边站立、室内步行等，但需避免过度劳累，以防血压升高。恢复期可引入机器人辅助训练，如利用外骨骼机器人改善运动功能，或利用虚拟现实（VR）技术模拟日常生活场景，提升认知与协调能力。活动过程中需密切观察老人生命体征，一旦出现头痛、恶心、呕吐等症状，应立即停止活动并呼叫医护人员。

2. 饮食

急性期老人需禁食或给予流质、半流质饮食，逐步过渡到普通饮食。饮食宜清淡、易消化，多食蔬菜、水果和粗纤维食物，保持大便通畅。高血压老人需控制盐的摄入，遵循低盐、低脂、低胆固醇饮食原则。对于需要长期抗凝治疗的老人，应遵医嘱定期进行抗凝治疗监测，以确保安全。

3. 排便照护

脑出血老人由于卧床休息、胃肠功能减弱，易发生便秘。照护员应提醒老人避免过度用力排便，可适当进行腹部按摩，或遵医嘱服用缓泻剂。鼓励老人多食用具有润滑通便作用的食物，如火龙果、香蕉等。排便过程中需密切观察老人生命体征，一旦出现异常应立即处理。

4. 生命体征监测与给氧

密切监测老人血压、心率、呼吸等生命体征，及时发现并处理异常。对于需要吸氧的老人，应遵医嘱给予持续或间断氧气吸入，以改善脑部缺氧状态。

5. 环境与睡眠

保持病房安静、整洁、舒适，避免嘈杂和刺激，以利于老人休息。对于睡眠障碍老人，可遵照医嘱，给予镇静剂或安眠药促进睡眠。

6. 心理支持

多陪伴老人，鼓励其保持乐观心态，积极配合治疗，帮助老人减轻焦虑和恐惧情绪，促进康复。

7. 现代照护理念融入

实施“全周期管理”模式，从急救到居家康复，整合医院—社区—家庭资源，为老人提供全方位照护。秉承“以老人为中心”的理念，定制个性化健康教育方案，如通过短视频指导家属居家护理技巧等。

（二）脑出血的预防照护

1. 高危人群管理

对高血压合并脑动脉瘤、长期抗凝治疗（INR $>$ 3.0）等一级高危人群进行重点管理。

2. 控制血压

老年人应定期监测血压，确保血压控制在医生建议的范围内，避免血压波动过大。高血压是脑出血的主要危险因素，应严格遵医嘱应用降压药物。

3. 健康生活方式

倡导低盐、低脂、低胆固醇、高纤维的饮食习惯，多食蔬菜、水果和全谷物。保持适宜体重，避免肥胖。戒烟限酒，减少心脑血管系统损害。老年人应避免剧烈运动和情绪激动，以降低脑出血的风险。

4. 定期监测与复查

定期监测血压、血脂、血糖等指标，及时发现并处理异常。

5. 管理慢性疾病

对于糖尿病、高脂血症等慢性疾病老年患者，应严格控制血糖和血脂水平，定期进行相关检查和治疗。

6. 注意气候变化

老年人应根据天气变化适时增减衣物，特别是要做好头部、颈部和脚部的保暖，以避免因寒冷刺激导致血压升高。

7. 定期健康体检

老年人应定期进行全面的健康检查，包括血压、血糖、血脂、心电图和影像学检查等，以便早期发现并处理可能引发脑出血的健康问题。

拓展阅读

国产智能中风预警监护系统

目前我国有自主研发的创新型健康管理方案，专为脑卒中高风险人群设计，集成了多模态生物传感技术、AI 算法及 5G 通信模块，实现了脑出血、缺血性中风风险的早期预警。其核心技术突破在于无感监测、智能预警和分级响应，已在全国多个省市的养老机构、社区医院及居家场景成功部署，累计预警中风事件超 1.2 万例，显著降低致残率。系列产品不仅体现了我国在生物医学工程领域的技术实力，更彰显了“科技普惠民生”的产业导向，为老龄化社会提供了低成本、高可及性的疾病防控解决方案。

【练习题】

A1 型题

1. 脑出血老人出现意识障碍时，首要急救措施是（　　）。

A. 立即给予口服止血药　　B. 保持呼吸道通畅

C. 迅速搬运至医院　　D. 用力摇晃以唤醒老人

E. 给予大量饮水

答案：B

解析：脑出血老人出现意识障碍时，首要的是确保呼吸道通畅，以防止窒息。口服止血药、迅速搬运至医院虽重要，但需在确保呼吸道安全的前提下进行。用力摇晃可能加重病情，给予大量饮水也不适宜，可能因误吸导致危险。

2. 发现老人疑似发生脑出血时，以下做法不正确的是（　　）。

A. 立即拨打急救电话　　B. 轻轻将老人扶起并移至安全地带

C. 保持老人平卧，头部稍抬高　　D. 松开衣领和腰带，保持呼吸通畅

E. 避免给老人喂食或饮水

答案：B

解析：在发现老人疑似发生脑出血时，应避免随意移动老人，特别是不要将其扶起，因为这可能加重脑出血或造成二次伤害。正确的做法是让老人保持平卧，头部稍抬高，并立即拨打急救电话。松开衣领和腰带有助于保持呼吸通畅，避免喂食或饮水也是为了防止误吸。

3. 脑出血老人入院前急救中，以下哪项措施有助于减轻脑水肿（　　）。

A. 给予高浓度氧气吸入　　B. 头部放置冰袋或冷敷

C. 迅速给予利尿剂　　D. 用力按压头部止血

E. 大量补液以维持血压

答案：B

解析：头部放置冰袋或冷敷可以通过降低局部温度来减少脑组织的代谢率和耗氧量，从而有助于减轻脑水肿。给予高浓度氧气吸入虽然有助于改善缺氧，但并非直接减少脑水肿的措施。迅速给予利尿剂和大量补液通常需要在医院内由专业医生根据病情决定。用力按压头部止血是不正确的做法，可能加重出血。

4. 脑出血老人入院前，应如何安置老人以降低呕吐物误吸的风险（　　）。

A. 让老人侧卧，头偏向一侧　　B. 让老人仰卧，头部抬高

C. 让老人俯卧，以利于呕吐物排出　　D. 让老人坐起，头部前倾

E. 保持老人平卧，不动其体位

答案：A

解析：为了降低呕吐物误吸的风险，应将脑出血老人安置为侧卧位，头偏向一侧，从而使呕吐物自然流出，避免堵塞呼吸道。仰卧、俯卧或坐起都可能增加误吸的风险。

A2 型题

李爷爷在家中突然倒地不起，口角歪斜、言语不清，怀疑脑出血。此时，应立即采取哪项行动（　　）。

A. 将李爷爷扶起，移至床上休息

B. 给予李爷爷口服降压药

C. 保持李爷爷平卧，头偏向一侧，并拨打急救电话

D. 用力拍打李爷爷背部以唤醒其意识

E. 给李爷爷喂温水以缓解不适

答案：C

解析：在怀疑脑出血的情况下，应保持冷静，避免随意移动老人，以免加重病情。正确的做法是让老人保持平卧，头偏向一侧以防止呕吐物误吸，并立即拨打急救电话。给予降压药、用力拍打或喂温水都可能带来不利影响。

任务二　老年人突发脑梗死的现场处置与照护

课件

案例导入

李奶奶，78 岁，既往有高血压病史 13 年，糖尿病病史 16 年，不规律服药，血压、血糖控制不佳，既往有多次短暂性脑缺血发作（TIA）病史，但未引起足够重视。某日早晨，突然感到右侧肢体无力，说话含糊不清，头晕，不能自行起床，家人发现后立即拨打了 120。

任务描述

1. 快速识别脑梗死的症状。
2. 启动 EMSS，在 120 到达之前采取急救措施延缓疾病进展。
3. 制订个体化照护方案，预防复发并优化长期管理。

知识储备

脑梗死，又称缺血性脑卒中，是由于各种原因引起脑部血液供应障碍（主要病因为动脉粥样硬化），导致相应部位脑组织缺血、缺氧而发生脑组织的不可逆性缺血性坏死或软化（图 2-3-2）。

脑梗死占全部脑卒中的 70% ~ 80%，临床上以脑血栓形成和脑栓塞最为常见，多发于老年人，尤其是患有高血压、糖尿病、高脂血症等慢性疾病的群体。脑梗死的发生往往突然且进展迅速，若不及时救治，可能导致严重的后遗症甚至死亡。

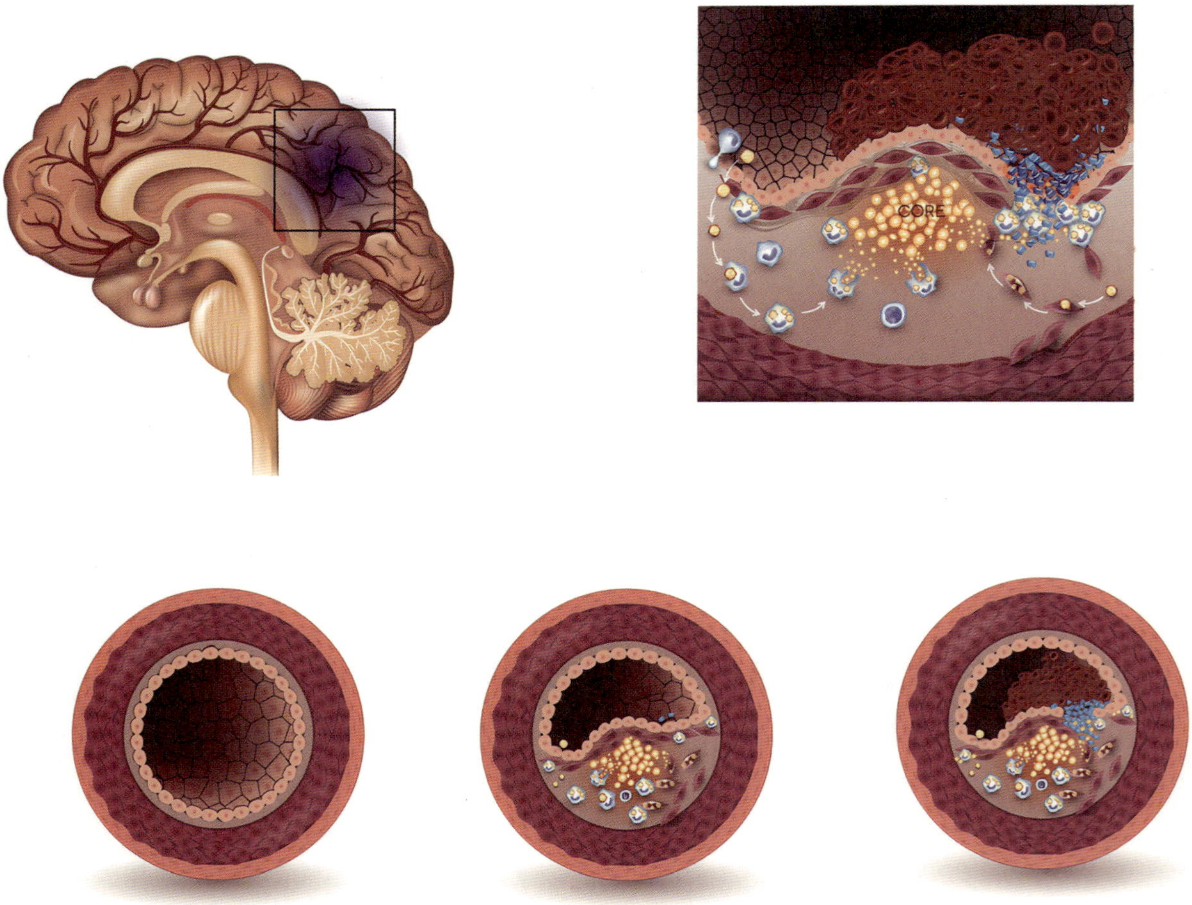

图 2-3-2　脑动脉粥样硬化示意图

一、快速识别脑梗死

（一）诱因

脑梗死的诱发因素较多，任何能诱发血栓形成、栓块脱落的因素均可导致脑梗死。常见诱因包括高血压、糖尿病、高脂血症、吸烟、肥胖、缺乏运动等。此外，失水、大出血、心力衰竭和心律失常，以及情绪激动、过度劳累、寒冷刺激等也可能诱发脑梗死。

（二）发病特点

1. 脑血栓形成的典型症状

常于安静时或睡眠中发病，部分老人会有短暂性脑缺血发作或突发一侧肢体无力或麻木等前驱症状。发病时一般老人神志清楚，以偏瘫、失语、口角歪斜、感觉障碍等局部病灶症状为主，部分老人会出现视力模糊、头晕、头痛、呕吐、意识障碍等。症状通常在发病后 10 小时或 1 ~ 2 天内达到高峰。

2. 脑栓塞形成典型症状

发病时常无明显诱因及前驱症状。往往在活动时突然发病，数秒或数分钟即可达到高峰，出现明显症状，如偏瘫、偏盲、抽搐、失语、意识障碍和癫痫等，部分老人伴有导致栓塞的原发疾病或者同时伴有脑外栓塞的表现，如心房颤动、心脏杂音、胸痛、咯血、腰痛、血尿等。

案例解析

判断李奶奶可能为脑梗死的理由有：

1. 李奶奶有高血压、糖尿病病史等高危因素。

2. 本次发作是清晨起床发现右侧肢体无力，说话含糊不清，头晕，不能自行起床，具有脑梗死的典型表现。

3. 发作前有多次短暂性脑缺血发作（TIA）病史。

二、脑梗死的急救

（一）急救原则

尽快恢复脑部血液供应，减少脑组织损伤。

（二）急救方法和流程

1. 立即拨打 120

务必立即通知急救中心，并清楚告知老人的具体病情和所在位置。脑梗死的救治时间非常关键，越早治疗，对于脑组织的恢复及预后效果越好。

2. 保持呼吸道通畅

立即解开衣服领口、裤带，使老人去枕平卧，头偏向一侧，保证口鼻内没有异物，防止呕吐物误吸。如有假牙，需立即取出。

3. 立即吸氧

如条件允许，给予高流量氧气吸入（6 ~ 8 L/min），以改善脑组织缺氧。

4. 避免盲目服药

医生未诊断明确前，不可随意给老人服用药物。若老人意识不清，更不可随意给老人喂水喂药，以免引起窒息。

5. 缓解紧张情绪

若老人意识清醒，陪同人员要保持镇静，不能慌张，避免给老人造成心理压力。

6. 避免移动

尽量减少老人的移动，尤其是头部的晃动，以免加重脑部损伤。

7. 监测生命体征

密切观察老人的意识、呼吸、脉搏等变化，为急救人员提供准确信息。

8. 记录发病时间

溶栓治疗需在 4.5 小时内进行，时间记录对治疗至关重要。

9. 准备就医资料

准备好病历、药物清单等，帮助医生快速了解病史，制订治疗方案。

10. 保持电话畅通

便于急救人员快速找到老人。

三、脑梗死的照护

（一）急性期照护

1. 环境

为老人提供安静、安全、舒适的休息环境。保持床单位的整洁、干燥，避免感觉障碍部位受压或受到机械刺激。慎用热水袋或冰袋，以防烫伤或冻伤。对感觉过敏者，尽可能避免刺激。

2. 休息与活动

脑梗死急性期老人需卧床休息，头部抬高 15° ~ 30° 为宜，避免影响头部血液供应，抬头或头部转动时，动作应缓慢、轻柔，转动幅度不宜过大。照护员应协助老人进行翻身、拍背等护理，预防压疮，鼓励咳嗽咳痰，防止肺部感染，同时及时清除口腔、咽内异物，保持老人口腔卫生，清醒者早晚各刷牙 1 次，昏迷老人每日进行口腔护理。告知老人及家属早期康复的重要性，一般情况下，脑梗死老人只要意识清，生命体征平稳，病情不再发展，48 小时即可进行功能锻炼，训练开展越早，康复可能性越大，预后也就越好。

3. 饮食管理

急性期老人需禁食至病情稳定，随后给予流质或半流质饮食，逐步过渡到普通饮食。饮食宜清淡、易消化，避免高盐、高脂肪食物。进食时避免讲话，抬高床头，老人头部稍前倾，每次少量进食，充分咀嚼；进食后保持半坐卧位 30 ~ 60 分钟，防止食物反流。吞咽困难者应给予半流质饮食，进食速度宜慢；意识模糊或昏迷者，应遵医嘱通过静脉或鼻胃管供给营养。

4. 排便照护

脑梗死老人由于卧床休息，容易发生便秘。照护员应提醒老人避免用力排便，适当进行腹部按摩促进肠蠕动，或遵医嘱服用缓泻剂，必要时使用开塞露，同时适当多食润滑通便、含纤维素丰富的食物，如火龙果、香蕉、蔬菜类等。

5. 用药照护

严格遵医嘱控制药物剂量、给药速度和给药途径，指导老人正确用药，不可随意增减或停止用药，用药过程中要注意有无过敏、发热、胸闷、呼吸困难等表现。使用溶栓或抗凝药物时，要密切观察有无皮疹、皮下出血、牙龈出血、黑便等出血现象。

（二）预防照护

1. 健康饮食

（1）食物选择：选择低盐、低脂肪、低胆固醇、高纤维的饮食，如蔬菜、水果、全谷物等。注意食物的色、香、味及温度。食物要有一定的柔软性、一定的黏度，不易松散，能够变形，利于顺利通过口腔和咽部，不易黏在黏膜上引起窒息。

（2）体位摆放：根据老人病情及自理程度采取合适的进食体位。能坐起的老人在坐位下进食，不能坐起的老人取右侧卧位，床头抬高 30°，肩颈部垫软枕，进餐后不能立即平卧，保持进餐体位 30 分钟后再卧床休息。

（3）吞咽困难者，给予鼻饲饮食，加强留置胃管的护理。

（4）防止误吸、窒息：保持进餐环境安静。告知老人进餐时不讲话，一旦老人发生呛咳、误吸或呕吐，应立即指导其取头侧位，及时清理口、鼻内分泌物和呕吐物，保持呼吸道通畅，预防窒息和吸入性肺炎。

2. 控制危险因素

积极控制高血压、糖尿病、高脂血症等慢性疾病，定期监测血压、血糖、血脂等指标。

3. 戒烟戒酒

完全戒烟，禁止摄入酒精，酒精会破坏血管壁，增加动脉粥样硬化的风险，进而加重血管堵塞问题。

4. 情绪管理

保持情绪稳定，避免情绪波动过大，通过正念冥想、心理咨询等方式进行情绪调节。

5. 肢体康复护理

（1）功能位摆放：正确的卧位姿势可以减轻患肢的痉挛、水肿，增加舒适感。卧位时床头不宜过高，尽量避免半卧位和不舒适体位，各关节保持功能位。

（2）良肢位摆放：又称抗痉挛体位，是为了保护肢体的良好功能，对于防止和对抗痉挛的出现、预防肩关节脱位，均能起到好的作用。良肢位摆放方法如下：健侧卧位时，患侧在上，身前垫软枕，患侧肩关节屈曲，上肢自然伸展，手心向上；患侧下肢髋、膝关节屈曲，置于枕上；健侧下肢自然伸髋屈膝（图 2-3-3）。患侧卧位时，患侧在下，患侧肩和肩胛带向前伸，肩关节屈曲，肘关节伸展，腕关节背伸，手掌向上，手指伸展；患侧下肢伸展，膝关节轻度屈曲；健侧下肢髋、膝关节屈曲，在其下方垫一个枕头，背部放一个枕头（图 2-3-4）。仰卧位时，头固定于枕头上，患侧肩关节下方垫一个小枕头，上肢肩关节伸展，置于枕头上，腕关节背伸，手指伸展，臀部、大腿下方放置一个软枕，下肢中立位，膝关节轻度屈曲，足尖向上（图 2-3-5）。

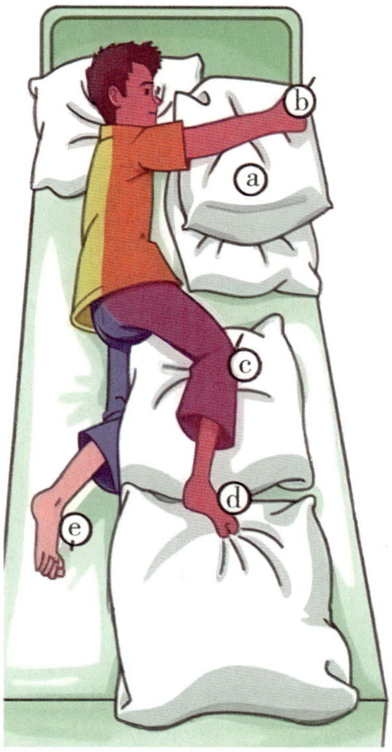

图 2-3-3　健侧卧位

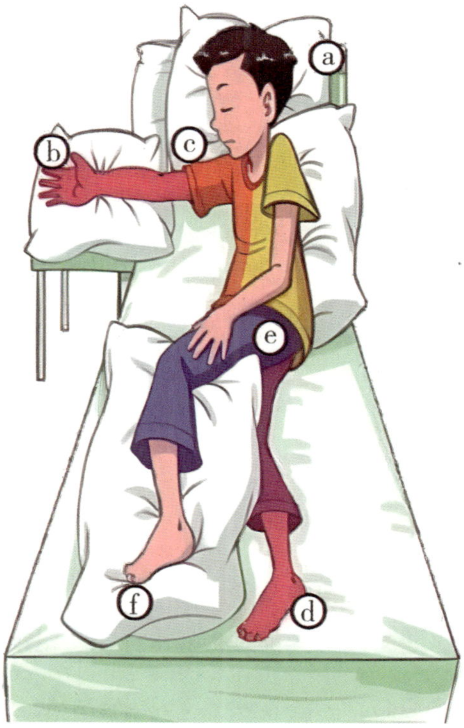

图 2-3-4　患侧卧位

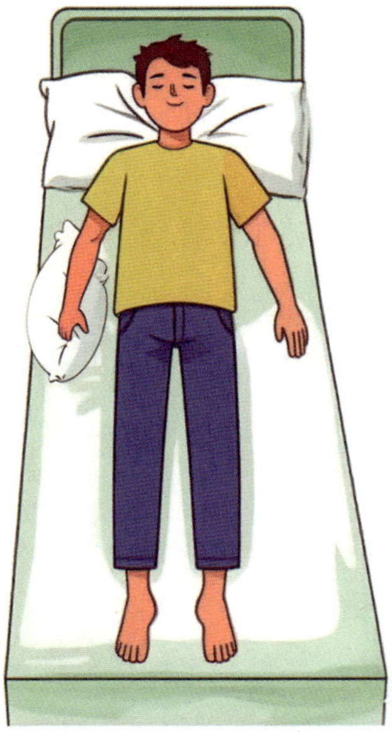

图 2-3-5 仰卧位

（3）床上运动训练

1）Bobath 握手：双手十字交叉，握在一起，患侧拇指位于最上面，充分向前伸，然后上举至头上，在双手与躯体成 90°和 180°位置稍作停留。目的是放松手部肌肉，充分活动肩关节。

2）桥式运动：指导老人抬高臀部，使骨盆呈水平位，照护员一手下压患侧膝关节，一手轻拍患侧臀部，帮助其伸展患侧髋部。该运动可以训练患腿负重，为老人行走做准备，防止行走过程中膝关节过伸。

3）关节被动运动：进行每个关节的被动运动，可维持关节的活动度，预防关节僵硬和肢体挛缩畸形。

4）起坐训练：鼓励老人尽早从床上坐起，逐渐过渡至床边活动。

6. 药物服用与管理

指导老人遵医嘱正确服药，并告知其药物的作用机制及不良反应、用药注意事项。坚持服用抗血小板药物、降脂药物等，使用过程中部分老人会出现消化道出血、白细胞减少、皮疹等异常情况，需要及时就诊。

7. 皮肤照护

保持床铺清洁、平整、松软、无褶皱、无渣屑。密切观察老年人受压部位情况，每隔 2 小时翻身，必要时每隔 1 小时翻身，避免身体受压部位发生压疮。

8. 排尿排便照护

老年人尿失禁时要注意勤换尿布，排尿后用温水擦洗，保持会阴部、骶尾部清洁干燥，减少压疮的发生。同时鼓励老年人多喝水，多吃粗粮、蔬菜、水果等含纤维素丰富的食物，保持大便通畅，避免便秘。

拓展阅读

科学有效的脑卒中防治刻不容缓

《脑血管病防治指南（2024年版）》指出，脑血管病严重威胁我国居民健康，其高发病率、高复发率、高死亡率和高致残率给老年人、家庭和社会带来沉重负担。2024年国家卫健委报告我国脑卒中总患病人数超2 800万，每年新增病例330万~500万，我国脑卒中载荷占全球1/3，以缺血性类型为主导，约占80%；其中我国人群首发脑卒中的平均年龄为66岁，但近年来呈现出年轻化趋势，40~64岁患者占比升至42%，病例中男性居多，农村地区脑卒中发病率、患病率和死亡率均高于城市地区。过去30年，我国由脑卒中造成过早死亡的疾病负担明显下降，但其造成残疾的疾病负担仍在上升。作为主要亚型的缺血性脑卒中的发病率和患病率仍在继续增长。未来30年，我国人口老龄化程度持续加深，加之不健康生活方式普遍存在，以及院前延迟、溶栓率低、二级预防依从性差等问题，脑卒中负担可能快速增长，将给我国医疗卫生系统带来巨大挑战。因此，科学有效的脑卒中防治刻不容缓。

【练习题】

A1型题

1. 脑梗死最常见的病因是（　　）。

A. 高血压　　B. 动脉粥样硬化　　C. 心房颤动

D. 糖尿病　　E. 吸烟

答案：B

解析：脑梗死的主要病因是动脉粥样硬化，导致血管狭窄或闭塞，进而引起脑组织缺血坏死。高血压、心房颤动、糖尿病和吸烟是危险因素，但不是直接病因。

2. 张爷爷，56岁，晨起时感觉上、下肢麻木，但可自行去厕所，回卧室时因左下肢无力而跌倒，神志清，左侧上、下肢瘫痪，口眼歪斜。应首先考虑（　　）。

A. 内囊出血　　B. 脑栓塞　　C. 蛛网膜下腔出血

D. 脑血栓形成　　E. 脑外伤

答案：D

解析：脑血栓形成的典型症状是，常于安静时或睡眠中发病，部分老人会有突发一侧肢体无力或麻木等前驱症状，发病时一般老人神志清楚，以偏瘫、失语、口角歪斜、感觉障碍等局部病灶症状为主。

3. 脑血栓形成患者可表现为（　　）。

A. 头痛、呕吐剧烈伴颈强直，无瘫痪

B. 晨起床时发现一侧口角歪斜

C. 情绪激动时突然昏迷伴瘫痪

D. 突然偏瘫，脑脊液正常

E. 晨起床时发现一侧肢瘫，神志不清

答案：B

解析：脑血栓形成的典型症状是，常于安静时或睡眠中发病，部分老人会有突发一侧肢体无力或麻木等前驱症状，发病时一般老人神志清楚，以偏瘫、失语、口角歪斜、感觉障碍等局部病灶症状为主。

多选题

1. 脑梗死的危险因素包括（　　）。

A. 高血压　　B. 糖尿病　　C. 高脂血症

D. 吸烟　　E. 肥胖

答案：ABCDE

解析：脑梗死的危险因素包括高血压、糖尿病、高脂血症、吸烟和肥胖等，这些因素都会增加动脉粥样硬化的风险。

2. 脑梗死的临床表现包括（　　）。

A. 突发偏瘫　　B. 言语不清　　C. 意识障碍

D. 头痛　　E. 视力下降

答案：ABCDE

解析：脑梗死的临床表现多样，包括突发偏瘫、言语不清、意识障碍、头痛和视力下降等，具体症状取决于梗死部位和范围。

3. 脑梗死老人预防复发的措施包括（　　）。

A. 控制血压　　B. 控制血糖　　C. 抗血小板治疗

D. 戒烟戒酒　　E. 定期复查

答案：ABCDE

解析：预防脑梗死复发的措施包括控制血压、控制血糖、抗血小板治疗、戒烟戒酒和定期复查等。

任务三　生命体征监测技术

课件

案例导入

李奶奶，78 岁，午休起床后独自看电视，突然感到头晕，随后发现自己的右侧肢体麻木无力，立即呼叫照护员，发现其言语含糊不清，随后被送至医院。既往有高血压病史 15 年，高脂血症病史 10 年，无手术史，无吸烟史，体型偏胖，不喜运动。

任务描述

1. 掌握生命体征监测的概念和意义。

2. 熟悉生命体征的测量方法及注意事项。

3. 掌握生命体征监测的常用方法和操作要点。

知识储备

生命体征监测涉及体温、脉搏、呼吸、血压等基本生理指标的观察和测量，对健康状况评估、疾病诊断、治疗效果监测、病情预警和医疗安全具有重要意义。

1. 反映健康状况

生命体征是评估健康的关键指标，指标正常表示身体功能正常，指标异常可能预示疾病或健康问题。

2. 辅助疾病诊断

生命体征变化结合症状和其他检查结果，有助于医生做出准确诊断。

3. 监测治疗效果

生命体征监测可评估治疗效果，趋于正常表示治疗有效，否则需调整治疗方案。

4. 预防病情恶化

定期监测生命体征可早期发现异常，从而采取措施预防病情恶化，特别是对高风险患者。

5. 保障医疗安全

持续监测生命体征有助于及时发现病情变化，采取急救措施，避免医疗事故的发生。

一、生命体征监测的概念和意义

（一）体温监测

1. 定义

体温是指机体内部的温度，它反映了人体新陈代谢的状况和身体的健康状态。

2. 正常范围

老年人由于基础代谢率较低，体温略低于成年人。口腔温度正常值参考范围为 36.3 ~ 37.2℃；腋窝温度正常值参考范围为 36.0 ~ 37.0℃；直肠温度正常值参考范围为 36.5 ~ 37.7℃。部分高龄、长期卧床或慢性病患者的基础体温可能略低，需结合个体健康状况及日常监测值综合评判。

（二）脉搏监测

1. 定义

脉搏是指随着心脏节律性的收缩和舒张，动脉血管壁出现的规律性搏动。通过触摸脉搏可以了解心脏的功能和血液循环状态。

2. 正常范围

大多数健康老年人的静息心率为 60 ~ 100 次 / 分，与成年人的标准基本一致。但部分长期从事体力劳动或运动的老年人，脉搏可能低于 60 次 / 分，若无症状也属正常。

（三）呼吸监测

1. 定义

呼吸是机体与外界环境之间进行气体交换的过程。通过呼吸，人体吸入氧气，排出二氧化碳，以维持生命活动。

2. 正常范围

老年人静息呼吸频率的正常值为 12 ～ 20 次 / 分，节律均匀，深浅适中，与健康成年人的标准一致。高龄、慢性病或衰弱老年人的静息呼吸频率可能在 18 ～ 22 次 / 分，持续＞ 20 次 / 分或＜ 10 次 / 分，或有伴随症状时，应高度重视。

（四）血压监测

1. 定义

血压是指血液在血管内流动时对血管壁产生的侧压力，分为收缩压和舒张压。血压的变化反映了心脏功能、血管弹性和循环血量等情况。

2. 正常范围

《中国高血压防治指南（2024 年修订版）》推荐成人高血压采用收缩压≥ 140 mmHg 和（或）舒张压≥ 90 mmHg 的诊断标准，并指出，目前我国采用正常血压、正常高值血压和高血压进行血压水平分类。

（1）正常血压：收缩压＜ 120 mmHg 和舒张压＜ 80 mmHg。

（2）正常高值血压：收缩压 120 ～ 139 mmHg 和（或）舒张压 80 ～ 89 mmHg。

（3）高血压：在未使用降压药的情况下，非同日 3 次测量诊室血压≥ 140/90 mmHg；或连续 5 ～ 7 天测量家庭血压≥ 135/85 mmHg。

二、生命体征的测量方法及注意事项

（一）体温监测

1. 测量方法

（1）口腔测量法：将口表水银端斜放于舌下热窝，紧闭口唇，用鼻呼吸，测量 3 分钟后取出读数。

（2）腋窝测量法：解开老年人上衣，擦干腋窝汗液，将体温计水银端放于腋窝深处，紧贴皮肤，屈臂过胸，测量 10 分钟后取出读数，是最常用的测量方法，适用于各种人群。

（3）直肠测量法：协助老年人取侧卧位，暴露肛门，润滑肛表水银端，轻轻插入肛门 2.5 ～ 3.5 cm，测量 3 分钟后取出读数。直肠疾病、腹泻或手术者禁用。

（4）电子体温枪测量法：基于红外测温技术的非接触式体温测量设备，通过接收人体表面（如额头）散发的红外辐射能量，快速转换为体温数值。其操作简便，适合老年人及行动不便者，测量时需保持设备与皮肤垂直、距离适中（通常 1 ～ 3 cm），并避免环境温度干扰（如空调直吹、暴晒等），以确保结果准确性。

2. 注意事项

（1）测量体温前 30 分钟应避免剧烈运动、进食、喝冷热水等，以免影响测量结果。

（2）极度消瘦的老年人不宜测腋温。

（3）检查体温计是否完好，水银柱是否在 35℃以下。

（4）水银体温计使用后需用 75% 酒精擦拭消毒，避免交叉感染。

（5）电子体温枪测量法应避免在空调直吹、高温或低温环境中测量，以免影响准确性。

（二）脉搏监测

1. 测量方法

常选择桡动脉进行测量，以示指、中指、无名指的指腹按压在桡动脉表面，力度适中，以能清楚感觉到脉搏搏动为宜。测量 30 秒，将所测数值乘以 2，即为每分钟脉搏数。异常脉搏或心脏病患者应测量 1 分钟。

2. 注意事项

（1）测量脉搏前应让老年人休息 20 ~ 30 分钟，避免剧烈运动、紧张、情绪激动等因素。

（2）不可用拇指诊脉，因拇指小动脉搏动较强，易与患者脉搏相混淆。

（3）测量时要注意脉搏的节律、强弱等变化，如发现异常应及时记录并报告。

（三）呼吸监测

1. 测量方法

在测量脉搏后，手指仍按在老年人手腕处，保持自然放松的姿势，观察老年人胸部或腹部的起伏，一起一伏为一次呼吸，测量 30 秒，将所测数值乘以 2，即为每分钟呼吸数。对于呼吸不规则的老年人，应测量 1 分钟。

2. 注意事项

（1）测量呼吸时不要让老年人察觉，以免其紧张而影响呼吸频率和深度。

（2）如老人有紧张、剧烈运动、哭闹等，需稳定后测量。

（3）观察呼吸时要注意呼吸的节律、深度、有无呼吸困难等异常情况，如出现呼吸急促、浅慢、节律不齐等，应及时记录并报告。

（四）血压监测

1. 测量方法

（1）直接测量法：通过动脉穿刺直接测量动脉血压，准确性高，但属于有创操作，仅用于特殊情况。

（2）间接测量法：即使用血压计测量肱动脉血压，是临床上最常用的方法。常用的血压计有水银血压计、电子血压计。

2. 注意事项

（1）测量血压前应让老年人休息 15 ~ 30 分钟，避免剧烈运动、情绪激动、吸烟、饮酒等。

（2）血压计要定期校准，确保测量结果的准确性。

（3）测量时要注意袖带的宽窄、松紧度适宜，肥胖者需使用大号袖带。

（4）应在不同时间、不同体位下多次测量血压，以获取准确的血压值；对于长期观察血压的老年人，要做到“四定”：定时间、定部位、定体位、定血压计。

三、生命体征监测的常用方法和操作步骤

（一）体温测量

1. 水银体温计腋温测量法

（1）操作准备：准备水银体温计（确保体温计完好，水银柱在35℃以下）、纱布或纸巾（用于擦拭腋窝汗液）。

（2）老人准备：向老人解释测量体温的目的、方法和配合要点，以取得老人的合作。让老人休息片刻，避免剧烈运动、进食、喝冷热水等影响体温的活动。

（3）操作步骤

1）解开老人上衣，充分暴露腋窝，用纱布或纸巾擦干腋窝汗液。

2）将体温计水银端放于腋窝深处，紧贴皮肤，让老人屈臂过胸，以夹紧体温计。

3）测量10分钟后取出体温计。

4）保持体温计水平，缓慢转动体温计，使刻度与体温计水银柱在同一平面，读取水银柱顶端对应的刻度值。

2. 电子体温枪测量法

（1）操作准备：准备电子体温枪，确保电量充足，性能正常。

（2）老人准备：向老人解释使用电子体温枪测量体温的目的、方法和配合要点，以取得老人的合作。让老人休息片刻，避免剧烈运动、进食、喝冷热水等影响体温的活动。

（3）操作步骤

1）打开电子体温枪电源开关，等待设备初始化。

2）根据测量部位（如额头）进行相应准备。若测量额头温度，需确保额头清洁、干燥，无汗水、头发遮挡。

3）将体温枪探头对准测量部位。测量额头时，保持探头与额头皮肤距离为1～3厘米，且垂直于额头。

4）按下测量按钮，保持体温枪稳定，直至听到提示音或看到显示屏上的数值稳定。

5）读取显示屏上显示的体温数值并记录。

6）测量结束后，关闭电子体温枪电源开关。

（二）脉搏测量

1. 操作准备

带秒针的表或计时器。

2. 老人准备

让老人休息片刻，保持安静，情绪稳定。向老人说明测量脉搏的目的和方法，以取得配合。

3. 操作步骤

（1）测量者以示指、中指、无名指的指腹按压在老人桡动脉表面，力度适中，以能清楚感觉到脉搏搏动为宜。

（2）测量30秒，将所测数值乘以2，即为每分钟脉搏数。若老人脉搏异常或患有心脏病，则应测量1分钟。

（三）呼吸测量

1. 操作准备

带秒针的表或计时器。

2. 老人准备

在测量脉搏后，手指仍按在老人手腕处，保持自然放松的姿势，不要让老人察觉到正在测量呼吸，以免其紧张而影响呼吸频率和深度。

3. 操作步骤

（1）观察老人胸部或腹部的起伏，一起一伏为一次呼吸。

（2）测量 30 秒，将所测数值乘以 2，即为每分钟呼吸数。若老人呼吸不规则，应测量 1 分钟。

（四）血压测量（以电子血压计为例）

1. 操作准备

选择合适的电子血压计，并检查其性能是否良好、电量是否充足。

2. 老人准备

让老人休息 15 ~ 30 分钟，避免剧烈运动、情绪激动、吸烟、饮酒等。协助老人取坐位或仰卧位，被测肢体与心脏处于同一水平。向老人解释测量血压的目的、方法和注意事项，以取得配合。

3. 操作步骤

（1）将袖带平整缠于老人上臂，下缘距肘窝 2 ~ 3 cm，松紧以能放入一指为宜，过紧或过松均可能影响测量结果。

（2）将血压计的传感器与袖带的标记对齐，确保位置正确。

（3）按下血压计的开始按钮，血压计自动充气、放气，测量过程中让老人保持安静，不要说话或移动肢体。

（4）测量结束后，读取血压计屏幕显示的收缩压、舒张压和脉率数值，并记录测量结果。

拓展阅读

居家血氧饱和度测量

随着人们对健康关注度的不断提高，居家血氧饱和度测量逐渐成为日常健康监测的重要一环。血氧饱和度，即血液中氧气与血红蛋白结合的程度，是反映人体氧气供应状况的关键指标。正常成年人的血氧饱和度一般为 95% ~ 100%，当血氧饱和度低于 90% 时，通常意味着身体处于缺氧状态，可能预示着多种健康问题。进行血氧饱和度测量具有重要意义。

1. 及时发现健康隐患

疾病早期可能无明显症状，但会影响氧气摄取和运输，导致血氧饱和度下降。通过测量血氧饱和度，可及时察觉身体异常，为早期诊断和治疗争取时间。

2. 辅助疾病康复监测

测量血氧饱和度可反映治疗效果和恢复情况，医护人员可据此调整治疗方案。

3. 预防突发状况

紧急情况下，如睡眠呼吸暂停综合征患者可能出现呼吸暂停，导致血氧饱和度急剧下降。使用带有记录功能的血氧饱和度测量设备，可发现潜在危险，预防并发症。

4. 提高健康管理意识

居家血氧饱和度测量可增强健康管理意识。长期记录和观察数据，有助于了解身体状况，养成健康生活方式，预防疾病。

使用脉搏血氧仪测量血氧饱和度，操作简便。将手指放入传感器中，数秒后即可获得结果。测量血氧饱和度时，需确保老年人手指清洁、温暖、无指甲油，避免因末梢循环不良导致读数偏低，同时需避免剧烈运动以确保结果准确。居家血氧饱和度测量，有助于疾病早发现、早干预，提高患者生活质量（图 2-3-6）。

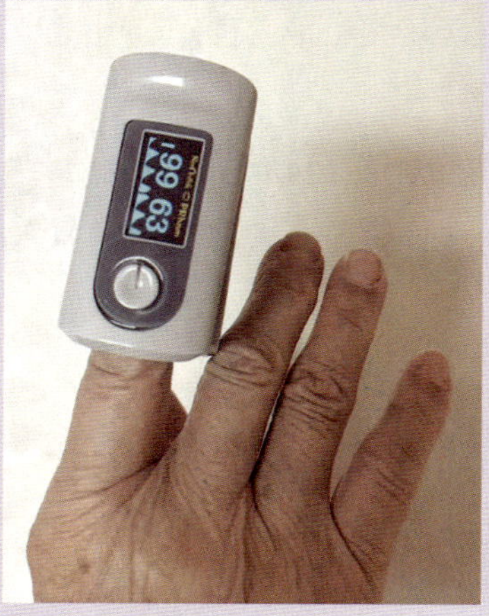

图 2-3-6　使用指夹式脉氧仪测量血氧饱和度

【练习题】

A1 型题

1. 测量老年人脉搏时，常选择的部位是（　　）。

A. 肱动脉　　B. 桡动脉　　C. 颈动脉

D. 股动脉　　E. 足背动脉

答案：B

解析：桡动脉位置表浅，易于触摸，是测量脉搏最常用的部位。

2. 用水银体温计测量体温时，若采用腋窝测量法，测量时间应为（　　）。

A.3 分钟　　B.5 分钟　　C.8 分钟

D.10 分钟　　E.15 分钟

答案：D

解析：使用水银体温计测量腋温时，测量时间为 10 分钟，以确保测量结果的准确性。

A2 型题

1. 王奶奶，75 岁，患有慢性阻塞性肺疾病（COPD）。照护员为其测量呼吸频率时，发现其呼吸浅快，节律不齐。此时最应记录并报告的是（　　）。

A. 呼吸频率为 18 次 / 分

B. 呼吸频率为 24 次 / 分，伴节律不齐

C. 呼吸频率为 14 次 / 分，深浅均匀

D. 呼吸频率为 16 次 / 分，伴轻微咳嗽

E. 呼吸频率为 20 次 / 分，无异常

答案：B

解析：王奶奶呼吸频率为 24 次 / 分，超出正常范围，且节律不齐，提示可能病情加重，需立即处理。

2. 张爷爷，82 岁，因高血压入院。照护员用电子血压计为其测量血压时，袖带下缘紧贴肘窝，松紧度可插入两指。此次测量结果可能出现的误差是（　　）。

A. 收缩压偏高　　B. 舒张压偏低　　C. 脉压增大

D. 收缩压和舒张压均偏高　　E. 收缩压和舒张压均偏低

答案：A

解析：若袖带过松（可插入两指），会导致袖带充气不足，需更高压力阻断血流，导致收缩压读数偏高。

3. 刘奶奶，70 岁，照护员为其测量腋温时，未擦干腋窝汗液且测量时间为 5 分钟。此时测得的体温值可能（　　）。

A. 准确反映真实体温

B. 低于实际体温

C. 高于实际体温

D. 因汗液蒸发导致读数波动

E. 无法读取数值

答案：B

解析：腋窝体温测量前未擦干汗液且时间不足，会导致体温测量值偏低，无法准确反映真实体温。

点燃思考

王奶奶，75 岁，与老伴居住在幸福小区 5 号楼 302 室，接受邻里互助社区服务站的居家照护。王奶奶患有高血压和高脂血症多年，平时生活能够自理，但行动较为缓慢。某天早上，王奶奶在起身准备做早餐时，突然感到一侧肢体无力，随即摔倒在地，口角歪斜，言语不清，老伴急忙拨打急救电话。经医院诊断，王奶奶为急性脑梗死。经过一段时间的住院治疗，病情有所好转，但仍留下了右侧肢体偏瘫等后遗症，需要长期康复训练。

出院后，王奶奶需要定期测量生命体征，确保身体状况稳定。同时，由于行动不便，日常生活有诸多不便，这让王奶奶心情变得十分低落，有时甚至拒绝配合康复训练。她的老伴因年纪较大，照顾起来力不从心。

照护任务：请完成实际照护任务并绘制健康教育海报。

实际照护任务

1. 利用专业设备，为王奶奶进行生命体征检测，包括血压、心率、体温等，并做好记录。
2. 依据康复方案，耐心指导王奶奶进行肢体康复训练，帮助她逐步恢复肢体功能。
3. 制订心理疏导策略，鼓励王奶奶积极面对疾病，增强康复信心，改善低落情绪。

项目四　老年消化系统常见急症照护

学习目标

知识导读

素质目标

1. 培养学生的社会责任感和人文关怀精神，倡导尊老爱老的社会风尚。
2. 培养学生冷静、果断的应急处理能力和敏锐的洞察力。
3. 培养学生调配资源的综合能力和沟通协调能力。

知识目标

1. 了解突发上消化道出血、急腹症、非计划性脱管老年人的典型症状与体征。
2. 熟悉老年人突发上消化道出血、急腹症、非计划性脱管发生时的紧急处理流程。
3. 掌握针对突发上消化道出血、急腹症、非计划性脱管老年人的照护措施。

能力目标

1. 能够迅速且准确地对突发上消化道出血、急腹症、非计划性脱管老年人做出初步判断，并及时启动应急响应机制。
2. 能为突发上消化道出血、急腹症、非计划性脱管老年人实施有效的现场急救措施。
3. 能为突发上消化道出血、急腹症、非计划性脱管老年人制订并执行全面的出院后照护方案。

赛证对接

消化系统急症如突发上消化道出血、急腹症、非计划性脱管老年人的现场处理与照护技能是老年照护员考证及老年照护技能比赛中的关键考核点。老年照护员在考证过程中，需学习并掌握消化系统多种老年常见疾病的照护知识与技能，涵盖消化系统急症的急救流程与日常护理内容，如出血控制、疼痛缓解、管道维护、饮食指导、心理支持等，全方位检验选手的职业素养、专业技能及应对突发状况的能力。

任务一　老年人突发上消化道出血的现场处置与照护

课件

案例导入

李奶奶，78 岁，早餐后突然出现呕血，呕出物为暗红色血性液体，伴有头晕、心悸、大汗。照护员发现后立即拨打 120，等待急救人员到达。既往有胃溃疡病史 10 年，长期服用阿司匹林预防心血管疾病。

任务描述

1. 识别上消化道出血的症状。
2. 启动 EMSS 系统，在 120 到达之前采取急救措施延缓疾病进展。
3. 制订个体化照护方案，预防复发并优化长期管理。

知识储备

上消化道出血指屈氏韧带以上的消化道，包括食管、胃、十二指肠和胰胆等病变引起的出血，以及胃空肠吻合术后的空肠病变导致的出血（图 2–4–1）。

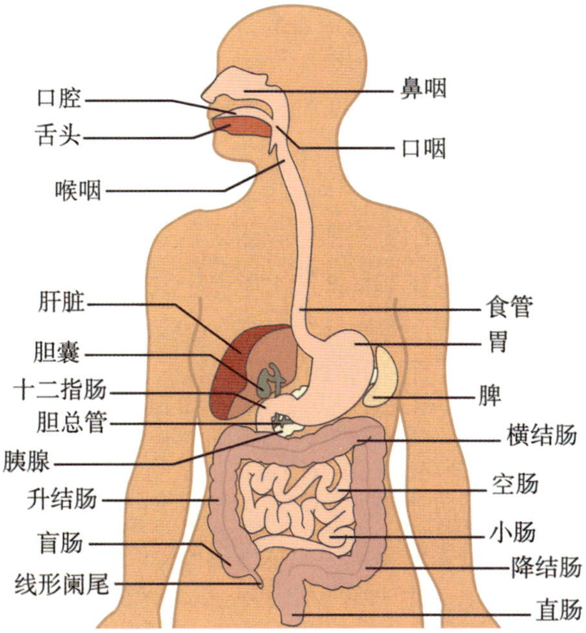

图 2–4–1　上消化道

老年人胃黏膜屏障功能减弱、血管脆性增加，发生上消化道出血的风险较高。常见病因有消化性溃疡、急性糜烂出血性胃炎、食管胃底静脉曲张破裂和胃癌等，占总数的 80% ~ 90%。除上述病因外，血管退行性变、长期服用华法林等抗凝药或非甾体抗炎药（如阿司匹林）及合并高血压、糖尿病等慢性病，可叠加损伤，显著增加出血风险，需重点关注药物管理与基础疾病控制。

一、快速识别上消化道出血

（一）诱因

1. 饮食因素，如进食粗糙、坚硬食物，大量饮酒等，可损伤食管或胃黏膜，引发出血。

2. 剧烈呕吐可导致食管贲门黏膜撕裂，引起出血。

3. 过度劳累、情绪激动等也可诱发上消化道出血，尤其是有基础疾病的老年人。

（二）发病特点

1. 典型症状

呕血与黑便是上消化道出血的特征性表现。

（1）呕血：呕血时呕吐物可呈鲜红色或咖啡色。若出血部位在幽门以上且出血量较大，血液在胃内停留时间短，呕吐物多为鲜红色或暗红色，常混有血块；若出血量少且血液在胃内停留时间较长，血红蛋白与胃酸结合形成酸化正铁血红蛋白，呕吐物则呈咖啡渣样。

（2）黑便：上消化道出血后，血红蛋白的铁经肠道内硫化物作用形成硫化铁，使粪便呈黑色，且大便表面附有黏液而发亮，类似柏油，故又称柏油样便。一般来说，当上消化道出血量超过 50 ml 时可出现黑便。

2. 伴随症状

（1）全身表现：头晕、乏力、心悸，严重时站立后易晕厥；大量出血后 24 小时内可能出现低热（≤ 38.5℃），持续数日。

（2）消化道表现：腹胀、恶心（因胃内积血刺激），长期少量出血可导致食欲减退、胃部烧灼感。

案例解析

判断李奶奶可能为上消化道出血的理由有：

1. 李奶奶有 10 年胃溃疡病史，长期服用阿司匹林损伤胃黏膜，加上老年血管退行性病变及基础病，显著增加出血风险。

2. 本次发作呕暗红色血性液体，符合上消化道出血特征，提示出血部位在幽门以上且出血量较大。

3. 发作时伴有头晕、心悸、大汗与出血导致的贫血症状吻合，表明出血量较大或出血速度快。

二、老年人上消化道出血的急救

（一）急救原则

保持呼吸道通畅，避免误吸和窒息；维持循环稳定，控制出血；及时就医。

（二）急救方法和流程

1. 立即拨打 120

第一时间通知急救中心，并清楚告知老人的具体情况和所在位置等关键信息。在等待救援的过程中，冷静应对，整理好老人的病史资料、用药等信息，以便接诊医生快速了解病情。

2. 保持呼吸道通畅。

使老人平卧，头偏向一侧，防止呕吐时血液或胃内容物反流阻塞气道，引发窒息，这是急救的首要原则（图 2–4–2）。

3. 维持循环稳定，控制出血

让老人保持安静休息，尽量避免用力咳嗽、呕吐等增加腹压的动作；注意保暖；避免不必要的搬动，防止因体位变化导致血压波动，增加出血和休克的风险。

4. 监测生命体征

密切观察老人的意识、面色、脉搏、呼吸等，若出现脉搏细速、面色苍白、意识模糊等表现，立即抬高下肢，增加回心血量，以维持重要脏器的血液灌注（图 2–4–3）。

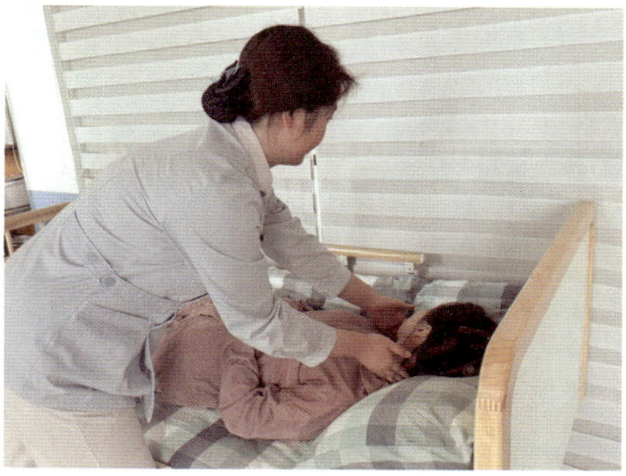

图 2–4–2　保持呼吸道通畅

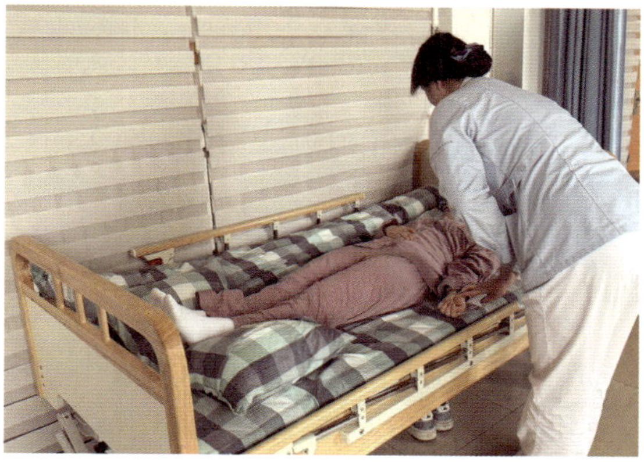

图 2–4–3　监测生命体征

5. 控制出血

严格禁食禁水，防止出血加重。

6. 心理安慰

保持环境安静，给予老人心理支持，减轻其焦虑和恐惧。

三、老年人上消化道出血的照护

（一）上消化道出血急性期的照护

上消化道出血急性期老人在住院期间，照护员应协助医护人员完成照护工作，使老人安全度过危险期。

1. 体位

大出血时为老人取平卧位并将下肢略抬高；呕吐时头偏向一侧，保持呼吸道通畅，防止窒息或误吸；有条件时给予吸氧。

2. 饮食照护

急性期禁饮食。

3. 病情监测

密切监测老人生命体征、精神和意识状态；观察末梢循环情况、皮肤和甲床色泽；观察呕吐物和粪便的性质、颜色及量。

4. 安全照护

少量出血时卧床休息，大出血时绝对卧床休息。存在活动性出血的情况，排便时或便后起立可能发生晕厥，应告知老人改变体位时动作要缓慢，必要时陪伴如厕或改为床上排便。

5. 心理照护

关心、陪伴和安慰老人，使其有安全感。

（二）上消化道出血的预防照护

1. 饮食照护

注意饮食卫生和饮食规律；进食营养丰富、易消化的食物；避免过饥或暴饮暴食；避免粗糙、刺激性食物，或过冷、过热、产气多的食物、饮料；戒烟戒酒。

2. 休息和活动

生活起居要有规律，劳逸结合，保持乐观情绪。避免长期精神紧张、过度劳累。

3. 病因管理

引起上消化道出血的病因很多，常见的有消化性溃疡、急性糜烂出血性胃炎、食管胃底静脉曲张破裂和胃癌。应掌握疾病自我管理的方法，降低出血的风险。

4. 用药照护

遵医嘱用药，避免使用损伤胃黏膜的药物。老人常同时服用多种药物，要注意药物间相互作用，定期监测肝肾功能。帮助老人养成规律用药的习惯，出现不良反应及时就医。

5. 病情监测

老人出现上消化道出血的症状常不典型，可能仅表现为头晕、心悸等不适，而无明显的呕血和黑便。应学会早期识别出血征象并采取应急措施。定期门诊随访。

拓展阅读

从三腔二囊管到内镜治疗：技术传承中的医者仁心

在消化道出血救治史上，三腔二囊管曾是挽救生命的“生命线”。20 世纪 60 年代医疗资源匮乏时期，这根由胃管与气囊组成的简易装置，通过机械压迫食管胃底曲张静脉，为无数患者争取了手术时机。然而，其高达 15% ~ 20% 的并发症发生率与盲目操作的局限性，促使医学界探索更安全的止血方式。

内镜技术的突破，标志着消化道出血治疗进入精准时代。以 ERCP 为例，它通过人体自然腔道实现直视下止血，将并发症发生率降至 5% 以下，治疗时间缩短至 30 分钟内。这种微创技术不仅传承了传统压迫止血的核心原理，更借助激光、金属夹等创新工具实现“靶向治疗”，体现了“传承不守旧，创新不忘本”的发展逻辑。

技术迭代的背后，是医者对“生命至上”理念的坚守。从手工自制气囊到智能内镜导航系统，从反复调整气囊压力到 AI 辅助识别出血灶，工具与方法不断革新，但医者对患者痛苦的共情、对救治效率的追求始终未变。正如《大医精诚》所言：“见彼苦恼，若己有之。”从三腔二囊管到内镜治疗的跨越，不仅是医学科技的进步，更是医者仁心的时代诠释——真正的创新，永远扎根于对生命的敬畏与对传统的传承之中。

【练习题】

A1 型题

1. 老年人急性上消化道出血现场急救的首要措施是（　　）。

A. 立即止血　B. 禁食禁水　C. 保持呼吸道通畅

D. 建立静脉通路　E. 监测生命体征

答案：C

解析：老年人呕吐反射减弱，呕血时易发生误吸导致窒息，因此首要措施是保持呼吸道通畅（头偏向一侧）。其他选项虽重要，但要在此基础上进行。

2. 老年人发生急性上消化道出血后 24 小时内，饮食应首选下列哪项（　　）。

A. 给予高纤维食物促进肠道蠕动　B. 提供温热的浓茶或咖啡补充能量

C. 暂禁饮食　D. 立即摄入富含蛋白质的流质饮食

E. 鼓励进食少量冷饮以减少出血

答案：C

解析：急性上消化道出血早期需暂禁饮食，避免出血加重。

A2 型题

1. 王奶奶，胃镜显示胃黏膜多发溃疡，常年服用阿司匹林预防心血管疾病。近期出现黑便，活动乏力，头晕。最可能的原因是（　　）。

A. 食管胃底静脉曲张破裂引发大出血　B. 药物刺激胃黏膜引发上消化道出血

C. 胃癌　D. 应激性溃疡

E. 急性胃黏膜病变

答案：B

解析：阿司匹林为非甾体抗炎药，长期服用易导致胃黏膜损伤。结合老人有胃黏膜多发溃疡病史，判断最可能的原因为药物刺激引发的上消化道出血。

2. 王爷爷，65 岁，上消化道出血停止后，医生建议初期给予流质饮食，照护员应准备（　　）。

A. 热米汤　B. 热牛奶　C. 八宝粥

D. 鸡蛋羹　E. 凉米粥

答案：E

解析：出血停止后首次进食应选择冷流质，减少对胃黏膜的刺激，避免诱发再出血。进食热食可能扩张血管，增加风险。

3. 王奶奶，80 岁，突发呕血、黑便伴头晕，血压 90/60 mmHg，心率 110 次 / 分，面色苍白。此时，针对王奶奶的活动与休息，最恰当的是（　　）。

A. 协助取半卧位，以减轻呼吸困难

B. 鼓励王奶奶在床边活动，预防深静脉血栓

C. 绝对卧床休息，头偏向一侧防止误吸

D. 腹部局部热敷以缓解疼痛

E. 有便意时去厕所排便，观察粪便性质

答案：C

解析：急性上消化道出血时，活动会加重出血风险，应绝对卧床，呕血时头偏向一侧以防止误吸。

点燃思考

李奶奶，72 岁，独居，家住和谐小区 3 号楼 201 室，长期接受社区居家养老服务，有高血压和胃溃疡病史。李奶奶平时饮食不规律，喜欢吃辛辣食物，且因关节疼痛长期服用非甾体抗炎药。某日早晨，李奶奶突然感到头晕、乏力，随后呕出大量咖啡色液体，并伴有黑便。她立即拨打了社区照护中心的紧急求助电话。社区照护员赶到后，迅速采取了急救措施，并将李奶奶送往医院接受进一步的检查和治疗。

照护任务：请完成实际照护任务并绘制健康教育海报。

实际照护任务

1. 请根据李奶奶的症状，判断是否为上消化道出血，并采取紧急处置措施。
2. 请为李奶奶提供初步的病情监测和照护指导，包括生命体征观察、心理安抚等。
3. 请为李奶奶制订一份健康教育计划，帮助她预防上消化道出血的再次发生。

任务二　老年人急腹症的现场处置与照护

课件

案例导入

王奶奶，76 岁，独居。傍晚在家准备晚餐时，突然感到腹部一阵剧烈疼痛，呈持续性绞痛，位置集中在脐周，伴恶心、呕吐症状，呕吐物为胃内容物。疼痛发作后，难以忍受，只能蜷缩在沙发上。王奶奶既往有胆结石病史 5 年、高血压病史 10 年，长期服用降压药物控制血压。

任务描述

1. 迅速识别急腹症的大致类型，依据疼痛部位、性质、伴随症状等关键因素判断病情严重程度。
2. 启动 EMSS 系统，在 120 到达之前采取急救措施缓解疼痛。
3. 制订个体化照护方案，预防复发并优化长期管理。

知识储备

急腹症是一类以急性腹痛为主要表现的临床综合征，病情往往发展迅速且复杂，严重时可危及生命。它是由于腹腔内、盆腔内和腹膜后组织或脏器发生急性病理变化，如炎症、穿孔、梗阻、缺血等，刺激腹腔内神经而引发剧烈腹痛。

老年人生理功能衰退，胃肠、心血管功能减弱，免疫力降低。同时，基础病多，糖尿病、高血压等会影响胃肠功能或增加出血风险。而且老年人认知与反应能力下降，腹痛难察觉，诸多因素共同致使急腹症高发 。

一、快速识别急腹症

（一）诱因

急腹症的诱发因素复杂多样，涉及多个方面。

1. 腹腔脏器的炎症进展

如胆囊炎因结石梗阻胆囊管，炎症持续发展可引发急腹症。

2. 饮食不当

常见诱因，如进食过多油腻食物，易诱发胆结石急性发作，暴饮暴食则可能导致急性胰腺炎。

3. 肠道寄生虫感染

在虫体大量聚集或活动时，可引起肠梗阻从而诱发急腹症。

4. 外伤

腹部受到外力撞击、挤压等外伤，直接损伤腹腔脏器，如肝脾破裂、肠管破裂等，引发急腹症。

5. 腹腔内血管病变

如肠系膜血管栓塞或血栓形成，导致肠道血运障碍，也是急腹症的诱发因素之一。

6. 其他

部分老人可能在没有明显诱因的情况下突然发病。

（二）发病特点

1. 典型症状

（1）剧烈腹痛：典型表现为突发的剧烈腹痛，疼痛性质多样且程度剧烈。如肠梗阻时，老人常感到腹部阵发性绞痛，疼痛难忍；消化性溃疡穿孔引发的腹痛，多为刀割样锐痛，迅速波及全腹。

（2）伴随症状：多数急腹症老人伴有恶心、呕吐症状，早期呕吐多为反射性，随着病情进展，呕吐物性质可发生变化。高位肠梗阻时，呕吐出现早且频繁，呕吐物多为胆汁样物质；低位肠梗阻时，呕吐出现较晚，呕吐物可呈粪样。部分急腹症还伴有发热，常见于腹腔脏器炎症，如阑尾炎，初期体温可正常或轻度升高，炎症扩散后体温逐渐上升。

2. 不典型症状

（1）疼痛部位不典型：部分急腹症老人疼痛部位并非典型的病变脏器对应位置。例如，心肌梗死有时可表现为上腹部疼痛，易与急腹症混淆；右侧肺炎累及膈胸膜时，可能出现右上腹牵涉痛，类似胆囊炎、胆结石发作。

（2）症状隐匿：老人对疼痛感觉相对迟钝，腹痛症状可能较轻，而更多表现为精神萎靡、食欲不振、体温不升等全身症状。糖尿病老人在发生酮症酸中毒时，可出现腹痛，同时伴有呼气有烂苹果味、乏力等症状，容易漏诊急腹症。部分老人可能以休克为首发表现，如肠系膜血管栓塞等导致腹腔内大量出血或重要脏器血运障碍，引发低血容量性休克或心源性休克，掩盖了原发的急腹症症状。

案例解析

判断王奶奶可能为急腹症的理由有：

1. 突发剧烈腹痛

王奶奶突然感到腹部剧烈疼痛，呈持续性绞痛，且疼痛位置集中在脐周。

2. 伴随恶心、呕吐

王奶奶在腹痛后随即出现恶心、呕吐症状，呕吐物为胃内容物，常见于胃炎、幽门梗阻初期等急腹症情况。

3. 既往病史关联

王奶奶既往有胆结石病史 5 年。

二、急腹症的急救

（一）急救原则

稳定生命体征，减轻疼痛，防止病情恶化，为后续治疗争取时间，避免因误诊或延误治疗导致严重并发症。

（二）急救方法和流程

1. 紧急呼叫急救系统

一旦发现老人出现急腹症症状，必须第一时间拨打 120 急救电话。

2. 保持舒适体位

就地选择舒适体位休息，可取屈膝侧卧位，同时避免随意搬动老人，防止因体位改变加重病情，尤其是怀疑有腹部脏器破裂、肠梗阻等情况时，过度搬动可能导致出血增多或肠管扭转加剧。

3. 禁食禁水

在明确诊断和得到医生许可之前，严禁老人进食或饮水。

4. 监测生命体征

若有条件，密切观察老人的生命体征。每 5 ~ 10 分钟记录一次生命体征数据，以便向急救人员提供连续、准确的病情变化信息。

5. 缓解疼痛

除非明确知道疼痛原因且在医生指导下，一般不建议自行给老人使用强效镇痛药物，以免掩盖病情，影响医生准确判断。若疼痛剧烈难以忍受，可适当轻揉腹部，但力度要轻柔，避免重压疼痛部位。

6. 保持呼吸道通畅

如果老人发生呕吐，应迅速将其头偏向一侧，防止呕吐物反流误吸入气管导致窒息。

7. 心理安抚

家属或在场人员要尽量保持冷静，陪伴在老人身边，用温和的语言给予安慰，缓解其紧张情绪，避免因情绪波动加重病情。同时，尽量营造安静、舒适的环境，减少外界干扰。

三、急腹症的照护

（一）急腹症急性期的照护

急腹症老人在急性期病情危急，照护工作对于其平稳度过危险期、降低并发症风险至关重要，照护员需密切配合医护团队开展工作。

1. 休息与体位管理

急性期应绝对卧床休息，避免随意挪动，以防加重病情。协助老人保持舒适体位，如屈膝仰卧位或半卧位，可减轻腹部肌肉紧张，缓解疼痛。

2. 饮食调整

在明确诊断前，严格禁食禁水。诊断明确后，根据病情和医嘱调整饮食。若为非消化道梗阻性疾病且肠道功能允许，初期可给予少量清淡、易消化的流质饮食，如米汤、藕粉等，逐渐过渡到半流质饮食，如粥、软面条等，遵循少食多餐原则。对于消化道梗阻、肠道穿孔等老人，可通过胃肠减压、肠外营养等途径补充营养，维持水电解质平衡（图 2-4-4）。照护员应准确记录老人的进食量和饮食反应，及时反馈给医护人员。

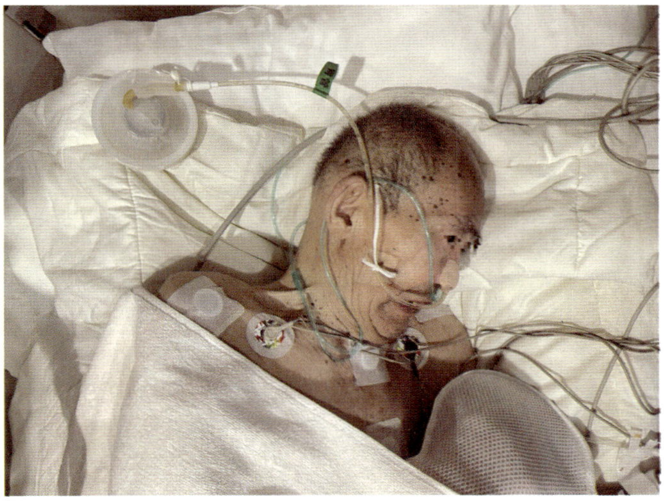

图 2-4-4　胃肠减压

3. 疼痛管理

密切观察老人疼痛的部位、性质、程度及持续时间，准确评估疼痛情况。避免随意使用强效镇痛药物，以免掩盖病情。可通过与老人交流、播放舒缓音乐等方式分散其注意力，缓解疼痛。若老人疼痛难忍，及时告知医护人员，在医生指导下采取适当的止痛措施，如物理止痛、遵医嘱使用适量的弱阿片类镇痛药物等。

4. 病情监测

持续监测老人生命体征，每 1 ~ 2 小时测量一次并记录。观察老人的意识状态、面色、尿量等变化，若出现意识模糊、面色苍白、尿量减少等情况，提示病情可能恶化，应立即通知医生。注意观察腹痛症状有无缓解或加重，有无新的症状出现，如腹胀加剧、呕吐物性质改变、出现便血等，及时向医护人员汇报病情动态。

5. 协助检查与治疗

协助医护人员完成各项检查，如腹部超声、CT、血常规、血生化等，向老人解释检查目的和注意事项，缓解其紧张情绪。在治疗过程中，严格按照医嘱协助老人用药，注意观察药物疗效及不良反应。

（二）急腹症的预防照护

1. 健康饮食

选择易消化、富含营养的食物。控制脂肪摄入，减少动物脂肪、油炸食品等高脂肪食物的摄取。适量增加膳食纤维的摄入，多吃新鲜蔬菜和水果，但避免一次摄入过多。定时、定量用餐，采用少食多餐的方式，避免暴饮暴食。

2. 体重管理

对于超重或肥胖的老人，在医生或营养师指导下合理减重，维持适宜体重，有助于减轻胃肠道负担。

3. 生活习惯调整

完全戒烟，严格限制酒精摄入，避免饮用浓茶、咖啡等刺激性饮品。进行适度且规律的运动，如慢走、太极拳、健身操等。通过饮食调节、适量运动等方式保持大便通畅，减轻腹部压力。

4. 情绪管理

保持情绪稳定，避免焦虑、抑郁、紧张等不良情绪困扰。

5. 注意身体变化与健康监测

密切关注腹部情况，若出现腹痛、腹胀、恶心、呕吐、腹泻等症状，无论轻重，及时就医，不可自行盲目用药。建议老人每年进行一次全面身体检查，早期发现潜在腹部疾病，并及时干预治疗。

6. 遵医嘱规律进行药物治疗与管理

老人因多种疾病常需服用多种药物，用药过程中应严格遵医嘱，避免自行增减药量或滥用药物。一旦发现异常，及时与医生沟通，调整用药方案。

拓展阅读

智能化监测与远程照护技术革新：老年急腹症照护新曙光

随着科技的飞速进步，智能化监测设备与远程照护技术应运而生，为老年急腹症的照护带来了突破性变革。

居家老人可配备可穿戴设备，实时监测老人的生命体征，如心率、血压、呼吸频率、血氧饱和度等，以及腹部症状相关指标，如腹痛程度（通过传感器感知肌肉紧张度）。数据通过物联网实时传输至医护人员的移动终端或医院信息系统，一旦指标异常，系统会立即发出预警。远程视频会诊系统使专家能跨越地域限制，及时为基层医疗机构的急腹症老人提供诊断与照护指导。在康复期，远程康复监测设备可跟踪老人的活动情况与康复训练效果，医生与照护员依据反馈调整康复计划。

【练习题】

A1 型题

1. 下列关于老年人急腹症特点的描述，错误的是（　　）。

A. 症状、体征常不典型　　B. 病情发展迅速

C. 疼痛反应较年轻人强烈　　D. 多伴有基础疾病

E. 易发生水电解质紊乱

答案：C

解析：老年人对疼痛感觉较迟钝，急腹症时疼痛反应不如年轻人强烈，故 C 选项错误。

2. 急腹症老人在急性期，首要的护理措施是（　　）。

A. 禁食禁水　　B. 给予镇痛药物　　C. 心理安慰

D. 协助老人取舒适体位　　E. 监测生命体征

答案：E

解析：监测生命体征能及时发现病情变化，对急腹症老人的救治至关重要，是急性期首要护理措施。

3. 对于急腹症康复期老人，饮食指导错误的是（　　）。

A. 多吃富含膳食纤维的食物　　B. 遵循低脂、低盐饮食原则

C. 可随意进食辛辣食物　　D. 戒烟限酒

E. 少量多餐

答案：C

解析：老年急腹症康复期应避免食用辛辣食物，以免刺激胃肠道，诱发疾病复发，故 C 选项错误。

A2 型题

1. 李爷爷，72 岁，因突发腹痛入院。既往有高血压、糖尿病病史。查体：腹部压痛，无反跳痛，腹肌紧张不明显，血压 160/90 mmHg，血糖 10.2 mmol/L。该老人急腹症表现不典型的原因最可能是（　　）。

A. 年龄因素导致疼痛感知迟钝　　B. 高血压影响了腹部症状表现

C. 糖尿病导致神经病变影响感觉　　D. 可能不是急腹症，诊断有误

E. 老人表述不准确

答案：A

解析：老人由于年龄因素，对疼痛感知较迟钝，急腹症时症状、体征常不典型。李爷爷腹部压痛、无反跳痛且腹肌紧张不明显，结合年龄，最可能是年龄因素导致的。

2. 王奶奶，68 岁，患胆囊炎多年。近日进食油腻食物后突发右上腹疼痛，伴有恶心、呕吐。来院后诊断为胆囊炎急性发作。在急性期护理中，以下措施正确的是（　　）。

A. 立即给予高脂饮食以补充营养　　B. 鼓励老人多活动以促进胃肠蠕动

C. 疼痛时立即给予吗啡镇痛　　D. 密切观察生命体征及腹痛变化

E. 让老人自行去做各项检查

答案：D

解析：胆囊炎急性发作期应密切观察生命体征及腹痛变化，以便及时发现病情进展。

点燃思考

李爷爷，75岁，既往有高血压、冠心病病史，长期规律服用降压药及抗血小板聚集药物。独居，生活基本能自理。今日上午10点左右，李爷爷在家中突然出现上腹部持续性剧痛，伴有恶心、呕吐，呕吐物为胃内容物。疼痛逐渐加重，难以忍受，遂呼叫社区养老服务人员求助。服务人员到达现场后，发现李爷爷面色苍白、大汗淋漓、精神萎靡，立即拨打120急救电话，并在现场对李爷爷进行简单的安抚和观察。

120急救人员迅速赶到，将李爷爷转运至附近医院急诊科。途中测量生命体征：血压160/90 mmHg，心率110次/分，呼吸25次/分，体温36.8℃。

照护任务：请为李爷爷制订照护计划并完成实际照护任务。

实际照护任务

1. 请为李爷爷提供紧急照护，缓解疼痛。
2. 请按照康复方案指导李爷爷进行身体锻炼。
3. 请为李爷爷提供用药管理及健康宣教。

任务三　带管老年人非计划性脱管的现场处置与照护

课件

案例导入

李奶奶，72岁，因脑卒中后遗症长期卧床，在家中留置鼻饲管和导尿管。某天午后，照顾李奶奶的保姆外出买菜，李奶奶独自躺在床上。她想调整一下睡姿，在翻身过程中，不慎将鼻饲管扯出鼻腔，同时导尿管也被拉扯导致部分脱出。李奶奶试图自己将管道复位，但操作不当，引起了不适，开始咳嗽并伴有轻微呕吐。保姆回来后发现李奶奶状态不佳，管道脱出，顿时慌了手脚，不知如何应对这突发状况。

任务描述

1. 快速识别发生非计划性脱管老年人。

2. 启动EMSS系统，在120到达之前采取针对不同类型非计划性脱管的急救措施，延缓疾病进展。

3. 制订个性化照护方案，预防再次脱管并优化长期管理。

知识储备

非计划性脱管（unplanned extubation, UEX）又称意外脱管，是指因多种因素致使老年人用于维持生命或辅助治疗的各类管道非计划性拔除，或老年人有意地自行拔除。居家环境缺少专业医疗设备和随时可提供救助的医护人员，一旦发生非计划性脱管，难以及时获得专业救治，从而极大增加了并发症发生风险，严重时直接威胁老年人的生命。

一、快速识别非计划脱管老年人

（一）诱因

1. 老人自行拔管

多见于意识不清、烦躁不安或对留置管道不适、耐受差的老人，他们可能因不适而自行拔除管道。也可因睡眠中无意识动作拔管。

2. 护理操作不当

如翻身、拍背、更换床单时动作粗暴，未妥善固定管道，导致管道被牵拉脱出；在进行口腔护理、吸痰等操作时，不慎触碰到管道并将其拔出。

3. 固定不牢

管道固定装置选择不当或使用时间过长，导致固定效果下降；老人出汗、皮肤油脂分泌过多等影响胶带黏性，使管道容易松动脱出。

4. 管道堵塞

引流管被血凝块、分泌物等堵塞，导致管腔内压力升高，迫使管道脱出。

5. 活动不当

老人居家活动，如起身、翻身、下床走动等动作幅度过大，或在狭窄空间活动时，管道易被周围物品勾住或过度牵拉脱出。比如老人在床边转身时，手臂不小心勾住吸氧管。

（二）发病特点

非计划性脱管通常具有突发性，可在任何时间发生，尤其是在老人活动、护理操作过程中。部分老人在脱管前可能会出现一些先兆症状，如烦躁不安加剧、频繁拉扯管道等，但也有部分老人可能毫无征兆突然脱管。一旦发生脱管，若不及时处理，可能迅速引发严重后果。不同类型脱管的典型症状与体征如下：

1. 鼻饲管脱管

可直接观察到胃管脱出鼻腔或口腔外；老人可能出现恶心、呕吐等消化系统症状。若脱管时间较长，还可能因营养摄入不足而出现精神萎靡、乏力等表现。

2. 导尿管脱管

能看到导尿管脱出尿道外口，尿液流出不畅或停止，老人可能出现下腹部胀痛，膀胱充盈明显。

3. 气管插管脱管

老人会突然出现呼吸困难、发绀、烦躁不安，可听到异常呼吸音，呼吸机可能出现报警提示。

4. 吸氧管脱管

吸氧管脱落后，老人自觉气短，呼吸急促、变浅，伴有轻微胸闷。患有慢性阻塞性肺疾病等慢性呼吸系统疾病的老人，可能诱发病情加重，咳嗽、咳痰增多，喘息加剧。

5. 引流管脱管

引流管从引流部位脱出，引流液流出减少或停止，局部可能出现渗液、红肿。若为胸腔闭式引流管脱管，老人可能出现胸痛、呼吸困难等症状。

案例解析

判断李奶奶可能为非计划性脱管的理由有：

1. 从危险因素看，保姆外出期间李奶奶无人实时照看，其独自翻身的行为增加了管道受牵拉的风险。

2. 身体虚弱、长期卧床使得李奶奶皮肤松弛，管道固定本就困难。李奶奶在无协助下自行翻身，牵拉到了管道。

3. 李奶奶出现咳嗽、呕吐等症状。

二、非计划性脱管的急救

（一）急救原则

保持冷静，确保老人安全，避免二次损伤，及时联系专业医护人员。

（二）急救方法和流程

1. 立即拨打 120

务必立即通知急救中心，并清楚告知老人的具体情况和所在位置。原则上，不建议老人自行前往医院，因家用车辆缺乏急救设备，护送人员缺乏专业救治能力，易耽误抢救且途中极易造成病情加重。

2. 保持冷静与安抚老人

一旦发现脱管，照护员首先要保持冷静，避免慌乱。迅速来到老人身边，用温和的语言安抚老人情绪，告知老人不要紧张。

3. 处理措施

（1）鼻饲管脱管：立即停止鼻饲操作，防止食物反流误吸。若胃管内有残留食物，轻轻外拔胃管一部分，让食物流出，避免反流。观察老人有无呛咳、呼吸困难症状。若呛咳，迅速将老人头偏向一侧，轻拍背部，促进食物咳出，及时清理口腔和鼻腔分泌物，保持呼吸道通畅。

（2）导尿管脱管：观察尿液流出情况，若尿液流出不畅，尝试轻轻按摩膀胱区，从膀胱顶部向尿道方向按摩，力度适中，看能否促进尿液排出。仔细检查导尿管是否完整，若有部分残留，切勿自行强行拔出，等待医务人员处理。用温水清洗会阴部，保持局部清洁，防止感染。

（3）气管套管脱管：迅速用手指撑开老人气管切口处，防止气管塌陷，保持气道通畅。若身边有备用气管套管或气管切开包，立即尝试重新插入气管套管，操作要迅速、准确，避免损伤气管周围组织。若无法立即重新插入气管套管，用简易呼吸器连接面罩，对老人进行人工呼吸，维持呼吸。

（4）吸氧管脱管：发现吸氧管脱管后，立即将吸氧管正确放置在老人鼻腔或面罩处，调整好位置，确保吸氧管通畅。观察老人呼吸情况，询问有无不适。若呼吸急促、气短等症状加重，可适当提高吸氧流量，但不超过医生规定的吸氧浓度和流量范围。

（5）引流管脱管：立即用无菌纱布按压引流管口，防止空气进入和引流液逆流，引起感染。观察老人局部有无渗血、渗液，以及有无疼痛、呼吸困难等症状（若为胸腔闭式引流管脱管的情况下）。

三、非计划性脱管的照护

（一）非计划性脱管后的照护

1. 心理照护

非计划性脱管可能会给老人带来身体上的不适和心理上的恐惧、焦虑。照护员要及时安慰老人，向其解释脱管后的处理措施，缓解其紧张情绪，增强老人的安全感和信任感。

2. 病情观察

密切观察老人脱管后的生命体征、症状变化及局部情况。

3. 伤口照护

对于脱管后的伤口，要按照无菌操作原则进行消毒和包扎，保持伤口清洁干燥，防止感染。定期更换伤口敷料，观察伤口有无红肿、渗液、疼痛等情况。

4. 饮食照护

鼻饲管脱管后，在重新插管前，应根据老人的病情和医嘱决定是否给予禁食或采取其他营养支持方式。

5. 康复照护

根据老人的整体情况，制订个性化的康复照护计划。如鼓励老人进行适当的肢体活动，促进血液循环，预防并发症。对于因脱管导致治疗延迟或效果受影响的老年人，要积极配合医生进行后续治疗和康复训练。

（二）非计划性脱管的预防照护

1. 加强健康教育

向老人及家属解释留置管道的重要性和注意事项，提高其对管道护理的重视程度。对于意识清醒的老人，告知其不要自行拔除管道，如有不适及时告知照护员。

2. 安善固定管道

根据管道的类型和老人的情况，选择合适的固定装置和固定方法。如鼻饲管可采用“工”字形固定法，用胶带将胃管固定在鼻翼和面颊部（图 2–4–5）；导尿管可使用专用的固定带，固定在大腿内侧，避免其受压和扭曲（图 2–4–6）。定期检查管道固定情况，如有松动及时重新固定。

3. 规范照护操作

照护员在进行翻身、搬运、更换衣物等操作时，要注意保护管道，避免牵拉。在进行口腔照护、吸痰等操作时，动作要轻柔，防止误触管道。同时，合理安排照护操作时间，尽量减少不必要的活动，降低管道脱出的风险。

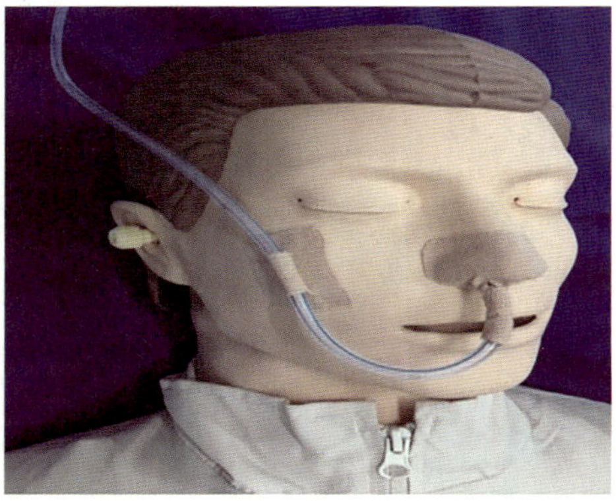

图 2-4-5　胃管固定图

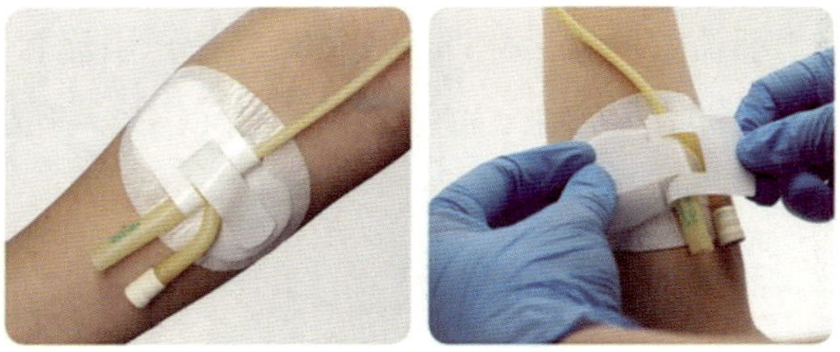

图 2-4-6　尿管固定图

4. 密切观察病情

增加巡视次数，密切观察老人的意识状态、生命体征，以及管道固定情况、通畅情况等。注意观察老人有无烦躁不安、拉扯管道等异常行为，及时发现并处理管道松动、移位等问题。

5. 改善环境

保持居住环境安静、整洁，物品摆放有序，避免老人周围物品勾住管道。调整温度和湿度，减少老人出汗，以保证管道固定装置的黏性。

拓展阅读

带管老年人非计划性脱管的预防与管理新进展

在老年照护领域，带管老年人非计划性脱管始终是影响照护质量与老人安全的重要问题。随着医疗技术的进步与护理理念的更新，一系列创新策略与前沿研究不断涌现，为解决这一难题带来了新的思路。

1. 智能监测技术的应用

新兴的智能监测设备正逐渐改变传统的管路照护模式。例如，基于传感器技术的管路监测系统，能够实时感知管路固定情况、压力变化及液体流速。当管路出现异常移位、堵塞或脱管迹象时，系统会立即向管理人员发出警报，大大提高了对非计划性脱管的预警能力。一些智能手环可集成多种生理参数监测功能，与管路监测系统联动，一旦发现老人生命体征异常波动与管路问题相关，能及时提醒管理人员介入，实现全方位、动态化的管路安全监控。

2. 个性化约束替代方案

传统的约束方式虽能在一定程度上预防脱管，但可能给老人带来身体不适与心理创伤。如今，越来越多的研究致力于探索个性化约束替代方案。例如，采用舒适的体位照护，根据老人身体状况与习惯调整体位，减少因体位不适引发的躁动；设计具有保护性的特制服装或防护用具，既能限制老人过度活动，又能保障其基本活动自由；开展认知行为疗法，通过与老人积极沟通、解释管路重要性，提高老人配合度，减少不必要的约束使用，从而降低非计划性脱管发生率。

【练习题】

A1 型题

1. 带管老人发生非计划性脱管，照护员在评估时不包括以下哪项内容（　　）。

A. 脱管时间　　B. 管道种类　　C. 老人心理状态

D. 同屋其他老人的情况　　E. 管道脱出长度

答案：D

解析：评估脱管时间能帮助判断风险程度，了解管道种类便于采取针对性措施，评估老人心理状态有助于安抚和后续护理，了解管道脱出长度对于判断管道是否还有部分在体内以及是否需要重新插管等后续处理措施具有重要意义，能为医疗决策提供关键信息。而同屋其他老人的情况与本次脱管的现场处置及照护无关。

2. 针对非计划性脱管的带管老人，照护措施不恰当的是（　　）。

A. 向老人及家属做好解释工作

B. 重新置管后加强固定并做好标识

C. 脱管后立即大量使用抗生素预防感染

D. 密切观察老人生命体征及相关症状变化

E. 注意对躁动或意识不清老人的约束保护

答案：C

解析：向老人及家属解释可缓解其紧张情绪；重新置管后加强固定和标识可防止再次脱管；密切观察生命体征及症状变化能及时发现异常。脱管后不能立即大量使用抗生素预防感染，应先评估有无感染迹象，滥用抗生素易导致菌群失调等不良后果。对躁动或意识不清老人进行适度约束可以降低自行拔管风险。

3. 老年人胃管非计划性脱管后，若需要重新置管，应在何时进行（　　）。

A. 脱管后立即　　B. 评估老人情况，确认无禁忌证后

C.24 小时后　　D.48 小时后

E. 等待老人自我感觉良好时

答案：B

解析：胃管非计划性脱管后，不能立即重新置管，要先评估老人的病情、鼻腔及口腔情况等，确认无禁忌证后再进行重新置管，不是固定在脱管后某个时间进行。此外，不能单纯依据老人自我感觉判断重新置管时间，因为老人可能因认知等问题无法准确判断自身状况。

A2 型题

1. 孙奶奶，75 岁，因股骨颈骨折术后进行康复，留置了深静脉置管用于输液和营养支持。在更换衣服时，不小心将深静脉置管拔出，出现少量出血。照护员应首先（　　）。

A. 立即用无菌纱布按压穿刺点止血

B. 通知医生，准备重新置管

C. 检查拔出的导管是否完整

D. 为孙奶奶测量血压、心率

E. 用普通纸巾按压穿刺点止血

答案：A

解析：深静脉置管拔出后出现出血，首先要按压止血，防止出血过多或形成血肿。通知医生准备重新置管、检查导管完整性和测量生命体征可在止血后进行。普通纸巾不具备无菌性，不能用于按压深静脉穿刺点。

2. 李奶奶，82 岁，因食管癌术后在医院接受康复治疗，留置胃肠减压管。在家人陪同下床活动时，李奶奶突然挣脱家人搀扶，导致胃肠减压管脱出。照护员发现后，正确的处理是（　　）。

A. 马上重新插入胃肠减压管

B. 安慰李奶奶，测量生命体征

C. 检查脱出的胃肠减压管是否完整

D. 立即用弯盘接取从李奶奶口中流出的液体

E. 自行调整胃肠减压管的连接装置

答案：C

解析：首先检查脱出的胃肠减压管是否完整，以判断有无管道残留于体内，这对后续处理至关重要。重新插入胃肠减压管需医生评估后由专业人员操作；安慰老人和测量生命体征是重要措施，但不是首要的；用弯盘接取液体不是最关键的第一步处理。自行调整胃肠减压管的连接装置，在管道脱出的情况下毫无意义，且可能导致医疗设备损坏或后续操作失误。

3. 某养老机构中，78 岁的王爷爷因脑梗死后遗症长期卧床，留置导尿管。照护员在为其翻身时，不慎将导尿管拔出。此时，照护员首先应该（　　）。

A. 立即尝试重新插入导尿管

B. 通知医生，并观察王爷爷尿液排出情况

C. 用无菌纱布按压尿道外口

D. 为防止感染，给王爷爷使用抗生素

E. 让王爷爷多喝水以促进尿液排出

答案：B

解析：导尿管意外脱出后，不可盲目自行重新插入，以免造成尿道损伤和感染。应先通知医生，医生会根据老人具体情况决定后续处理措施，同时密切观察老人尿液排出情况，判断有无尿路梗阻等异常。按压尿道外口不能解决根本问题，且随意使用抗生素不符合医疗规范，可能导致耐药等不良后果。在未明确泌尿系统当前状况及医生未给出相应指示前，让王爷爷多喝水以促进尿液排出的做法不仅无法解决根本问题，还可能因尿液潴留无法排出给老人带来更大痛苦。

项目五　老年泌尿系统常见急症照护

知识导读

学习目标

素质目标

1. 培养学生对老年泌尿系统急症照护的责任心和耐心。
2. 培养学生尊重和关爱老年人的意识，保护老年人的尊严和隐私。
3. 培养学生的团队合作意识和沟通协调能力。

知识目标

1. 了解老年人泌尿系统常见急症的类型。
2. 列举泌尿系统各急症的发病原因、症状及泌尿系统急症的预防知识。
3. 归纳老年人泌尿系统各急症的照护重点。

能力目标

1. 能快速准确地对老年人泌尿系统急症进行初步评估，及时发现异常情况并向医生报告。
2. 能对泌尿系统急症的老年人完成初步院外急救措施。
3. 能制订并实施老年人泌尿系统急症照护计划。

赛证对接

老年照护人员考取养老护理员证书及老年照护技能比赛中非常重视学生的责任心、耐心、关爱老人及保护老人尊严和隐私的意识，以及团队合作和沟通协调能力。本项目的内容主要培养学生对老年泌尿系统常见急症的直观认知、应急抢救及基础照护的知识和能力，对于提高学生的综合能力有重要意义。

任务一　老年人急性尿潴留的现场处置与照护

课件

案例导入

张爷爷，85 岁，既往有前列腺增生史 8 年，高血压病史 20 年，未规律服药。某天夜间，张爷爷起夜排尿时，突然感到下腹部胀痛难忍，随即无法排尿，伴有轻度头晕、心慌，全身乏力，照护员发现后立即拨打 120。

任务描述

1. 快速识别发生急性尿潴留的老年人。

2. 启动 EMSS 系统，在 120 到达之前采取紧急处置措施以缓解症状。

3. 制订个体化照护方案。

4. 制订急性尿潴留预防照护方案。

知识储备

急性尿潴留是老年人常见的泌尿系统急症，以突发性无法自主排尿伴膀胱胀痛为特征，发病率随年龄增长显著升高。研究显示，70 岁以上男性年发病率高达 10%。该病症不仅导致剧烈痛苦，还可能引发膀胱破裂、肾功能损伤及感染性休克等严重并发症。

当前治疗存在导尿时机选择争议、反复插管率高及长期留置导管并发症等问题，亟须结合老年综合评估制订个体化干预方案。探索老年急性尿潴留的精准管理策略，对改善预后、降低再发率及提升老年人生活质量具有重要意义。

一、快速识别急性尿潴留

（一）诱因

1. 机械性梗阻

老年男性最常见诱因是良性前列腺增生。

2. 神经源性因素

如抗胆碱能药物，抑制逼尿肌收缩。

3. 感染与炎症

较为常见的如急性前列腺炎。

4. 其他诱因

如便秘、严重焦虑或环境改变导致的排尿反射抑制等。

（二）发病特点

1. 典型症状

排尿困难，老人有强烈的尿意，但无法顺利排出尿液，或者只能排出少量尿液。下腹部胀痛或膨隆，可触及胀大的膀胱，并伴有胀痛感。有时尿液可从尿道溢出，但不能减轻下腹部疼痛。

2. 不典型症状

尿频和夜尿增多，排尿时尿流变细，排尿无力，在膀胱过度充盈的情况下，可能会出现少量尿液不由自主地溢出。

案例解析

判断张爷爷可能为急性尿潴留的理由有：

1. 张爷爷有前列腺增生、高血压病史的诱因。

2. 本次发作时，下腹部胀痛难忍，无法排尿，具有典型表现。

二、急性尿潴留的紧急处置

1. 热敷法

热敷耻骨上膀胱区及会阴，对尿潴留时间较短、膀胱充盈不严重的老人常有良好效果。可以使用热水袋或热毛巾敷在相应部位，每次 15 ~ 20 分钟。也可采用热水浴，如在热水中有排尿感，可在水中试排，不要坚持出浴盆排尿，以防止失去自行排尿的机会。

2. 按摩法

顺脐至耻骨联合中点处轻轻按摩，并逐渐加压。可用拇指点按关元穴部位约 1 分钟，并以手掌自膀胱上方向下轻压膀胱，以助排尿，切忌用力过猛，以免造成膀胱破裂。

3. 诱导排尿

可尝试让老人听流水声，利用条件反射促进排尿；也可以用温水冲洗会阴部，通过温热刺激放松尿道括约肌，诱导排尿。

4. 穴位刺激

一般选穴阴陵泉、足三里、关元、膀胱俞、肾俞等，对处置急性尿潴留有较好的效果（图 2-5-1）。

5. 敷脐疗法

用食盐半斤炒热，布包熨脐腹，冷后炒热敷脐。或用独头蒜 1 个、栀子 3 枚、盐少许，捣烂，摊纸上贴脐，对处置急性尿潴留有较好的效果。

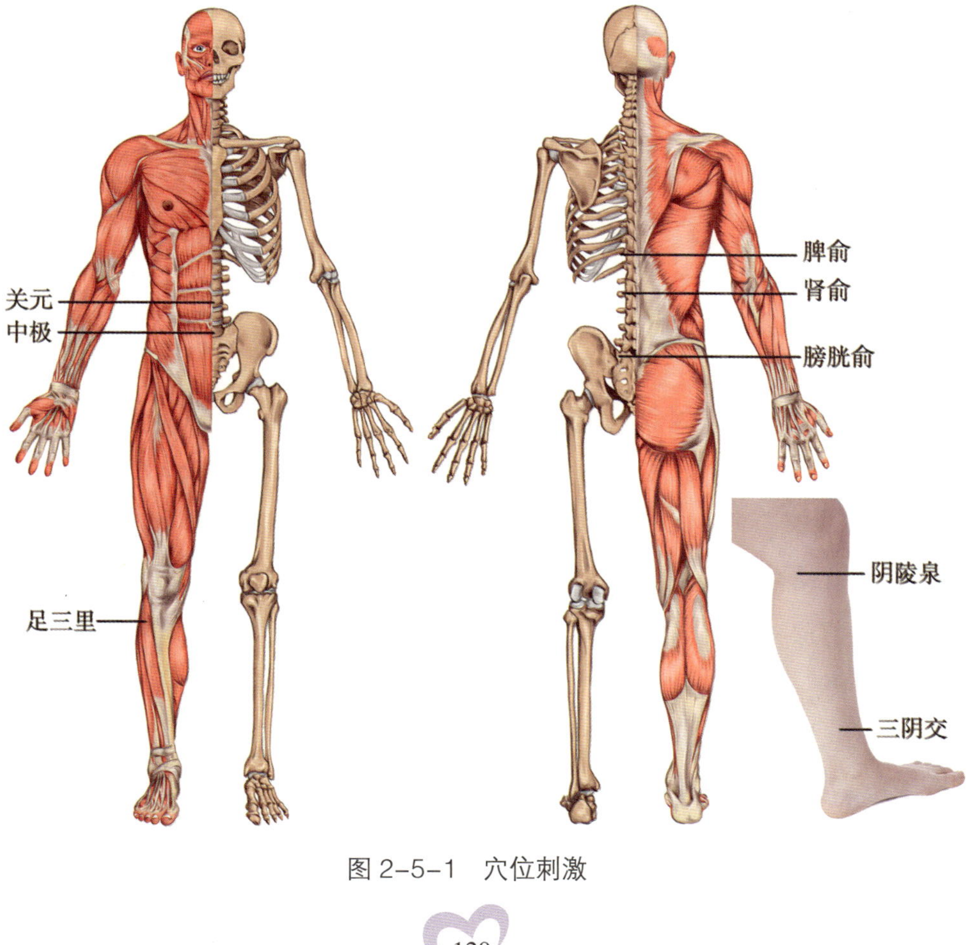

图 2-5-1　穴位刺激

6. 专业疗法

经以上处置仍无法排尿，需要联系专业医疗机构进一步处理，如采取导尿术等治疗。

三、急性尿潴留的照护

急性尿潴留的照护需重点关注导尿管管理、预防感染、促进膀胱功能恢复及预防复发。

视频

（一）导尿管管理

1. 保持清洁

（1）清洁尿道口：每日用温水或生理盐水清洁尿道口及导尿管近端（距尿道口 5 cm 内），避免使用刺激性消毒剂（如酒精）。

（2）清洁后保持局部干燥，防止细菌滋生。

2. 妥善固定

（1）使用医用胶布或导尿管固定贴，将导尿管固定于大腿或腹部，避免牵拉或扭曲。

（2）若尿液流出不畅，检查导尿管是否折叠或受压，勿自行冲洗，应联系医护人员。

（3）活动时可将尿袋固定于腿部，夜间悬挂于床边（低于膀胱水平）。

（二）尿袋管理

1. 定期更换尿袋

普通尿袋每 3 天更换，抗反流尿袋每周更换。

2. 及时倾倒

排尿后及时倾倒尿液，避免尿袋过满导致逆行感染。

3. 位置适宜

尿袋始终低于膀胱位置，避免提举高于腰部。

（三）尿液情况观察

若尿液混浊，以及有血块、絮状物或异味，可能提示感染，需及时就医。

（四）紧急情况处理

1. 脱出或堵塞

导尿管脱出或堵塞时勿自行重新插管，用干净纱布覆盖尿道口，立即就医。

2. 复发

尿潴留复发时尝试热敷下腹部、听流水声诱导排尿，若 30 分钟无效，立即急诊导尿。

3. 其他

发热 > 38℃、剧烈腹痛、血尿、意识模糊的情况下，须立即拨打急救电话。

四、急性尿潴留的预防照护

视频

（一）生活方式调整

1. 饮水与饮食

（1）每日饮水量控制在 1 500 ～ 2 000 ml，分次饮用（每小时 100 ～ 150 ml），避免短时间内大量饮水。睡前 2 小时减少饮水以防夜间膀胱过度充盈。

（2）减少咖啡、酒精、辛辣食物摄入，以免刺激膀胱。

（3）多摄入高纤维食物（如蔬菜、水果），预防便秘（便秘可能压迫尿道加重梗阻）。

2. 排尿习惯训练

（1）定时排尿：即使无尿意，每 2 ～ 3 小时尝试排尿一次，逐渐恢复膀胱收缩功能。避免憋尿，尤其是久坐、长途旅行或饮水较多时。

（2）排尿时彻底排空膀胱，可尝试“二次排尿”（排尿后等待片刻再次尝试）。

（3）辅助排尿技巧：排尿时身体前倾，轻压膀胱区（Crede 手法），或听流水声诱导排尿反射（需医生指导）。

（二）药物管理与随访

1. 遵医嘱用药

（1）前列腺增生老人需长期服用 α 受体阻滞剂（如坦索罗辛），松弛膀胱颈平滑肌，改善排尿。

（2）若存在尿路感染，按疗程服用医生开具的抗生素，切勿自行停药。

（3）禁用抗胆碱药（如阿托品）、抗组胺药（如扑尔敏）等可能加重尿潴留的药物。

（三）定期复诊

导尿管拔除后 1 周内复查膀胱超声，评估残余尿量（＞ 100 ml 需进一步处理）。每 3 ～ 6 个月检查尿流率、前列腺特异性抗原（PSA）等，监测病情进展。

（四）预防并发症

1. 尿路感染防控

（1）每日清洗会阴部，排便后从前向后擦拭，避免肠道细菌污染尿道口。

（2）避免频繁触摸导尿管接口，操作前洗手。

2. 膀胱功能恢复

（1）膀胱训练：拔管前进行夹闭训练，每 2 ～ 3 小时开放导尿管放尿，模拟正常排尿节律。

（2）盆底肌锻炼：收缩肛门（如憋尿动作），持续 3 ～ 5 秒后放松，每日 3 组，每组 10 次，增强控尿能力。

（五）心理支持与教育

解释尿潴留病因及治疗进程，帮助老人适应导尿管生活。指导家属掌握导尿管护理、异常症状识别及应急处理流程。急性尿潴留居家照护的核心是“防感染、保通畅、促恢复、防复发”。通过规范导尿管管理、调整生活习惯、严格用药及定期随访，可有效降低并发症风险并改善预后。若出现任何异常症状，切勿拖延，需要及时联系医护人员。

【练习题】

A1 型题

1. 急性尿潴留老人使用热敷法时，正确的操作是（　　）。

A. 热敷时间为每次 30 分钟，每日 3 次　　B. 在水中尝试排尿时需立即出浴盆

C. 使用冰袋敷于膀胱区缓解疼痛　　D. 热敷耻骨上膀胱区，每次 15 ～ 20 分钟

E. 热敷后立即用力按压膀胱促进排尿

答案：D

解析：热敷应持续 15 ~ 20 分钟，且在水中可尝试排尿，无须立即出浴盆。冰敷和用力按压会加重损伤。

2. 关于急性尿潴留的按摩法，错误的是（　　）。

A. 从脐部至耻骨联合中点轻柔按摩　　B. 拇指点按关元穴约 1 分钟

C. 手掌自膀胱上方向下轻压　　D. 用力按压膀胱以加速排尿

E. 避免用力过猛以防膀胱破裂

答案：D

解析：按摩需轻柔，用力按压可能导致膀胱破裂。

3. 诱导排尿的有效方法不包括（　　）。

A. 听流水声刺激条件反射　　B. 用冷水冲洗会阴部

C. 温水坐浴放松尿道括约肌　　D. 轻拍下腹部促进排尿反射

E. 调整体位前倾排尿

答案：B

解析：应使用温水而非冷水冲洗会阴，冷水可能加重痉挛。

4. 急性尿潴留导尿管居家护理中，错误的是（　　）。

A. 每日用酒精消毒尿道口　　B. 导尿管固定于大腿防止牵拉

C. 尿袋低于膀胱水平　　D. 普通尿袋每 3 天更换

E. 尿液混浊时及时就医

答案：A

解析：酒精会刺激黏膜，应使用温水或生理盐水清洁。

5. 预防急性尿潴留的生活方式调整不包括（　　）。

A. 每日饮水 2 000 ml，睡前大量饮水　　B. 定时排尿，每 2 ~ 3 小时一次

C. 增加膳食纤维的摄入以预防便秘　　D. 避免摄入咖啡和辛辣食物

E. 进行盆底肌训练以增强控尿能力

答案：A

解析：睡前应减少饮水，以防膀胱过度充盈。

A2 型题

张爷爷，75 岁，有前列腺增生病史，导尿管留置期间突然出现导尿管脱出，应如何处理（　　）。

A. 立即用家中备用导尿管重新插入　　B. 用无菌纱布覆盖尿道口并送医

C. 用力按压膀胱区尝试排尿　　D. 口服利尿剂促进排尿

E. 热敷下腹部等待自行恢复

答案：B

解析：导尿管脱出时禁止自行重插，需无菌覆盖并就医，避免感染和损伤。

任务二　老年人突发尿石症的现场处置与照护

课件

案例导入

李奶奶，75 岁，独居，既往有高血压病史 20 年，长期服用氢氯噻嗪（利尿剂）控制血压。平日因担心夜间频繁如厕，每日饮水量不足 1 000 ml，且喜食咸菜、豆腐、菠菜等高盐、高钙、高草酸食物。近一年来偶有腰部酸胀感，未予重视。此次因久坐看电视 3 小时后起身，突发右侧腰部剧烈绞痛，疼痛放射至右下腹及大腿内侧，伴恶心、呕吐 3 次，呕吐物为胃内容物，肉眼见尿液呈淡红色。家属赶到时，李奶奶面色苍白，大汗淋漓，无法平卧。

任务描述

1. 快速识别老年人尿石症急性发作。
2. 启动 EMSS 系统，在急救人员到达前采取有效缓解疼痛、预防感染及肾功能损伤的措施。
3. 制订个体化照护方案，涵盖急性期处理、结石排出辅助措施及长期预防复发的策略。

知识储备

尿石症是泌尿系统常见急症，根据结石位置分为肾结石、输尿管结石、膀胱结石及尿道结石（图 2-5-2）。

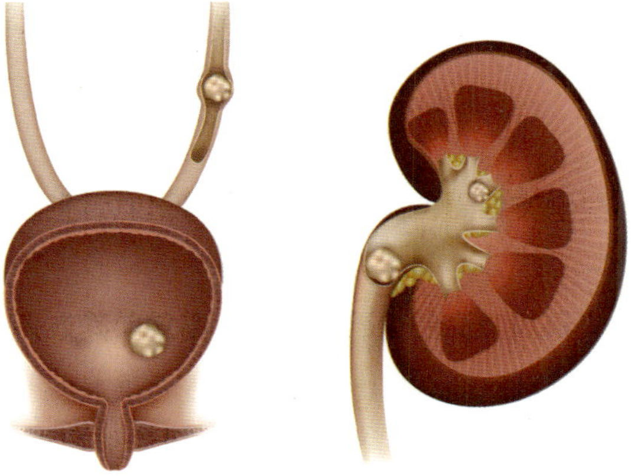

图 2-5-2　结石分布

老年人因代谢减缓、长期脱水、药物影响（如利尿剂、钙剂）及合并慢性病（如高血压、糖尿病），发病率显著升高。常见结石类型如下。

1. 草酸钙结石（占 70%）

与高草酸饮食、维生素 C 过量、肠道吸收异常相关。

2. 尿酸结石（占 10%）

与高嘌呤饮食、痛风、尿液 pH 值偏低（<5.5）相关。

3. 感染性结石（如磷酸铵镁结石）

与反复尿路感染、尿液 pH 值偏高相关。

结石移动可损伤尿路黏膜，引发血尿；嵌顿于输尿管可导致肾盂积水，继发感染甚至脓毒症。

一、快速识别尿石症

（一）尿石症的高危因素

1. 饮食相关

高钠、高动物蛋白、低纤维素饮食，饮水不足。

2. 代谢异常

高钙血症、高尿酸血症、胱氨酸尿症。

3. 药物影响

长期使用利尿剂、抗酸药（含钙）、维生素 D 补充剂。

4. 慢性疾病

高血压、糖尿病、反复尿路感染。

（二）尿石症的典型症状

1. 疼痛

尿结石在肾脏内时可能引发肾区疼痛，表现为钝痛或胀痛。当结石移动至输尿管时，疼痛可能加剧，表现为阵发性绞痛，并向腹部、大腿内侧、外阴等部位放射。

2. 血尿

尿结石在尿路中移动时可能划伤尿路黏膜，导致出血。多为镜下血尿，约 30% 的老人可见肉眼血尿，常与疼痛同步出现。

3. 尿路刺激症状

尿结石可能刺激尿路黏膜，引发尿频、尿急、尿痛等尿路刺激症状，这些症状在结石位于输尿管下段或膀胱时尤为明显。

4. 排尿困难

对于尿道结石老人，结石可能阻塞尿道，导致排尿困难。老人可能感觉排尿时尿流变细、中断或无法排出尿液。

（三）不典型表现

1. 隐匿性疼痛

老年人痛阈较高，可能仅表现为腰背部酸胀或隐痛，易被误诊为肌肉劳损。

2. 消化道症状

部分尿道结石老人可能出现恶心、呕吐等胃肠道症状，尤其是合并慢性胃炎或便秘者。

3. 全身症状

发热、乏力、食欲减退。老年人本身抵抗力较弱，输尿管结石容易引发泌尿系统感染，出现发热、寒战、尿频、尿急、尿痛等症状（提示感染或肾功能受损）。

案例解析

张奶奶的尿石症判断依据：

1. 张奶奶有长期使用利尿剂、饮水不足、高盐高钙饮食等高危因素。

2. 张奶奶右侧腰部绞痛放射至大腿内侧，并伴有肉眼血尿，符合尿石症的典型症状。

二、尿石症的急救

（一）急救原则

1. 缓解疼痛

减少平滑肌痉挛，降低肾盂压力。

2. 预防并发症

控制感染，保护肾功能。

（二）急救方法与流程

1. 紧急联络与转运

拨打 120 时需说明："老人 75 岁，突发右侧腰部绞痛伴血尿，有高血压及长期利尿剂使用史，疑似尿石症，请求泌尿外科支援。"

2. 卧床休息，鼓励老人多饮水

协助老人取健侧卧位（如左侧卧），屈膝以放松腹部肌肉。

3. 禁忌自行搬运

避免剧烈颠簸导致结石移位或加重黏膜损伤。

4. 按压痛点

肾绞痛发作时可指压背部的压痛点，通过经络传导对尿路结石起到紧急治疗的作用。指压疗法对肾绞痛具有一定的止痛效果，且可以促进排石。

5. 热敷腰背部

肾区疼痛部位可通过热敷减轻疼痛。若发作时肾结石疼痛非常剧烈，可在遵医嘱的情况下使用镇痛解痉药物缓解不适。

6. 监测生命体征

密切观察老人的意识、心率、血压、呼吸、尿量等变化，为急救人员提供准确信息。

7. 心理安慰

保持安静环境，给予老人心理支持，减轻其焦虑和恐惧。

三、尿石症的预防及照护

对于老年尿石症的照护，主要策略包括生活方式的调整、饮食管理及必要的医疗干预。

1. 鼓励老人多饮水

每天摄取 3 000 ml 水分，白开水最好，因为大部分饮料都含有草酸，鼓励老人每隔 1~2 小时就喝杯水。充足的水可以稀释尿液，把小结石冲出来；大量水分也是泌尿道痉挛的最好止痛松弛剂。

2. 调节饮食

饮食上要注意控制钙和草酸的摄入。减少高钙食物，如牛奶、豆制品的过量食用；避免食用富含草酸的食物，如菠菜、巧克力、浓茶等，以防结石进一步增大。增加蔬菜水果的摄入，保证膳食纤维的摄取，有助于维持肠道正常功能，促进身体代谢。同时，要保持饮食清淡，减少辛辣、油腻食物的摄入，减轻肾脏负担。

3. 适当运动

适量的有氧运动，如慢跑或打太极拳有助于改善新陈代谢和循环系统，可以帮助促进身体健康和结石的排出。

4. 定期医疗检查

老年人应定期进行尿常规和影像学检查，以便及时发现和管理尿石症。尿液分析：每 3 ～ 6 个月检测尿常规（高危人群加密至每月），重点关注红细胞、白细胞计数、pH 值及结晶类型，同步开展 24 小时尿代谢分析（钙、草酸等）。

拓展阅读

尿石的历史：与文明并行

人类对尿石症的认识可追溯至古代。公元前 4800 年埃及木乃伊中发现的膀胱结石和公元前 3 400 年肾结石的考古证据，以及古印度公元前 2000 年记载的经耻骨上取石手术，揭示了古代人类对泌尿系结石的认知与治疗尝试。中国早在春秋战国时期的《五十二病方》中即有泌尿系结石治疗记载，唐代孙思邈更创新性地采用葱管导尿术，成为早期导尿技术的典范。19 世纪西医传入中国后，1844 年伯驾在博济医院完成中国首例经会阴膀胱切开取石术，引入现代泌尿外科技术。20 世纪初，谢元甫、施锡恩等学者推动专科化发展，至 1963 年吴阶平主编《泌尿外科学》，结合沈绍基、叶章群等专家在结石病因研究与微创技术（如 ESWL、PCNL）的突破，使中国尿石症诊疗体系逐步完善。

【练习题】

A1 型题

1. 尿石症老人每日饮水量为（　　）。

A.500 ～ 1 000 ml　　B.1 000 ～ 1 500 ml　　C.1 500 ～ 2 000 ml

D.2 500 ～ 4 000 ml　　E.4 000 ml 以上

答案：D

解析：尿石症患者需通过大量饮水稀释尿液，降低结石形成风险，并促进小结石排出。饮水量过少，可能导致尿液浓缩，增加结石形成或复发风险。过量饮水可能加重心肾负担，尤其对老年人易引发水肿或电解质紊乱。

2. 老年人突发尿石症时，下列措施不恰当的是（　　）。

A. 局部热敷缓解疼痛　　B. 鼓励老人大量饮水促进排石

C. 立即服用布洛芬止痛　　D. 协助保持侧卧屈膝体位

E. 拨打 120 并告知病情

答案：C

解析：非甾体抗炎药可能掩盖症状，且对输尿管平滑肌无直接松弛作用，尿石症急性期应避免使用。

3. 尿石症老人的饮食应避免（　　）。

A. 高纤维蔬菜　　B. 柑橘类水果　　C. 浓茶和菠菜

D. 低脂牛奶　　E. 碳酸饮料

答案：C

解析：浓茶和菠菜含高草酸，可能加重结石形成。

A2 型题

1. 李爷爷，80 岁，长期服用呋塞米治疗心力衰竭，突发左侧腰部绞痛伴镜下血尿。B 超示左输尿管上段结石，直径 0.8 cm。急救时最应避免的措施是（　　）。

A. 立即肌内注射哌替啶　　B. 鼓励老人多跳跃促进排石

C. 口服盐酸坦索罗辛　　D. 局部热敷疼痛区域

E. 静脉滴注头孢曲松

答案：B

解析：老人心肺功能较差，剧烈跳跃可能诱发心力衰竭，应选择温和的活动（如散步）。

2. 张奶奶，80 岁，长期服用呋塞米，近期尿量减少、意识模糊。急诊检查显示血肌酐升高、尿白细胞阳性。最可能的诊断是（　　）。

A. 尿石症合并急性肾损伤　　B. 慢性心力衰竭加重　　C. 脑卒中

D. 糖尿病酮症酸中毒　　E. 尿毒症

答案：A

解析：呋塞米导致脱水，增加结石风险；尿白细胞阳性提示感染，血肌酐升高提示肾损伤。

任务三　中医急救技术

课件

案例导入

张爷爷，83 岁，12 小时前开始感到排尿困难，尝试排尿，仅能排出少量尿液，随后完全无法排尿。伴有下腹部胀痛，疼痛逐渐加重，无放射痛，无发热、寒战、血尿或尿道分泌物。既往有前列腺增生病史，长期服用药物治疗，但近期未规律服药，无泌尿系结石等其他病史。社区门诊中医大夫到达现场后，查看发现张爷爷舌红、苔黄腻、脉弦，行床旁泌尿系彩超示尿潴留。针刺气海、百会等穴位 5 分钟后，张爷爷稍感便意，随后予三棱针在指尖处放血后，张爷爷排出小便，量约 300 ml。

任务描述

1. 掌握中医急救的适应证和禁忌证。

2. 实施中医急救的操作。

知识储备

中医急救技术是以中医理论为指导，强调整体观念和辨证论治。其核心思想是“急则治其标，缓则治其本”，即在紧急情况下，以迅速缓解症状、挽救生命为首要目标。

常用方法包括针刺、艾灸、推拿、刮痧、放血等。其中，针刺和艾灸是最常用的急救方法，具有操作简便、见效快的特点。

一、中医急救技术的适应证及禁忌证

（一）适应证

1. 急症初期

在急症发生的初期，中医急救技术可以发挥重要作用，为后续治疗争取时间。例如：晕厥时针刺人中、十宣等穴位，可帮助苏醒；中暑时刮痧、拔罐可清热解暑，缓解症状；急性疼痛时针刺、推拿可有效止痛，如急性腰扭伤、落枕等；出血时按压止血点、外用止血粉等可快速止血。

2. 慢性病急性发作

对于某些慢性病的急性发作，中医急救技术可以缓解症状，控制病情。例如，心绞痛时按压内关、膻中等穴位可缓解疼痛；哮喘时针刺定喘、肺俞等穴位可平喘止咳；发生高血压危象时针刺太冲、曲池等穴位可降压。

3. 其他

意外伤害，如骨折、脱臼等，通过中医正骨手法可复位固定。中毒时部分中药可解毒，如绿豆、甘草等。

（二）禁忌证

中医急救技术并非适用于所有情况，以下情况需谨慎使用或禁止使用。

1. 危重症

如心搏骤停、呼吸衰竭等，需立即进行心肺复苏等现代医学急救措施，中医急救技术可作为辅助手段。

2. 不明原因的急症

在未明确诊断的情况下，盲目使用中医急救技术可能会延误病情。

3. 特殊人群

孕妇、婴幼儿、老年人等特殊人群，使用中医急救技术需谨慎，最好在专业医师指导下进行。

4. 特定部位

如眼部、颈部、胸部等部位，使用针刺、刮痧等技术需格外小心，避免造成损伤。

5. 出血性疾病

如血友病、血小板减少性紫癜等，使用针刺、放血等技术可能会加重出血。

6. 皮肤破损或感染

如皮肤溃疡、湿疹等，使用刮痧、拔罐等技术可能会加重感染。

二、中医急救技术的实施

（一）急救原则

中医在处理泌尿系统急症时，强调“急则治标，缓则治本”，结合辨证施治。

（二）中医急救技术操作

1. 紧急穴位刺激救治

急救穴位强刺激不需要使用专用针具，可以选择质地较硬的回形针、硬笔尖、筷子、手指末端、肘关节的顶端等对特定穴位进行强刺激（刺激以不破坏局部皮肤为度），从而对老人快速进行救治。根据具体情况的不同，穴位的选择也存在一定差异，如排尿不畅，可选择涌泉穴、气海穴、百会穴等；也可选择利尿穴（神阙与曲骨连线中点），拇指按压 3 ~ 5 分钟，促进排尿。

2. 刮痧

是以中医经络腧穴理论为指导，通过汤勺、牛角、木梳柄等器具和相应的手法，蘸取温水、白酒、活络油、红花油等介质，在体表进行反复单方向刮动，使皮肤局部出现红色粟粒状或暗红色出血点等“出痧”变化，从而达到活血透疹的作用，可用于尿潴留的急救。

3. 口服中药

芍药甘草汤，缓急止痛，配合金钱草、海金沙煎服排石；复方金钱草颗粒、小蓟饮子用于实证血热；三七粉 3 g 冲服，化瘀止血（外伤或结石导致）；导赤散（生地、木通、竹叶）清心火、利小便；蒲公英、白茅根各 30 g 煎汤频服，可清热解毒等。

4. 搐鼻通窍

可以将一些芳香类药物的粉末吹到鼻腔黏膜中，从而刺激昏迷者快速苏醒，或立即点按人中、少商、百会，或用葱头一把捣碎加入麝香，放入神阙穴，上面放置热水袋，促进苏醒。

5. 放血

是在皮肤较嫩处通过针刺放血的方法达到治疗目的。如癃闭者，可用三棱针在指尖处放血。

6. 熏洗法

可用黄柏、苦参、败酱草等药物煎汤熏洗会阴，消炎止痛。

（三）操作注意事项

1. 辨证为先

需区分虚实寒热（如尿潴留实证用八正散，虚证用肾气丸）。

2. 禁忌证

如老人患有肾功能衰竭、肿瘤等器质性病变，需优先西医处理。

3. 应急后处理

中医急救仅可暂时缓解症状，需及时就医明确病因（如结石、感染、梗阻等）。

案例解析

张爷爷可应用中医急救的理由有：

1. 老人排便不畅，无发热、寒战、血尿或尿道分泌物。

2. 既往有前列腺增生病史，但近期未规律服药，并且否认其他病史。

3. 本次发病后行辅助检查未见器质性病变，无皮肤破损、感染，无出血性疾病等情况。

4. 根据老人目前排尿不畅，中医急救技术强调辨证施治，可给予中医急救方法。

拓展阅读

世界上应用导尿术的第一人

俗话说“活人不能让尿憋死”，意思是这种事绝不可能发生。但是在导尿术发明之前，这是有可能发生的。相传唐朝时，有个人得病已经三天了，一直尿不出来，小肚子胀得像个小鼓，双手捂着肚子，呻吟不止，非常痛苦。家人请来了名医孙思邈，看过病人后，孙思邈感到用药可能解决不了问题，思来想去，终于想出一个办法，他找来一根粗细适宜的葱管，小心翼翼地插进病人的尿道里，再用力一吹，不一会儿尿液顺着葱管流了出来。这是世界上最早记载的导尿术。

中医承载着中国悠久的历史与深厚的文化底蕴。它既是中华民族智慧的结晶，也是中华文化宝库中的瑰宝。

【练习题】

A1 型题

1. 在中医急救中，以下哪种情况适合使用针刺人中穴进行急救（　　）。

A. 急性心肌梗死　　B. 晕厥　　C. 高血压危象

D. 哮喘发作　　E. 车祸外伤

答案：B

解析：针刺人中穴是中医急救中常用于晕厥老人的方法，可帮助其苏醒，但对于急性心肌梗死、高血压危象等危重症，需优先采用现代医学急救措施。

2. 在中医急救中，以下哪种做法不适合用于急性腰扭伤的老人（　　）。

A. 针刺委中穴　　B. 推拿按摩　　C. 热敷患处

D. 立即进行剧烈运动　　E. 口服中药汤剂

答案：D

解析：急性腰扭伤老人应避免剧烈运动，以免加重损伤。针刺委中穴、推拿按摩和热敷是中医常用的缓解急性腰扭伤的方法。

3. 在中医急救中，以下哪种情况禁忌使用刮痧法（　　）。

A. 中暑　　B. 皮肤破损或感染　　C. 急性胃肠炎

D. 风寒感冒　　E. 急性腰扭伤

答案：B

解析：刮痧疗法适用于中暑、风寒感冒等症，但对于皮肤破损或感染的老人，刮痧可能会加重感染，因此属于禁忌证。

4. 在中医急救中，以下哪种情况适合使用艾灸法（　　）。

A. 急性出血　　B. 虚寒性腹痛　　C. 高热惊厥

D. 急性中毒　　E. 牙痛

答案：B

解析：艾灸疗法适用于虚寒性病症，如虚寒性腹痛，可通过温通经络、散寒止痛缓解症状。但对于急性出血、高热惊厥和急性中毒等情况，艾灸可能加重病情，属于禁忌证。

A2 型题

张爷爷，75 岁，夏天在社区参加活动时，中暑突然晕倒，以下哪些做法适合用于他的急救（　　）。

A. 针刺人中穴　　B. 艾灸腹部　　C. 中药溻渍治疗

D. 热敷腹部　　E. 让患者饮用大量冰饮

答案：A

解析：艾灸属于温热疗法，通过提升局部温度促进血液循环，适用于寒证或虚证的调理（如宫寒、脾胃虚寒）。但中暑急救需快速降温，艾灸会加重体温升高，故不适用。溻渍多用于慢性病的外治（如关节炎），与中暑急救的降温原则无直接关联。热敷虽可缓解寒性腹痛或促进消化，但同样会升高体温。中暑急救需用冷敷或冰袋降温，热敷属禁忌。大量冰饮可能引发胃肠不适，且不利于电解质平衡，正确做法是少量多次补充含盐清凉饮品。

点燃思考

王爷爷，72 岁，退休教师，与老伴同住和谐小区 5 号楼 302 室。王爷爷有 10 年高血压病史，长期规律服药。近 3 个月逐渐出现排尿困难、尿线变细、尿后滴沥等症状，夜间需起床排尿 4 ~ 5 次，影响夜间休息。1 周前因完全无法排尿，伴随下腹胀痛，急诊入院。经检查诊断为“良性前列腺增生（BPH）导致的急性尿潴留”，留置导尿管后症状缓解，目前出院居家休养，但仍未拔出导尿管。王爷爷因长期排尿问题情绪焦虑，担心形成依赖。

照护任务：请完成实际照护任务并绘制健康教育海报。

实际照护任务：

1. 监测排尿情况，记录每日尿量、颜色及排尿频率，观察导尿管的通畅性。

2. 预防并发症，降低尿路感染风险，保持会阴部清洁。

3. 心理支持，缓解老人焦虑情绪，增强治疗信心。

4. 健康宣教，指导老人调整生活方式及配合治疗。

项目六　老年运动系统常见急症照护

学习目标

知识导读

素质目标

1. 培养学生对老人的关爱与耐心，强化其细致观察和应急响应的职业素养。
2. 提升学生在紧急情况下保持冷静、规范操作的能力。
3. 增强团队协作意识，提升协调医疗资源与家属沟通的能力。

知识目标

1. 掌握老年人常见骨折的临床表现与诊断要点。
2. 掌握骨折现场急救的基本原则与操作步骤，包括开放性骨折的特殊处理。
3. 熟悉骨折老人康复期照护的注意事项。

能力目标

1. 能快速识别骨折的典型症状并判断损伤严重程度。
2. 能正确实施骨折的初步固定与搬运，结合不同部位骨折选择适宜的固定工具和方法。
3. 能制订个性化的骨折康复计划，结合老年人基础疾病调整照护方案。

赛证对接

运动系统相关问题，如老年人骨折、软组织挫伤及关节损伤，以及常用院外创伤急救技术（止血、包扎、固定、转运），在老年照护员考证及老年照护技能比赛中占据重要考核地位。老年照护员在备考时，务必系统学习并切实掌握运动系统各类老年常见病症的照护知识与技能。

任务一　老年人骨折的现场处置与照护

课件

案例导入

张奶奶，78岁，在浴室滑倒，右髋部剧烈疼痛，无法站立。跌倒后立即呼叫家人，右下肢外旋畸形，局部肿胀明显，疼痛。骨质疏松症病史10年，长期服用钙剂，无其他严重慢性疾病。

任务描述

1. 快速识别骨折，初步判断骨折类型及严重程度。
2. 骨折的现场急救，采取紧急固定措施，联系急救服务并全程监测生命体征。
3. 制订长期照护方案，术后康复护理与并发症预防，结合基础疾病优化管理。

知识储备

65 岁以上老年人骨折发生率显著增加。随着年龄的增长，老年人的骨骼会发生一系列变化，如骨密度降低、骨质变薄、骨小梁减少等，使得骨骼变得脆弱，容易发生骨折。而且老年人往往存在多种慢性疾病，如骨质疏松症、高血压、糖尿病等，这些疾病会进一步影响骨骼健康，增加骨折的风险。当老年人发生骨折时，不仅会给其身体带来巨大痛苦，还可能引发一系列并发症，如肺部感染、深静脉血栓、压疮等，严重威胁老年人的生命健康。因此，掌握老年人骨折的现场处置与照护知识至关重要。

一、快速识别骨折

（一）危险因素

1. 骨质疏松

老年人骨折最常见的危险因素之一。随着年龄增加，骨量逐渐丢失，骨质变得疏松，轻微的外力作用就可能导致骨折。据统计，约 1/3 的绝经后女性和 1/5 的老年男性患有骨质疏松症。

2. 慢性疾病

如类风湿关节炎、甲状旁腺功能亢进等疾病会影响骨骼代谢，导致骨骼质量下降。此外，心血管疾病、神经系统疾病等可能影响老年人的平衡能力和反应能力，增加摔倒骨折的风险。

3. 药物影响

长期使用某些药物，如糖皮质激素、抗癫痫药物等，可能会导致骨质疏松，增加骨折的可能性。

4. 环境因素

地面湿滑、光线昏暗、障碍物多等不良环境因素，容易使老年人绊倒、滑倒，从而引发骨折。

5. 生活方式

缺乏运动、营养不良（尤其是钙和维生素 D 摄入不足）等不良生活方式，也会影响骨骼健康，增加骨折风险。

（二）常见类型及特点

1. 髋部骨折

包括股骨颈骨折和股骨粗隆间骨折，是老年人常见的骨折类型（图 2-6-1）。髋部骨折后，老人髋部疼痛剧烈，不能站立和行走，下肢呈外旋、短缩畸形。由于髋部周围血管丰富，骨折后容易引起大量出血，导致失血性休克。此外，髋部骨折后患者长期卧床，容易引发肺部感染、深静脉血栓等并发症，死亡率较高。

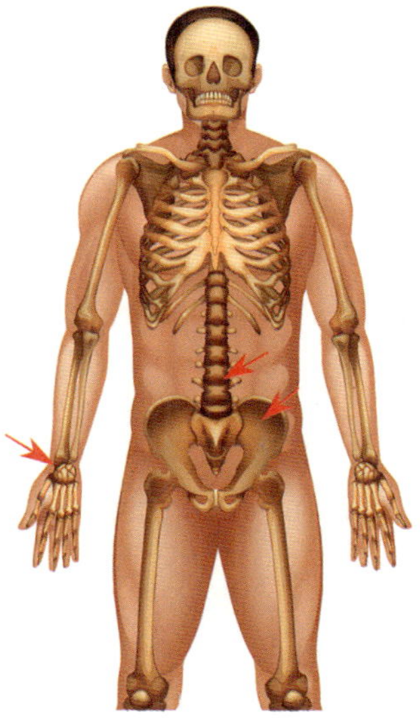

图 2-6-1 常见骨折部位

2. 腕部骨折

多发生于桡骨远端，常见于跌倒时手掌着地的情况下。骨折后腕部疼痛、肿胀，活动受限，典型的畸形为“餐叉样”畸形或“枪刺样”畸形。腕部骨折相对预后较好，但如果治疗不当，可能会影响手腕的功能。

3. 脊柱骨折

以胸腰椎骨折多见，常因老年人不慎滑倒、跌坐或轻微外力作用于脊柱而引起。患者常感腰背部疼痛，活动时疼痛加剧，严重时可能出现下肢麻木、无力、大小便失禁等神经损伤症状。脊柱骨折如果处理不当，可能导致脊柱畸形、脊髓损伤，甚至截瘫。

（三）典型症状与体征

1. 疼痛

骨折部位出现剧烈疼痛，活动或移动受伤肢体时疼痛加剧。疼痛程度因人而异，有些老人可能由于痛觉减退，疼痛表现不明显，但仍会有不适感。

2. 肿胀

骨折处周围组织出血、渗出，导致局部肿胀。肿胀程度与骨折的严重程度和受伤时间有关，一般受伤后数小时肿胀逐渐明显。

3. 畸形

骨折端移位可导致肢体出现畸形，如缩短、成角、旋转等。例如，髋部骨折后下肢短缩、外旋畸形；腕部骨折后出现“餐叉样”或“枪刺样”畸形。

4. 异常活动

正常情况下肢体不能活动的部位，骨折后出现异常活动。但在现场检查时，为避免加重损伤，不要随意搬动肢体来检查异常活动。

5. 骨擦音或骨擦感

骨折断端相互摩擦时，可产生骨擦音或骨擦感。但同样，在现场也不要刻意去检查这一体征，以免加重伤者的痛苦和损伤。

案例解析

判断张奶奶为髋部骨折，判断依据有：

1. 张奶奶有骨质疏松症病史 10 年，增加骨折风险。

2. 在浴室滑倒，右髋部剧烈疼痛，右下肢外旋畸形，具有典型表现。

二、骨折的现场急救

（一）急救原则

抢救生命，包扎止血，妥善固定，安全转运。

（二）急救方法和流程

1. 现场评估

迅速赶到老人身边，观察老人的意识、呼吸、心跳等生命体征，询问受伤经过，判断是否有其他合并伤。同时，检查骨折部位的情况，如有无肿胀、畸形、出血等。

2. 呼叫急救

立即拨打 120 急救电话，准确告知急救人员老人的位置、受伤情况等信息。在等待急救人员到来的过程中，不要随意搬动老人，除非现场环境存在危险，如在马路上可能受到二次碰撞等。

3. 包扎止血

如果骨折部位有出血，应立即进行止血。对于较小的伤口，可用干净的纱布或毛巾按压止血；对于较大的出血，可采用加压包扎止血法，即在伤口处覆盖多层纱布，用绷带或布条适当加压包扎。如果出血仍无法控制，可在出血部位的近心端使用止血带止血，但要注意记录止血带使用的时间，每隔 1 小时左右放松 1 ~ 2 分钟，防止肢体缺血坏死。

4. 妥善固定

固定的目的是减轻疼痛、防止骨折端移位和再损伤。固定材料可选用木板、树枝、硬纸板等，也可将受伤肢体与健侧肢体捆绑在一起进行固定。固定时要注意固定物的长度和宽度应合适，固定范围应超过骨折部位的上下关节。例如，上肢骨折固定时，要将腕关节、肘关节固定；下肢骨折固定时，要将踝关节、膝关节固定。固定要松紧适度，过松达不到固定效果，过紧会影响血液循环。

5. 安全转运

在急救人员到来之前，如果必须搬运老人，要采用正确的搬运方法。对于脊柱骨折的老人，要采用平托法或滚动法搬运，严禁采用一人抬头、一人抬脚等错误的搬运方法，以免加重脊髓损伤。对于髋部骨折的老人，可使用担架或门板搬运，搬运过程中要保持老人身体的平稳，避免颠簸。

三、老年人骨折的照护

（一）骨折后的照护

1. 心理照护

骨折后老人往往会因为身体疼痛、活动受限等原因产生焦虑、抑郁等不良情绪。家属和照护员要多与老人沟通交流，给予关心和安慰，鼓励老人积极配合治疗和康复训练。可以给老人讲述一些成功康复的案例，增强其康复的信心。

2. 饮食照护

骨折后老人需要更多的营养来促进骨折愈合。在保证营养均衡的基础上，适当增加富含钙、蛋白质、维生素等营养物质的食物摄入量。同时，要注意饮食清淡，避免摄入油腻、辛辣等刺激性食物，以防影响消化。鼓励老人多喝水，防止泌尿系统感染和便秘。

3. 皮肤照护

由于骨折后老人需要长时间卧床，容易发生压疮。因此，要定期为老人翻身、拍背，一般每 2 小时翻身一次。保持皮肤清洁干燥，及时更换被汗液、尿液等污染的床单、衣物。在骨突部位，如骶尾部、足跟、肘部等，可使用气垫、棉垫等减压物品，减轻局部压力。

4. 康复训练照护

在医生的指导下，根据骨折的愈合情况，帮助老人进行适当的康复训练。康复训练计划：早期（0 ~ 2 周），被动关节活动（照护者协助屈伸踝、膝关节）。中期（2 ~ 6 周），助行器辅助部分负重行走，上肢力量训练（握力球）。后期（6 周后），平衡训练（单腿站立）、步态矫正（使用矫形鞋垫）。

（二）骨折的预防照护

1. 改善生活环境

保持室内地面干燥、整洁，避免有障碍物。在卫生间、走廊等地方安装扶手，方便老人行走。调整家具布局，使老人活动空间宽敞、通畅。增加室内照明，尤其是夜间照明，避免老人因光线不足而摔倒。

2. 合理饮食

鼓励老人多摄入富含钙、维生素 D、蛋白质等营养物质的食物，如牛奶、豆制品、鱼虾、蛋类、瘦肉等。钙是骨骼的重要组成成分，维生素 D 有助于钙的吸收和利用，蛋白质对于维持骨骼和肌肉的健康也非常重要。同时，要避免老人过度饮酒和吸烟，这些不良习惯会影响骨骼健康。

3. 适当运动

根据老人的身体状况，选择适合的运动方式，如散步、太极拳、八段锦等。运动可以增强肌肉力量，提高身体的平衡能力和协调性，降低摔倒的风险。但要注意运动强度适中，避免过度运动导致疲劳或受伤。

4. 定期体检

定期带老人去医院进行体检，检查骨密度、血糖、血压等指标。对于患有骨质疏松症等疾病的老人，要按照医生的建议进行治疗和干预，及时补充钙剂、维生素 D 等，控制病情发展。

拓展阅读

中国骨科泰斗为骨关节病患者带来希望

卢世璧，中国共产党党员，骨科专家，毕业于中国协和医学院，曾任中国人民解放军总医院骨科研究所所长，主要从事骨科基础研究与临床工作。1996 年当选中国工程院院士。他先后参与了 1966 年邢台地震、1975 年海城地震、1976 年唐山地震、2008 年汶川地震等四次大地震的救援工作，是全国抗震救灾优秀共产党员、全国抗震救灾模范。

20 世纪五六十年代，全世界约有一半中老年人患有关节病，而我国因腿部疼痛而丧失劳动能力的人难计其数。1979 年，卢世璧凭着不服输的劲头成功研制出固定人工关节的 TJ 骨水泥，填补了国内空白，人工关节置换手术得以广泛推广。也是在这一年，卢世璧加入了中国共产党，他立下誓言：把全部心血和精力献给党和人民，献给医学事业。对党的忠诚和军人的使命感，让卢世璧一次次奔向最危险的地方。

【练习题】

A1 型题

1. 老年人髋部骨折现场急救时，下列操作错误的是（　　）。

A. 用硬质夹板固定患肢
B. 立即扶起老人尝试行走
C. 冰敷肿胀部位减轻疼痛
D. 保持患肢自然体位避免移动
E. 拨打 120 急救电话

答案：B

解析：随意移动可能加重骨折移位或损伤血管、神经，需等待专业人员处理。

2. 张奶奶骨折术后康复期出现下肢肿胀、皮温升高，最可能的原因是（　　）。

A. 压疮　　B. 深静脉血栓　　C. 肺部感染

D. 尿路感染　　E. 正常反应

答案：B

解析：长期卧床易导致下肢静脉血流缓慢，形成血栓，表现为肿胀、皮温升高。

3. 老年人髋部骨折术后最需警惕的早期并发症是（　　）。

A. 压疮　　B. 深静脉血栓　　C. 尿路感染

D. 肺部感染　　E. 关节僵硬

答案：B

解析：深静脉血栓因术后卧床、血流缓慢而高发，可能引发肺栓塞，是早期重点预防的并发症。

A2 型题

1. 王爷爷，80 岁，跌倒后左腕肿胀、疼痛，呈“餐叉样”畸形，可能是（　　）。

A. 肱骨骨折　　B. 桡骨远端骨折（Colles 骨折）

C. 尺骨鹰嘴骨折　　D. 肩关节脱位

E. 髋部骨折

答案：B

解析：腕部“餐叉样”畸形是 Colles 骨折的典型体征，常见于跌倒时手掌撑地。

2. 针对该老人的护理重点包括（　　）。

A. 每日检查石膏松紧度　　B. 鼓励早期开始功能训练　　C. 严格控制血糖

D. 高蛋白饮食　　E. 以上均是

答案：E

解析：糖尿病患者需控制血糖以促进愈合，同时需监测石膏固定情况及逐步康复。

任务二　老年人软组织挫伤及关节损伤的现场处置与照护

课件

案例导入

李爷爷，67 岁，外出晨练时踏空台阶意外跌倒，当时自觉右膝关节疼痛，但仍能坚持行走，遂自行返回家中。2 ~ 3 小时后，疼痛逐渐加重，右膝关节出现肿胀，无法转动，局部皮肤呈现青紫色。既往有骨质疏松史 7 年。

任务描述

1. 快速识别发生软组织挫伤和关节损伤的老人。
2. 启动 EMSS 系统，在 120 到达之前采取急救措施，防止损伤加重。
3. 制订个体化照护方案，预防再次发生运动损伤。

知识储备

软组织挫伤是指钝力作用于机体后引起的皮下组织、肌肉和小血管等损伤，临床上较为常见。受损组织常发生充血、水肿或血肿，头、胸、腹部挫伤可能合并深部器官损伤。关节由关节囊、关节面和关节腔构成。当关节遭遇外伤或暴力作用时，会导致关节损伤，出现关节脱位、韧带损伤等，表现为关节肿胀、疼痛、活动受限，严重时可伴有畸形（图 2-6-2，图 2-6-3）。

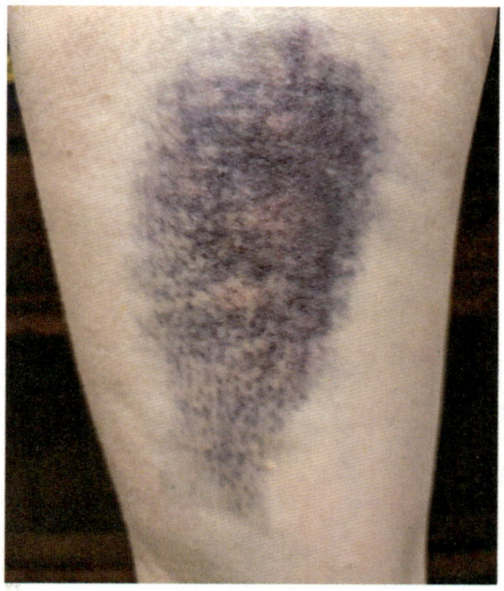

图 2-6-2 淤青

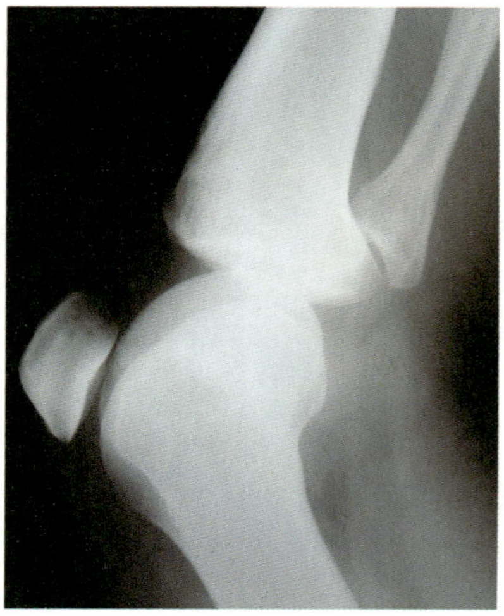

图 2-6-3 关节损伤（脱位）

对于老年人而言，由于骨质疏松和肌肉力量减弱，软组织挫伤和关节损伤的发生率相对较高，且恢复较慢。

一、快速识别软组织挫伤和关节损伤

（一）病因

软组织挫伤及关节损伤通常是由外力作用导致的，应询问老人是否有跌倒、撞击、挤压或扭伤等外伤史。

（二）发病特点

1. 疼痛

疼痛程度和性质因损伤类型和程度而异，可为钝痛、锐痛或刺痛。软组织挫伤初期的疼痛通常较为剧烈，随着活动或触碰而加剧，尤其在深层组织受损时更为明显。

2. 肿胀

由于血管破裂导致血液渗出至周围组织，引起局部积液和水肿，受伤区域可迅速出现肿胀。可导致关节活动受限，尤其是四肢挫伤时更为显著。

3. 皮下淤血

由于微小血管破裂出血，受伤部位及其周围皮肤可出现淤血现象，表现为青紫色斑块。起初可能是鲜红色，随后逐渐转变为蓝黑色、绿色，直至黄色，这是血液分解产物被身体吸收的过程。

4. 压痛

除自发性疼痛外，对受伤区域施加轻微压力即可引发明显的不适或疼痛反应，检查压痛范围可以确定损伤的确切位置及范围。

5. 活动受限

如挫伤涉及肌肉、肌腱或关节，相应的肢体功能可能受损，表现为关节运动范围减小，难以完成某些动作，如旋转手腕、伸直膝盖等。

6. 其他

严重关节损伤时，如关节脱位或半脱位，可出现关节畸形。有的老年人会出现关节盂空虚、局部弹性固定的情况。关节内如果存在大量积血，或韧带、关节囊损伤，失去对关节的保护作用，会引起关节不稳定。

案例解析

判断李爷爷可能为软组织挫伤和关节损伤的理由有：

1. 李爷爷有跌倒外伤史。

2. 右膝关节出现肿胀，有皮下淤血表现。

3. 局部疼痛，关节活动受限。

二、软组织挫伤及关节损伤的紧急处理

（一）紧急处理原则

冷敷消肿，固定关节防止错位，及时就医检查治疗。

（二）处理措施

1. 制动

在发生软组织挫伤或关节损伤后，应立即停止运动，避免受伤部位进一步受力，减少刺激，从而减轻疼痛和肿胀，避免进一步损伤，并注意休息，为组织修复创造条件。

2. 冷敷

使用冰袋或其他冷敷物，在受伤部位进行冷敷，每次持续 15 ~ 20 分钟，有助于减轻局部血管扩张引起的肿胀，并缓解疼痛。

3. 加压包扎

使用弹性绷带对受伤部位进行加压包扎，可提供均匀压力支持受损区域，防止进一步损伤。

4. 抬高患肢

可以在患肢下方垫上枕头或其他软物，将受伤部位抬高，以减少肿胀和淤血。

5. 就医

对于严重的关节扭伤，如出现骨折或韧带断裂等情况，甚至关节脱位等情况，应该立即就医，接受专业医生的治疗。在等待救援的过程中，保持老人的情绪稳定，避免其因疼痛或恐慌而做出过激动作，造成二次损伤。

三、软组织挫伤和关节损伤的照护

（一）软组织挫伤及关节损伤后的照护

1. 一般护理

抬高患肢 15° ~ 30° 以利于静脉血液回流，减轻肿胀和疼痛。肢体或关节可用绷带或夹

板等适当包扎固定，减轻疼痛，利于修复。指导老人进高热量、高蛋白、高维生素、易消化饮食。

2. 病情观察

对伤情较重者应注意观察局部症状、体征的变化；密切观察生命体征的变化；对挤压伤老人应观察尿量、尿色、尿比重，如有异常及时报告医护人员，注意是否发生挤压综合征。

3. 伤处局部的护理

小范围的软组织挫伤，48 小时后可热敷、理疗，促进血液循环，加速恢复；疑有胸腹腔脏器、颅脑损伤等，遵医嘱给予相应检查和治疗；病情稳定后，指导老人配合理疗、按摩和功能锻炼，促进功能恢复。

4. 药物治疗

在医生指导下，可口服或外用消炎、止痛药物，以减轻炎症和疼痛，促进恢复。

5. 功能锻炼

关节损伤的恢复后期，适当进行功能锻炼，可促进肿胀的消除，防止神经肌肉萎缩，有利于血液循环和症状缓解。在关节扭伤恢复期间，应在专业医生指导下，进行适当的康复训练和物理治疗，以帮助恢复关节功能和预防再次扭伤。

6. 保护受伤部位

在日常生活中，要注意保护受伤部位，避免再次受到外力冲击或过度使用，如使用护具、避免剧烈运动等，以降低损伤加重的风险。

7. 保暖和防潮

寒冷和潮湿的气候可能加重软组织挫伤及关节损伤的症状，应注意保暖和防潮，避免长时间暴露在寒冷或潮湿的环境中。

（二）软组织挫伤及关节损伤的预防照护

1. 热身活动

为避免运动伤害，老年人在进行体育活动前应进行充分的热身，以促进血液循环，提高肌肉与关节的灵活性。

2. 适度锻炼

老年人应避免过度锻炼，特别是高强度和长时间的运动，以防止肌肉和关节过度劳累。

3. 防护措施

老年人在进行体育活动时，应佩戴适当的防护装备，例如护膝和护踝，以降低受伤的概率。

4. 肌肉力量强化

鉴于老年人肌肉逐渐退化，通过力量训练可以有效地维持甚至增加肌肉量，增强关节的稳定性，从而降低受伤的风险。

5. 均衡饮食

老年人应确保摄入充足的蛋白质、维生素和矿物质，以促进肌肉和关节的健康。

拓展阅读

助行器：关节损伤老年人的康复好帮手

在关节损伤老年人的康复过程中，助行器扮演着至关重要的角色，它们不仅为老年人提供了必要的支持和稳定性，还能帮助减轻疼痛，促进功能恢复。

手杖轻便易携，适合只需轻微支持的老年人；拐杖提供更多稳定性，适合需要更多帮助的老年人；步行器支撑全面，适合行动困难或需要完全支撑的老年人。轮椅适合疼痛剧烈、无法行走的老年人。

助行器的尺寸、高度和材质需要根据老年人的身高、体重和步行习惯进行调整，以确保最佳的舒适度和效果。在使用助行器时，老年人应遵循正确的使用方法，如保持身体直立、脚步稳定等，以避免跌倒和其他意外事件的发生。

选择合适的助行器，并正确使用，可帮助老年人重拾自信，享受独立生活的乐趣。

【练习题】

A1 型题

1. 关于软组织挫伤的处理，下列措施不恰当的是（　　）。

A. 立即对受伤部位进行冷敷，以减少出血和肿胀

B. 使用绷带对受伤部位进行加压包扎，以固定伤处并减少出血

C. 挫伤 48 小时后，可对受伤部位进行热敷，以促进血液循环和淤血吸收

D. 挫伤部位疼痛难忍时，应尽早服用止痛药，以免影响工作和生活

E. 病情稳定后，应让伤者立即进行剧烈运动，以促进血液循环

答案：E

解析：软组织挫伤后，伤者应保持休息，避免过度活动受伤部位，以减少炎症和疼痛。在病情稳定前，不宜让伤者立即进行剧烈运动，以免影响伤口愈合和加重损伤。适当的休息和康复锻炼是软组织挫伤康复的重要部分。

2. 以下措施不利于预防老年人关节损伤的是（　　）。

A. 在家中安装扶手，以便在行走时保持平衡

B. 使用防滑地板，降低滑倒的风险

C. 经常进行高强度的登山运动，以增强关节力量

D. 在进行家务劳动时，使用符合人体工程学的工具，减轻关节负担

E. 定期进行骨密度检查，及时发现并处理骨质疏松问题

答案：C

解析：适当的锻炼对关节健康有益，但经常进行高强度的登山运动会增加关节的负荷，可能导致关节磨损加剧，增加损伤的风险。因此，认为经常进行高强度的登山运动可以增强关节力量的说法是错误的。

3. 关于关节损伤后的康复，下列说法错误的是（　　）。

A. 康复期间，应适当进行关节活动，以促进功能恢复

B. 关节损伤后应立即进行高强度锻炼，以加速康复进程

C. 康复期间，应避免过度使用受伤关节，以免影响愈合

D. 在专业康复师的指导下进行康复锻炼，以确保安全有效

E. 康复期间，应注意饮食调理，增加营养摄入，促进伤口愈合

答案：B

解析：关节损伤后，立即进行高强度锻炼，可加重损伤和延缓康复进程。适当的休息和逐步增加的康复锻炼是关节损伤康复的重要部分。在专业康复师的指导下进行康复锻炼，可以确保安全有效，并促进关节功能的恢复。

4. 关于预防软组织挫伤和关节损伤的描述，下列选项错误的是（　　）。

A. 在进行体育活动前，应做好热身运动，以增加关节的灵活性

B. 在进行高强度劳动时，应注意劳逸结合，避免过度劳累

C. 穿着不合适的鞋子进行运动，以增加脚部的稳定性

D. 在行走或跑步时，应注意路面情况，避免摔倒或扭伤

E. 对于骨质疏松老年人，应注意补充钙质和维生素 D，以增强骨骼强度

答案：C

解析：穿着合适的鞋子可以提供足够的支撑和保护，降低受伤的可能性。因此，认为穿着不合适的鞋子进行运动可以增加脚部稳定性的说法是错误的。在进行体育活动时，应选择合适的鞋子和装备，以确保安全和舒适。

5. 关于软组织挫伤和关节损伤的治疗，以下描述错误的是（　　）。

A. 尽早对受伤部位进行冷敷，以减少出血和肿胀

B. 使用绷带或支具对受伤部位进行固定，以促进愈合

C. 治疗过程中，应尽量避免使用止痛药，以免影响伤口愈合

D. 对于严重损伤，应及时就医，进行必要的检查和治疗

E. 治疗期间，应注意休息，避免过度使用受伤部位

答案：C

解析：在治疗软组织挫伤和关节损伤时，在医生的指导下合理使用止痛药，可以缓解疼痛和炎症，有助于老人的康复。因此，认为治疗过程中应尽量避免使用止痛药以免影响伤口愈合的说法是错误的。

A2 型题

李奶奶，75 岁，患有骨质疏松症。某天在家中不慎扭伤了右膝关节，出现肿胀和疼痛，应该立即采取的措施是（　　）。

A. 立即进行热敷　　B. 自行服用止痛药

C. 尽快去医院就诊　　D. 用冰袋冷敷并抬高患肢

E. 继续正常活动，不理会疼痛

答案：D

解析：老年人关节扭伤后，不建议立即进行热敷，因为热敷会增加局部血流，导致肿胀加剧。自行服用止痛药可能掩盖症状，延误正确治疗。继续正常活动可能会加重损伤。因此，正确做法是用冰袋冷敷并抬高患肢，以减少血液流向受伤部位，从而减轻肿胀，同时尽快去医院就诊以获得专业治疗。

任务三　常用院外创伤急救技术（止血、包扎、固定、转运）

课件

案例导入

李奶奶，82 岁，在家中不慎摔倒，导致手臂骨折，伤口出血。家人发现后，惊慌失措，不知如何处理，只是简单地用布条绑了一下伤口，就急忙将李奶奶送往医院。由于处理不当，李奶奶在转运过程中伤口出血加剧，因为骨折部位未得到妥善固定，造成了二次伤害。

任务描述

1. 快速识别发生创伤的老年人。

2. 启动 EMSS 系统，在 120 到达之前采取急救措施延缓病程进展。

3. 制订个体化照护方案，预防复发并优化长期管理。

知识储备

创伤是指机体在外力作用下造成的组织结构损伤和功能障碍。老年人因身体功能衰退、骨质疏松、肌肉力量减弱、行动灵活性下降，致使跌倒、碰撞等意外频发。

院外创伤急救是在医院之外的各类场景下，针对创伤患者实施的紧急救治技术与方法。在老年急症照护领域，创伤急救较为常见。常用的院外创伤急救技术包括止血、包扎、固定和转运四个关键环节。

一、快速识别创伤

（一）诱因

1. 生理功能衰退

老年人肌肉萎缩、力量变弱，关节软骨磨损，行动迟缓、平衡感差，日常行走、上下楼梯时易摔倒。视力、听力下降，难以及时察觉危险。

2. 慢性疾病影响

高血压、糖尿病、心脏病等慢性疾病干扰身体功能。高血压可致头晕，糖尿病可使肢体麻木，心脏病可引发心悸、乏力，致使老年人活动时失衡受伤。

3. 环境因素干扰

道路坑洼、凸起，楼道灯光昏暗或地面湿滑，室内物品杂乱、通道狭窄，易导致老年人绊倒、滑倒。

4. 用药不良反应

部分老年人长期服药，药物不良反应影响身体协调性与反应速度，增加受伤风险。

（二）发病特点

1. 典型症状

（1）疼痛：受伤部位疼痛明显。骨折时疼痛剧烈，活动或按压时加剧；软组织损伤也有局部疼痛，程度因损伤而异。

（2）肿胀：受伤处因组织受损、血管破裂出血和炎症渗出而肿胀。

（3）出血：体表创伤有出血现象。动脉出血呈喷射状，色鲜红；静脉出血缓慢，色暗红；毛细血管渗血，血色淡。

（4）功能障碍：受伤部位功能受影响。如下肢骨折无法进行正常行走等活动，手部受伤影响抓握等。

2. 不典型症状

（1）全身症状：创伤后出现精神萎靡、食欲不振、发热等全身症状。

（2）合并症掩盖症状：老年人常患多种慢性病，如糖尿病、心血管疾病等，会干扰创伤症状，导致混淆。糖尿病患者伤口愈合慢易被误认为是血糖问题；心血管病患者受伤后心慌、胸闷，易忽略创伤对心血管的影响。

案例解析

判断李奶奶发生创伤的理由有：

1. 李奶奶右手腕处有出血性创伤，且伴有疑似骨折创伤。

2. 从出血情况看，为少量渗血，判断为毛细血管出血；右手腕肿胀、疼痛，可能为骨折。

3. 考虑到李奶奶年龄较大，可能存在基础疾病，有潜在风险。

二、院外创伤的急救

（一）急救原则

快速评估，优先处理危及老人生命的情况，保持呼吸道通畅，有效止血、包扎、固定，安全转运，避免二次伤害。

（二）急救方法和流程

1. 立即拨打 120

务必立即通知急救中心，并清楚告知老人受伤的具体地点，同时简要描述创伤的严重程度，如出血情况、受伤部位等。

2. 初步评估现场及伤情

在等待急救人员到来期间，迅速查看周围环境是否安全，避免老人受到二次伤害。注意观察老人的意识状态，同时留意有无明显的大量出血、肢体畸形、呼吸异常等严重伤情。

3. 常用院外创伤急救技术

（1）止血急救技术

1）直接压迫止血法：是最直接、快速、有效和安全的止血方法。适用于小动脉及中、小静脉或毛细血管出血。操作时先查看伤口有无浅表异物，有则取出，接着用干净敷料覆盖伤口，敷料要超出伤口周边至少 3 cm，随后持续用力按压。若敷料被血浸湿，勿更换，直接在上方继续叠加敷料进行按压，按压全程务必保持稳定，切勿随意松开（图 2–6–4）。

2）加压包扎止血法：在直接压迫止血的同时，可再用绷带（三角巾）加压包扎，具体方法见包扎相关内容。注意检查包扎后肢体末端血液循环情况，若包扎过紧会影响血液循环，需重新包扎（图 2–6–5）。

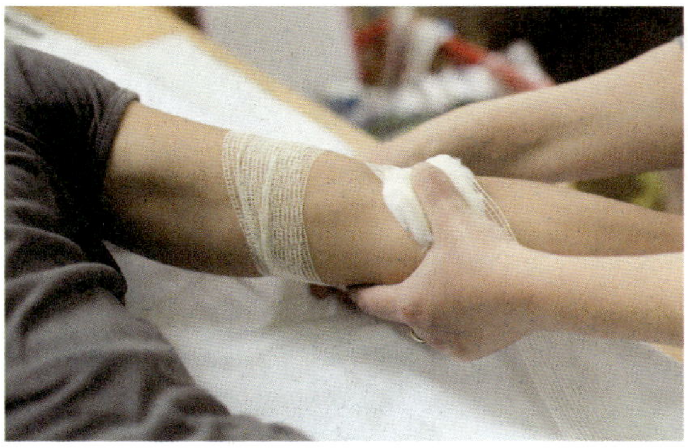

图 2–6–4　直接压迫止血法

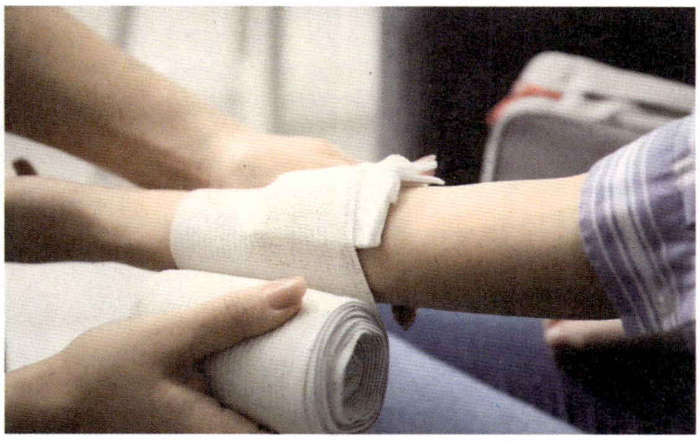

图 2–6–5　加压包扎止血法

3）指压止血法：中等或较大动脉出血时的紧急止血法，适用于动脉位置表浅并且靠近骨骼处的出血。用手指、手掌或拳头压迫伤口近心端的动脉，将动脉压向深部骨骼上，阻断血流，达到迅速和临时止血的目的（图 2–6–6）。

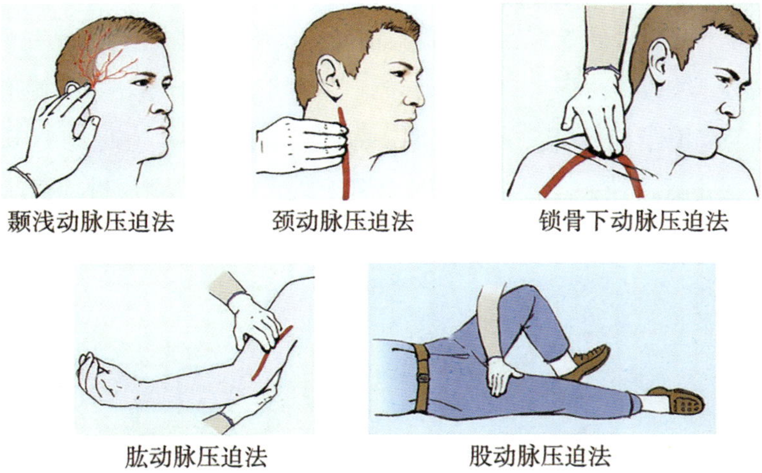

图 2–6–6　指压止血法

4）止血带止血法：当四肢大动脉出血，采用其他止血法仍不能有效控制出血时，可作为紧急止血措施选用（图 2–6–7）。①表带式止血带止血法：先在皮肤上加衬垫一圈，将止血带缠绕在肢体上，将一端穿进扣环，并拉紧至伤口停止出血。②橡皮止血带止血法：抬高患肢或放于操作者肩部，在伤口上部皮肤衬垫软织物；左手三指紧握止血带距带端 10 cm 处，手背向下；右手拉紧绷长止血带，绕肢体 2 ～ 3 圈；把止血带塞入左手示指与中指间，两指夹住向下牵拉，打成活结。③布带止血带止血法：在突发意外现场，往往没有专业的止血带，可就地取材选择三角巾、围巾、领带等作为布带止血带。下面以前臂大出血为例进行讲解：将布料折成约 5 cm 宽条带，在上臂上 1/3 处用毛巾等垫好；条带绕肢体一周，两端向前拉紧打活结；插入小木棒等绞棒，于肢体外侧绞紧至出血缓解；将绞棒一端插入活结套并拉紧固定；醒目标记止血带时间。④充气止血带止血法：将充气止血带绑在伤口近心端并充气，充气至动脉出血停止即可。一般止血压强为上肢 250 ～ 300 mmHg，下肢 400 ～ 500 mmHg。

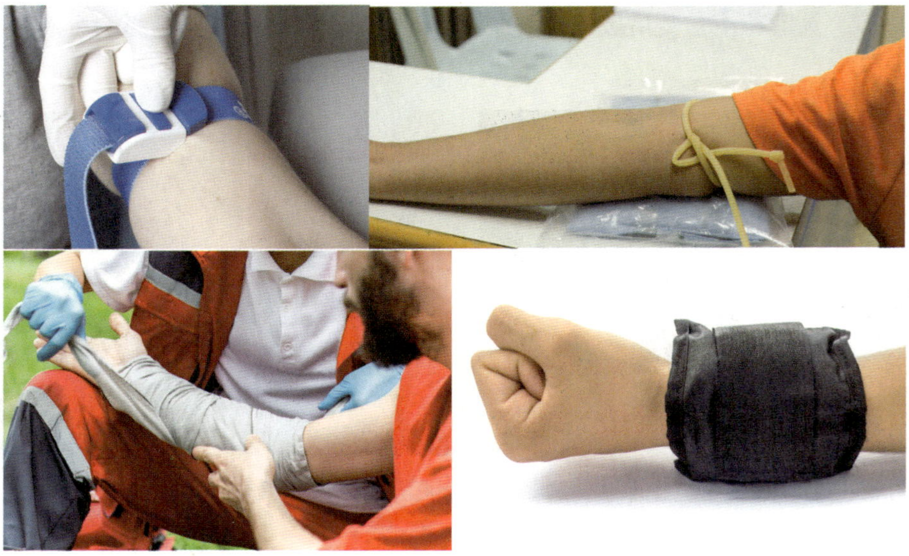

图 2-6-7　止血带止血法

（2）包扎急救技术

1）卷轴绷带包扎法（图 2-6-8）。①环形包扎法：最常用，用于颈、腕等粗细相等部位小伤口。先盖敷料，绷带环形缠 4 ～ 5 层，每圈覆盖前圈，范围超敷料边缘。②蛇形包扎法：用于需快速延伸或简单固定，如夹板固定。先环形起始，再斜形间隔上缠。③螺旋形包扎法：适用于上臂等直径基本相同部位。环形起，逐渐上缠，每圈盖前圈 1/3 ～ 1/2。④螺旋反折包扎法：用于前臂、小腿等直径不等部位，不可在伤口或骨隆突处反折。每圈反折，盖前圈 1/3 ～ 1/2，反折在同一直线。弹力绷带用螺旋法也可。⑤“8”字形包扎法：用于关节及肢体上下周径不等处。

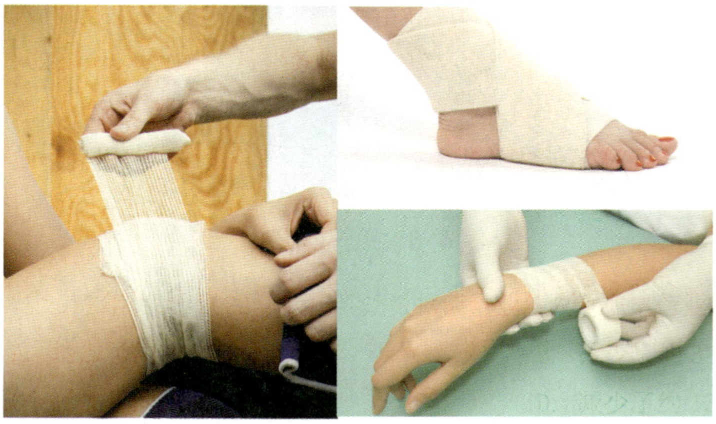

图 2-6-8　卷轴绷带包扎法

关节上下先环形缠 2 圈，再以关节为中心，上下交替做“8”字旋转，每圈盖前圈 1/3 ~ 1/2，最后环形固定。⑥回返包扎法：用于指端、头部等无顶端部位。先环形 2 圈，绷带向上反折垂直，先盖中央，再交替盖两边，每周盖上周 1/3 ~ 1/2，最后环形固定。

2）三角巾包扎法（图 2-6-9）：①头顶帽式包扎法：适用于头顶部受伤者，不适用于后枕部受伤者。将三角巾底边翻折 2 ~ 3 cm，放前额与眉平齐，顶角经头顶拉向枕后。两底角过耳上至枕后，压紧顶角并交叉，再绕回前额打结。顶角折叠塞入两底角折边。②肩部包扎法：一是燕尾巾单肩包扎法，把三角巾折成燕尾状（夹角约 90°），夹角朝上放于伤肩，后角压前角且稍大。底边包绕上臂上部打结，两燕尾角分别经胸、背，在对侧腋前或腋后线处打结。二是燕尾巾双肩包扎法，折三角巾使两燕尾角等大，中夹角（约 100°）朝上对准颈后中部。两燕尾披于双肩，由前向后包肩，在腋前或腋后与燕尾底打结。③胸部包扎法：一是三角巾单侧胸部包扎法，将三角巾底边横放于胸部（肋弓下缘），中部盖住受伤处，顶角过伤侧肩垂向背部。两端拉向背部与顶角一起打结。二是燕尾巾双侧胸部包扎法，将三角巾折成燕尾状（两燕尾角相等，夹角约 100°）放胸前，夹角对胸骨上窝。两燕尾角过肩至背后，燕尾顶角系带围胸，与底边在背后打结。一燕尾角拉紧绕横带后上提，与另一燕尾角打结。背部包扎同胸部，位置相反，结打在胸部。

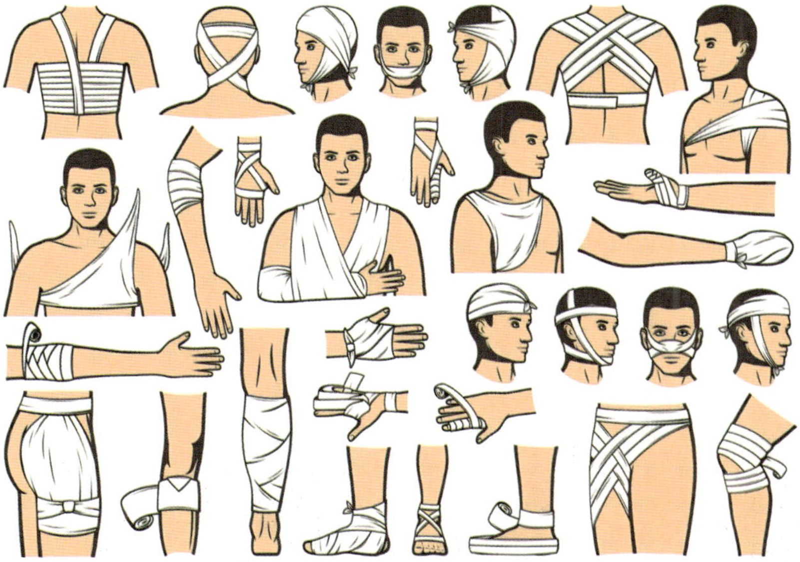

图 2-6-9　三角巾包扎法

（3）固定急救技术（图 2-6-10）

1）颈椎骨折：急救时可在颈部两侧用枕头或沙袋暂时固定，颈后垫软枕，将头颈部用绷带临时固定。最好在颈部前、后方分别放一块固定材料或颈托半托围绕颈部固定。

2）上臂骨折固定：取两块夹板，分别置于上臂后外侧和前内侧，如只有一块夹板，置于上臂外侧，然后绑扎固定骨折两端，屈肘功能位悬吊于胸前。无夹板时可用三角巾将上臂固定于胸前，并屈肘悬吊前臂于胸前。

3）前臂骨折固定：取两块夹板，分别置于前臂内、外侧，如只有一块夹板，置于肢体下方，绑扎固定骨折两端，屈肘悬吊于胸前。

4）大腿骨折固定：用长夹板从足跟至腋下，短夹板从足跟至大腿根部，分别置于患腿的外、内侧，在空隙、关节、骨隆突处加衬垫，然后分别在骨折两端、腋下、腰部和关节上下打结固定，足部处于功能位，“8”字形固定。无夹板时，可使健肢与伤肢并紧，中间加衬垫，分段固定在一起。

5）小腿骨折固定：用长度由足跟至大腿中部的两块夹板，分别置于小腿内、外侧，空隙、关节、骨隆突处加衬垫，然后分别在骨折两端和关节上下打结固定，足部处于功能位，“8”字形固定。无夹板时可参照大腿无夹板固定法。

6）脊柱骨折固定法：伤员仰卧于硬质平面，于骨隆突处加衬垫，不可移动，必要时用绷带固定。

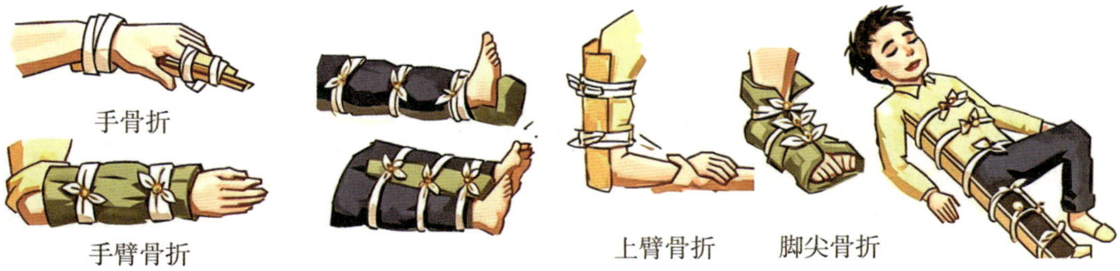

图 2-6-10　固定急救技术

（4）转运急救技术（图 2-6-11）

1）担架搬运法：担架有帆布、绳索、被服、板式、铲式、四轮等多种。3 ~ 4 人一组移老人上担架，老人头后脚前，方便观察。抬担架者脚步一致，平稳前行。上高处（如台阶、桥）时，前低后高保持老人水平；下台阶时则相反。

2）单人徒手搬运法：①扶行法，适用于清醒能走的老人。搬运者站老人一侧，让老人揽住自己的颈部，牵拉老人手腕，扶持腰背部行走；②抱持法，用于体重轻的老人。搬运者一手托背，一手托大腿抱起老人，老人抱搬运者颈部；③背负法，搬运者站老人前，弯腰背起老人，不适用于胸部损伤老人。

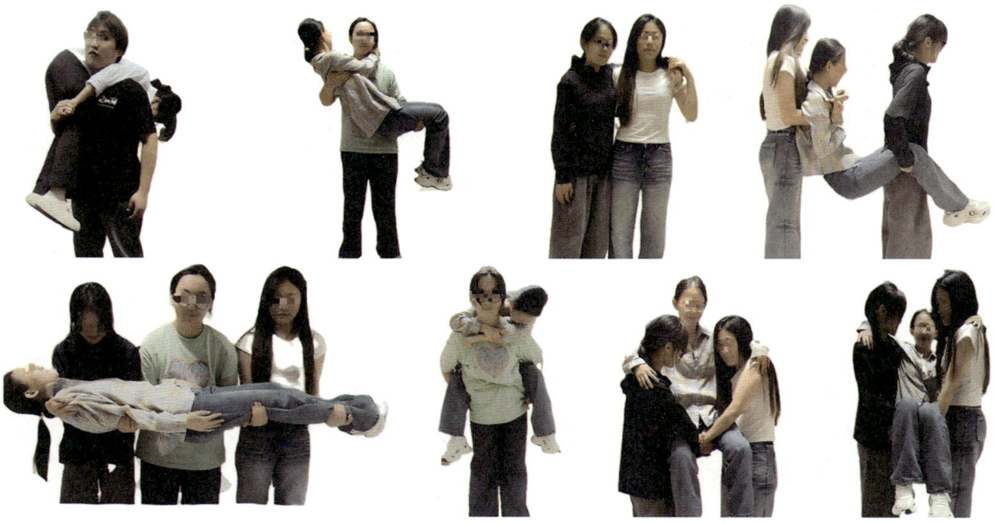

图 2-6-11　转运急救技术

3）双人徒手搬运法：①拉车式搬运法，一人站老人头侧抱腋下，另一人站两腿间抬腿，同方向前行；②托式搬运法，两人并肩跪地，外侧手伸至老人大腿下紧握，另一手交叉支撑老人背部后抬起；③平抬或平抱搬运法，两人并排平抱或一左一右、一前一后平抬老人，不适用于脊柱损伤者。

4）多人徒手搬运法：3 人并排抱起老人齐步走，第 4 人固定其头部。多于 4 人时，面对面平抱搬运。

三、院外创伤老人的照护

（一）院外创伤急救后的照护

1. 密切观察生命体征

在老人急救后送往医院的途中或等待医院救援期间，要持续密切观察老人的生命体征，如呼吸、心率、血压等，每隔一段时间记录一次，发现异常及时报告。

2. 保持呼吸道通畅

让老人保持正确的体位，如昏迷老人应将头偏向一侧，防止呕吐物堵塞呼吸道。如果老人口腔内有异物，应及时清除。

3. 伤口护理

观察伤口包扎情况，如有渗血、渗液，应及时更换包扎材料。避免伤口接触水，防止感染。

4. 心理安慰

创伤老人往往会感到恐惧和焦虑，急救人员和陪伴人员要给予心理安慰，缓解其紧张情绪，增强其战胜伤痛的信心。

（二）院外创伤的预防照护

1. 环境优化

公共设施适老化改造，加强夜间照明，提升交通便利性，优化公交车辆低地板设计，增设老人优先座位。

2. 个人防护与健康管理

穿防滑鞋；使用助行器或拐杖，佩戴紧急呼叫设备；定期体检，筛查骨质疏松、视力听力障碍并评估平衡能力；控制高血压、糖尿病等慢性疾病，降低突发性晕厥风险。

3. 教育与意识提升

开展防跌倒、交通安全及应急处理课程，模拟场景演练（如过马路、使用扶梯）；指导家属排查居家及外出环境隐患，鼓励陪同外出。

4. 社会支持与政策保障

组织志愿者陪护出行，提供免费安全检测；建立老年人互助小组。

5. 技术与智能辅助

推广跌倒监测传感器、一键呼救系统；利用 AI 预测高风险区域；远程监护，家属通过 APP 实时追踪老人位置及健康数据。

6. 营养与运动干预

增强体质，补充钙、维生素 D 以预防骨质疏松；进行太极、瑜伽等平衡训练，提升肌肉力量；针对有跌倒史老人，制订个性化康复方案。

7. 心理支持与社交激励

开展心理疏导，缓解跌倒恐惧症，鼓励老人参与安全社交活动。

拓展阅读

科技赋能急救，思政点亮生命

在院外创伤急救中，止血、包扎、固定与转运技术的进步至关重要。近年来，新型止血泡沫喷雾技术横空出世，它能迅速膨胀并覆盖伤口，加速凝血，科研人员以此为突破，践行着救死扶伤的使命，是创新与责任的生动映照。包扎领域，自粘性抗菌绷带投入使用，不仅贴合伤口、方便操作，还能抑制细菌生长，彰显医疗工作者对患者的关爱与职业坚守。固定技术方面，充气式固定夹板可依据肢体形态充气固定，这源于多学科合作，凸显协同创新的合作价值。转运时，搭载 5G 通信技术的急救车，能实时传输患者数据，优化资源分配，展现医疗团队对公平救治的追求。这些新技术的诞生与应用，都离不开思政素养的支撑，激励着我们在急救中融合科技与人文，守护生命希望。

【练习题】

A1 型题

1. 以下哪种出血表现提示为动脉出血（　　）。

A. 暗红色，缓慢流出　　B. 红色，渗出状　　C. 鲜红色，喷射状

D. 黑色，点滴状　　E. 暗红色，喷射状

答案：C

解析：动脉出血因压力高，血液呈鲜红色、喷射状流出；静脉出血为暗红色，流出较缓慢；毛细血管出血为红色，呈渗出状。

2. 以下哪种止血方法适用于动脉出血（　　）。

A. 加压包扎止血法　　B. 指压止血法　　C. 直接压迫止血法

D. 填塞止血法　　E. 以上都不是

答案：B

解析：指压止血法适用于动脉出血，通过压迫出血血管的近心端，阻断血液供应，达到止血目的。

3. 以下哪种情况需要使用止血带止血（　　）。

A. 毛细血管出血

B. 小静脉出血

C. 动脉出血严重，其他方法无法止血

D. 小动脉出血

E. 以上都不是

答案：C

解析：止血带止血法适用于动脉出血严重，其他方法无法止血的情况，通过阻断血液流通，达到止血目的。

4. 以下哪种包扎方法适用于关节部位的包扎（　　）。

A. 环形包扎法　　B. 螺旋包扎法　　C. 螺旋反折包扎法

D. "8"字包扎法　　E. 以上都不是

答案：D

解析："8"字包扎法适用于关节部位的包扎，能够有效地固定关节，减少活动。

5. 老年创伤患者包扎后，应重点观察（　　）。

A. 包扎是否美观　　B. 伤口是否有异味

C. 肢体远端皮肤颜色、温度和感觉　　D. 包扎材料是否干净

E. 伤口大小

答案：C

解析：包扎后重点观察肢体远端皮肤颜色、温度和感觉，以判断包扎是否过紧影响血液循环。包扎美观并非重点；伤口异味和大小可观察，但不是重点观察内容；包扎材料干净在包扎前已需注意。

6. 以下哪种固定方法适用于四肢骨折（　　）。

A. 夹板固定法　　B. 非夹板固定法　　C. 牵引固定法

D. 外固定支架固定法　　E. 以上都不是

答案：A

解析：夹板固定法适用于四肢骨折，能够有效地固定骨折部位，减轻疼痛和肿胀。

点燃思考

李爷爷，71 岁，独居于安和社区 4 号楼 102 室，由居家社区中心提供照护服务。李爷爷有骨质疏松症和类风湿关节炎病史，行动稍显不便，家人因工作原因无法全天陪伴。某天，他在家中浴室滑倒，右髋部和右腕部剧痛，无法站立行走，且右腕部明显肿胀畸形，家属立即拨打 120。急诊检查显示：右股骨颈骨折、右腕部 Colles（桡骨远端距关节面 2.5 cm 以内）骨折，局部肿胀压痛，伴有活动受限。经手术内固定治疗后，病情稳定，但仍有骨折未愈合风险，且长期卧床导致肌肉萎缩、便秘，李爷爷心情焦虑，担心康复困难。

照护任务：请完成实际照护任务并绘制健康教育海报。

实际照护任务

1. 按照康复方案指导李爷爷进行床上肢体主动、被动运动训练。

2. 为李爷爷提供心理疏导，缓解其焦虑情绪，增强康复信心。

3. 绘制运动系统健康知识海报，向老人及家属普及防跌倒及骨折康复知识。

项目七　老年内分泌系统常见急症照护

知识导读

学习目标

素质目标

1. 培养学生对老年人的关爱、耐心与责任感，在照护中始终保持尊重和同理心，关注老人的身心需求。

2. 培养学生具备严谨、科学的职业态度，能够冷静、果断且有条不紊地进行应急事件处理。

3. 培养学生场景模拟和实际操作的综合能力、沟通协调能力。

知识目标

1. 了解老年高血糖症和低血糖症的发病机制、诱发因素。

2. 掌握老年高血糖症与低血糖症的现场处置原则、流程及具体方法。

3. 掌握家庭血糖监测技术的操作方法。

4. 归纳老年高血糖症和低血糖症的照护重点。

能力目标

1. 能快速准确地识别老年高血糖症和低血糖症的临床表现，迅速判断病情的严重程度，并做出初步的应急处理。

2. 熟练运用家庭血糖监测技术，正确操作血糖监测设备，规范采集血样，准确读取和记录血糖值，并能根据结果初步评估病情。

3. 能制订并实施老年高血糖症和低血糖症的个性化照护计划。

赛证对接

老年人内分泌系统的高、低血糖处理及血糖监测，是老年照护考证和技能比赛的重要内容之一。照护员备考时，需掌握专业知识与技能。急症处理上，高血糖危象要快速补液、遵医嘱降糖；低血糖发作则须马上补糖。日常护理中，应规范监测血糖并依结果调整饮食、运动计划。高血糖老年人应采取低糖饮食，低血糖老年人要少食多餐。同时关注其心理，做好疼痛管理，借此考核选手职业素养与应急能力。

任务一　老年高血糖症的现场处置与照护

课件

案例导入

李爷爷，72 岁，糖尿病史 20 年。某天下午，家人发现他精神萎靡、呼吸急促并伴有恶心呕吐。起初以为是吃坏了肚子，但症状持续不缓解，家人急忙拨打了 120。医生赶到后，测量李爷爷的血糖高达 33.3 mmol/L，诊断为高血糖急症，随后紧急采取了相应治疗措施，李爷爷的情况逐渐稳定。

任务描述

1. 迅速识别发生高血糖症的老年人。

2. 在专业医护人员到达前，照护员能迅速、准确地采取行动，停用升高血糖的药物和食物，并积极采取急救措施控制血糖进展。

3. 制订个性化照护方案，保障老年人生命健康，降低高血糖对老年人身体造成的损害。

知识储备

高血糖症是老年人身体病理性代谢异常，致使血糖持续升高的状态。诊断标准为，空腹血糖 ≥ 7.0 mmol/L 或餐后 2 小时血糖 ≥ 11.1 mmol/L，常见于老年糖尿病患者。

1. 病因

主要有两方面：一是胰岛 β 细胞功能退化，胰岛素分泌不足；二是胰岛素抵抗加重，如长期糖尿病管理不规范较易出现这种情况。

2. 危害

持续高血糖会让老年人发生微血管、大血管病变，引发脑卒中、糖尿病肾病、视网膜脱离等不可逆性器官损害。如血糖骤升，可能诱发酮症酸中毒（因胰岛素缺乏）或高渗昏迷（血浆渗透压失衡），一旦出现这类危急情况，死亡率较高。

一、快速识别高血糖症老年人

（一）老年高血糖症诱因

老年高血糖症常见诱发因素：饮食不节制，短期内大量摄入高糖、高脂肪、高碳水化合物食物；运动量突然减少，身体消耗热量降低；情绪过度紧张、焦虑等应激状态；用药不规范，自行增减降糖药剂量或漏服、错服药物；另外，感染、外伤等情况也可能引发血糖升高。

（二）老年高血糖症发病特点

1. 症状隐匿或不典型

缺乏典型“三多一少”（多饮、多食、多尿和体重减轻）症状，老年人的典型症状可能不明显，易被误认为是衰老的自然表现。

2. 以非特异性症状为主

如乏力、头晕、皮肤瘙痒、反复感染（如尿路感染、肺炎）、伤口愈合缓慢等。

3. 急性并发症风险高

如出现呼吸深快、呼气有烂苹果味，可能是糖尿病酮症酸中毒的表现；老年人反应迟钝可能是高渗高血糖综合征的症状，这种情况病情危急；老年人对低血糖感知迟钝，且易因肝肾功能减退、药物蓄积引发严重低血糖，导致跌倒或心脑血管事件的发生。

二、高血糖症老年人的急救

（一）急救原则

尽快稳定血糖水平，纠正代谢紊乱，预防和处理可能出现的并发症，保障老年人的生命安全，缓解不适症状。

（二）急救方法和流程

1. 寻求帮助

第一时间拨打 120 急救电话，准确告知接线员老人的基本病情，积极配合救治。

2. 适当休息

协助老人取平卧位，避免剧烈运动和过度劳累，防止身体因应激反应进一步加重血糖紊乱。

3. 补充水分

适量给老人口服温水，缓解高血糖状态，注意控制饮水量，防止加重心脏、肾脏负担。

4. 监测血糖

快速检测血糖，为急救人员判断病情提供参考。

5. 查看用药

查看老人用药情况，有无漏服、错服等，并告知急救人员。

6. 保持呼吸道通畅

让老人头偏向一侧，及时清理口腔内的分泌物等，防止误吸。

7. 心理安抚

保持周围环境安静，安慰老人，缓解其紧张焦虑情绪，避免情绪波动进一步影响血糖水平。

三、高血糖症老人的照护

（一）高血糖症急性期照护

1. 血糖监测

需定时检测老人的空腹血糖、餐后 2 小时血糖等，认真记录数值与监测时间，以便协助专业医护人员依血糖变化调整治疗方案。

2. 休息和活动

患病初期，要保证老人充足休息，减少活动，可在床上做简单肢体伸展运动以促进循环。病情好转后，循序渐进地增加活动量，如从床边坐起、站立，再到室内短距离行走等。活动时留意老人状态，有不适立即停止并告知医护人员，体质差、多病的高龄老人应谨慎增加活动量，延长休息时间。

3. 饮食照护

急性期严格控制饮食，依据体重、活动量、血糖控制情况制订方案，遵循低糖、低脂、低盐、高纤维原则。合理分配碳水化合物、蛋白质、脂肪比例，选粗粮、优质蛋白。

4. 排便照护

因疾病影响易便秘，用力排便危害大。照护者要提醒老人定时排便，可顺时针按摩腹部促进蠕动，鼓励老人多饮水，必要时遵医嘱用缓泻剂或开塞露辅助。

（二）老年高血糖症预防照护

1. 健康饮食

坚持低糖、低脂、低盐、高纤维饮食，主食选粗粮，多吃绿叶蔬菜、低糖水果，适量摄入优质蛋白，避开高糖、高油、高盐食物，稳定血糖（图 2-7-1）。

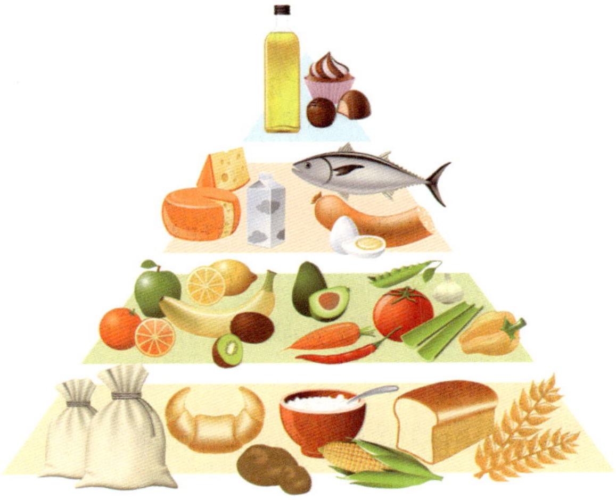

图 2-7-1　膳食宝塔

2. 合理控制体重

超重或肥胖老人通过饮食与运动减重，以利于血糖调控。

3. 戒烟限酒

劝老人戒烟，严格限酒，避免饮用含糖饮料、浓茶、咖啡等，养成健康生活习惯。

4. 胃肠功能照护

提醒老人少食多餐，防止消化不良、便秘，增加膳食纤维摄入，保持大便通畅，避免血糖波动。

（三）运动照护

1. 选择适宜运动项目

根据老人身体情况选择散步、太极拳、八段锦等有氧运动，强度以微微出汗、稍感疲劳且能恢复为宜。

2. 合理安排运动时间

饭后 1 ~ 2 小时运动，每日累计 30 ~ 60 分钟，每周 3 ~ 5 次，固定时段运动，避免空腹运动，防止发生低血糖。

（四）用药照护

1. 遵医嘱服药

严格按医嘱给老人服用降糖药，不可随意增减药量或停药，熟悉药物作用、不良反应及服用方法。

2. 胰岛素注射照护

若需注射胰岛素，掌握正确注射方法，选择合适部位并轮流更换，做好注射前检查，注射后观察不良反应。

（五）心理照护

老人可能因疾病有焦虑、抑郁情绪，要多与其沟通交流，关心鼓励，帮其树立信心，积极配合治疗和照护。

拓展阅读

3D 打印胰岛技术助力糖尿病治疗

2025 年，医学界在 3D 打印胰岛治疗 1 型糖尿病领域取得突破性成果，相关专家团队开发了新型生物相容性墨水，结合纳米纤维支架与胶原蛋白基质，成功模拟天然胰岛微环境。打印精度达到 10 微米级，可构建具有毛细血管网络的胰岛类器官，显著提升细胞存活率。通过基因编辑技术（如 CRISPR）对胰岛细胞进行改造，降低免疫原性；同时采用可降解聚合物封装技术，形成物理屏障，降低免疫排斥风险。全球范围内，终身需要依赖胰岛素注射的糖尿病患者数量庞大。采用新型生物墨水，利用 3D 打印技术制造出生物功能良好的胰岛组织，为医学界攻克糖尿病开辟出一条全新路径。它有望实现按照患者需求精准定制个性化的胰岛组织，缓解胰岛组织严重短缺的医学困境。同时，这一创新实践也可为其他领域的器官再生和器官移植提供新的启发，推动再生医学迈向新的高度。

【练习题】

A1 型题

1. 高血糖老年人适宜的运动时间是（　　）。

A. 空腹时　　B. 饭后半小时　　C. 饭后 1 小时左右

D. 睡前　　E. 晨起后立即

答案：C

解析：饭后 1 小时左右，血糖开始升高，此时运动有助于消耗血糖，且不易发生低血糖。空腹运动易导致低血糖；饭后半小时，食物尚未充分消化，运动可能引起不适；睡前运动可能影响睡眠，也不是高血糖老年人运动的适宜时间；晨起后空腹状态运动容易发生低血糖。

2. 高血糖老年人在家中突然出现心慌、手抖、多汗、饥饿感强烈等，应首先（　　）。

A. 立即卧床休息　　B. 测血糖　　C. 口服糖水

D. 呼叫急救　　E. 口服温开水

答案：B

解析：老年高血糖患者出现上述症状，可能是低血糖发作，但也不排除其他原因，如高血糖高渗状态等。首要措施是明确血糖情况，以便准确处理。A 选项卧床休息不能解决根本问题；C 选项在未明确血糖前盲目口服糖水，若为高血糖急症则可能加重病情；D 选项呼叫急救可在明确情况后进行；E 选项口服温开水没有效果。

3. 下列哪种食物最不适合高血糖老年人食用（　　）。

A. 燕麦　　B. 白米粥　　C. 青菜

D. 鱼肉　　E. 水煮玉米

答案：B

解析：白米粥、小米粥等升糖指数高，进食后会使血糖快速上升，不利于老年人血糖控制。燕麦、水煮玉米富含膳食纤维，升糖慢；青菜富含维生素、膳食纤维，热量低；鱼肉是优质蛋白来源，对血糖影响小，均适合老年人食用。

A2 型题

1. 王奶奶，68 岁，糖尿病，在社区参加活动时，出现烦躁不安、意识模糊。现场工作人员发现其身旁有未按时服用的降糖药，为其测血糖为 1.9 mmol/L，便紧急呼叫急救车。在急救车到来前，应采取的最佳措施是（　　）。

A. 静脉输注生理盐水

B. 口服馒头等淀粉类食物

C. 静脉推注 50% 葡萄糖溶液 40 ~ 60 ml

D. 让患者大量饮水

E. 口服糖水

答案：E

解析：患者血糖 1.9 mmol/L，出现烦躁不安、意识模糊等严重低血糖症状，口服糖水可以尽快纠正低血糖，提升血糖水平，改善症状。A 选项静脉输注生理盐水对低血糖无治疗作用；B 选项口服馒头等起效相对较慢，对于意识模糊患者还有误吸风险；C 选项没有专业医护人员在场，静脉推注葡萄糖溶液风险大；D 选项大量饮水不能升高血糖。

2. 李奶奶，80 岁，素有高血糖，在公园散步时突然晕倒，呼之不应。现场人员立即呼叫急救，此时发现李奶奶呼吸正常，脉搏有力，皮肤潮湿。接下来应首先进行的操作是（　　）。

A. 心肺复苏　　B. 检查口腔有无异物　　C. 测血糖

D. 给患者喂糖水　　E. 口服馒头等淀粉类食物

答案：C

解析：老年高血糖患者突然晕倒、皮肤潮湿提示可能是低血糖昏迷，但也不排除其他原因。在呼吸、脉搏正常情况下，首先应测血糖以明确病因。A 选项心肺复苏适用于呼吸、心搏骤停患者；B 选项检查口腔异物一般在确定无呼吸、心搏骤停等紧急情况且气道可能梗阻时进行；D 选项和 E 选项未明确病因前不能盲目喂糖水和淀粉类食物。

任务二　老年低血糖症的现场处置与照护

课件

案例导入

王奶奶，72 岁，下午 4 点在外锻炼时突然感到头晕、心慌，伴有冷汗和饥饿感。王奶奶赶紧吃了糖块，30 分钟后症状稍缓解，步行回到家中又吃了些高糖饼干，1 小时后自觉恢复正常。王奶奶有糖尿病史三十余年，遵医嘱服用格列本脲，无烟酒等不良嗜好，坚持快走锻炼十余年。

任务描述

1. 快速识别发生低血糖症的老人。
2. 启动 EMSS 系统，在 120 到达之前采取急救措施延缓疾病进展。
3. 制订个体化照护方案，预防复发并优化长期管理。

知识储备

低血糖症（hypoglycemia）是由多种原因引起的血浆葡萄糖浓度降低的状态，不同人群的低血糖诊断标准有所不同。

1. 对于非糖尿病老年人，血糖 $\leqslant$ 2.8 mmol/L 即可诊断为低血糖。此时，身体以交感神经兴奋和脑细胞缺糖为主要特点。

2. 针对正在接受药物治疗的老年糖尿病患者，血糖水平 $\leqslant$ 3.9 mmol/L 即被认为是低血糖。

一、快速识别低血糖症

（一）诱因

1. 饮食

随着年龄增长，老年人牙齿松动、脱落，嗅觉和味觉出现障碍，消化功能也有所减退，进餐不及时或者认知功能障碍老年人忘记进食等因素可能导致热量、营养摄入不足，进而引发低血糖症。

2. 运动

空腹运动、运动量过大或剧烈运动，会加速脂肪分解和葡萄糖的利用，同时增加胰岛素的敏感性，从而出现低血糖症。

3. 药物

老年人常需同时服用多种药物，多种药物相互作用可能促进胰岛素释放，抑制胰高血糖素的分泌和释放，从而引发低血糖症。例如，口服降糖药中的磺脲类（如格列本脲），作用强、吸收快、作用时间长，老年人使用时容易发生低血糖症。

4. 生理因素

老年人肝脏调节血糖的功能减退，肝糖原的生成及储备量减少。同时，老年人的肾上腺素、胰高血糖素等升血糖激素的释放减少，对血糖的调节功能随之减退。另外，老年人肾小球滤过能力下降，使得药物清除率降低，药物容易在体内蓄积，作用时间延长，容易导致低血糖症。

5. 疾病因素

某些疾病会导致低血糖症的发生，如胰岛 β 细胞瘤。

（二）发病特点

1. 老年人发生低血糖症时，常以精神不集中、思维和语言迟钝、头晕、嗜睡、烦躁不安等脑和神经功能障碍为突出的首发症状，严重时可发生抽搐、昏迷，而心悸、无力和饥饿等交感神经兴奋的症状不明显或缺乏，因此不易早期发现，容易误诊或漏诊。

2. 老年人感知功能下降，出现低血糖症状时不易被察觉，也不能较好地表述各种症状，增加了漏诊的可能性。

3. 老年人夜间发生低血糖的概率较白天高，发生时常常无任何前驱症状，直接出现意识障碍，由于无力求救或自救，易导致昏迷。

4. 老年人常合并冠心病、高血压等慢性疾病，当发生低血糖症出现头晕、嗜睡、思维和语言迟钝、心悸、心率加快等症状时，容易被误诊为是原有疾病加重，而忽略低血糖症的诊断。

案例解析

判断王奶奶可能为低血糖症的理由有：

1. 王奶奶有糖尿病史，是发生低血糖症的高危因素。

2. 本次发作时间是下午锻炼后，可能存在午餐糖类摄入不足、运动量过大等问题；王奶奶有头晕、心慌的症状，伴有冷汗和饥饿感，为低血糖症的典型表现。

3. 王奶奶进食高糖食物后症状缓解。

二、低血糖症老年人的急救

（一）急救原则

尽快纠正低血糖，并预防再次发生低血糖。

（二）急救方法和流程

老年人一旦确定发生低血糖症，应尽快给予糖分补充，解除脑细胞缺糖症状（图 2–7–2）。

1. 判断神志情况

判断神志情况是采取正确急救措施的关键。通过呼喊老年人的名字、轻拍其肩膀等方式，观察其是否有回应、能否清晰表达自己的意识，以此判断意识是否清楚。

2. 针对意识清醒老年人

给予含 15 ～ 20 g 糖的糖水、含糖饮料或饼干、面包等。比如，可准备一杯 200 ml 左右的糖水或含糖饮料，让老人喝下；或者给老人吃 3 ～ 4 块含糖饼干。15 分钟后测血糖，若低于 3.9 mmol/L，继续补充以上食物。

3. 针对意识障碍的老年人

立即送往就近医疗机构。送医途中要注意保持老年人呼吸道通畅，可将老人的头偏向一侧，防止呕吐物堵塞气道。到达医疗机构后，静脉注射 50% 葡萄糖 20 ～ 40 ml，15 分钟后复测血糖，若低于 3.9 mmol/L，继续给予静脉注射 50% 葡萄糖 60 ml 或静脉滴注 10% 葡萄糖液。

4. 特殊情况处理

若血糖恢复正常而意识仍未恢复，必须按急性脑病进行综合救治，给予头部降温、静脉滴注甘露醇及地塞米松以防止脑水肿等。头部降温可使用冰袋等物品敷在老人额头等部位；甘露醇及地塞米松的使用需严格遵医嘱。

5. 密切观察病情

紧急救助后，应时刻注意老人的神志、瞳孔、血压、脉搏、呼吸等生命体征变化，如老人出现呼吸、心搏停止，需要立即实施心肺复苏术，否则可能错过黄金急救时间。

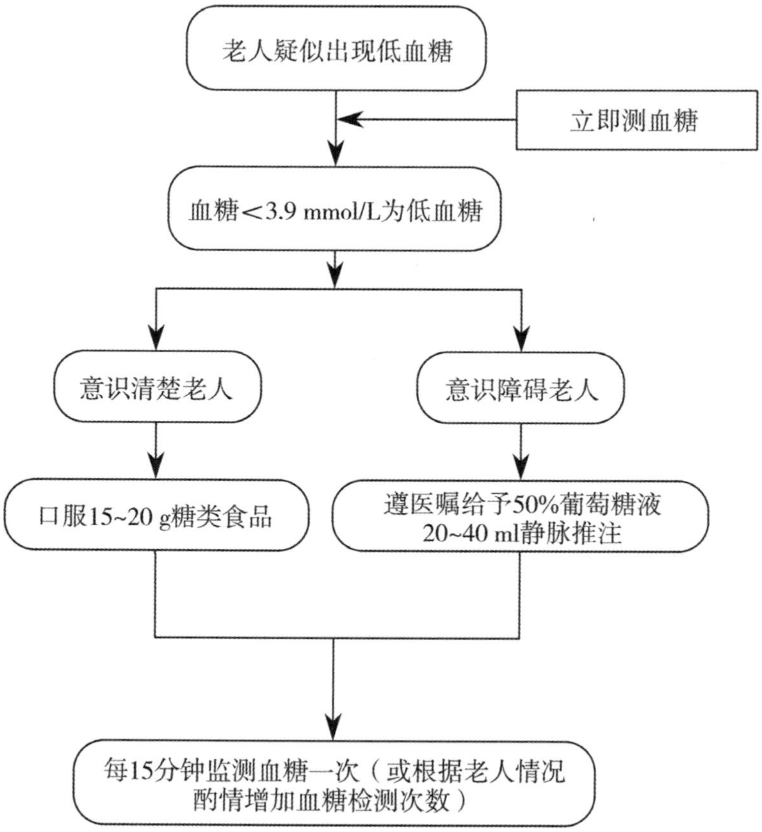

图 2-7-2　低血糖症急救流程图

三、低血糖症老年人的照护

（一）老年低血糖症的照护

1. 出现疑似低血糖症状后，协助将老年人置于安全环境，取舒适体位，预防跌倒，确保安全。

2. 老年人发生低血糖症经积极处理血糖恢复正常后，如果距下一次就餐时间超过 1 小时，可适当给予含淀粉或蛋白质食物，如面包、饼干、馒头、牛奶等。

3. 对于反复发生低血糖症的老年人，再次出现既往相同的低血糖症时，可先给予含糖食物，观察症状是否缓解；如未缓解，再按照低血糖症处理流程处理。

（二）老年低血糖症的预防照护

1. 科学膳食管理

（1）饮食规律：可自行进餐的老年人，根据“早饭要吃好，午晚饭八分饱”的原则，养成“到点吃饭、饭量稳定”的习惯。对于需要插胃管或造瘘的老年人，则根据每个人的身体情况制订专属营养餐。

（2）营养结构优化：参照《中国老年人膳食指南》调整三大营养素比例（碳水 50% ~ 65%、蛋白 15% ~ 20%、脂肪 20% ~ 30%），推荐用玉米、燕麦等粗粮搭配白米白面，既能预防便秘，又能帮助控制血糖。

2. 运动安全管理

（1）选择温和的运动方式：推荐太极拳、八段锦等传统健身方法，运动时的心跳数控制在（170– 年龄 ±10）次 / 分以内。比如 70 岁老年人运动时心跳应保持在 90 ~ 110 次 / 分。

（2）运动前后测血糖：有低血糖病史的老年人开始运动前、中途休息时、结束后都要检测血糖值。随身携带血糖仪，发现血糖低于 4 mmol/L 时要立即补充糖分。

（3）做好双重保护：实行“运动搭子”制度，陪同人员要随身携带急救包，学会用 3 块方糖或半杯果汁快速处理低血糖，并掌握基本急救技能。

3. 安全用药管理

（1）避免药物冲突：同时服用多种药物时要仔细核对说明书，特别注意感冒药、止痛药可能影响降糖药效果。建议每次就诊带齐正在服用的药物供医生检查。

（2）智能设备帮忙：使用带有语音提醒功能的电子药盒，自动记录用药时间；胰岛素注射笔可选择带刻度放大功能的款式等，方便视力不好的老年人准确注射。

（3）个性化控糖方案：糖化血红蛋白控制目标不超过 8%（正常≤ 6.5%），注射胰岛素前要“三查七对”：查有效期、药品名称、注射剂量，核对姓名、药名、浓度、时间、部位、剂量、方法。

4. 风险防范体系

（1）识别低血糖症征兆：注意识别低血糖的典型表现：心慌手抖、语无伦次、反常行为（如突然发脾气）。特别是老年人在刚运动完或饭前容易发生低血糖。

（2）全天候血糖监测：使用可穿戴式血糖仪，像手表一样戴着就能自动记录血糖变化，夜间也能监测，避免半夜发生危险。

（3）快速响应机制：建立家庭—照护员—医生三级联系网，发现异常时，家人先做初步处理→联系照护员上门→严重时直接对接医院。建议在老年人手机上设置紧急呼叫快捷键。

拓展阅读

干细胞再生疗法突破：我国科学家首次实现1型糖尿病功能性治愈

我国科学家在诱导性多能干细胞治疗重大疾病的研究中取得突破性进展，首次利用干细胞再生疗法成功实现1型糖尿病的功能性治愈。这一成果由天津市第一中心医院沈中阳、王树森研究组，北京大学、昌平实验室邓宏魁研究组与杭州瑞普晨创科技有限公司联合完成，并于2024年9月25日发表于国际权威期刊《细胞》上。研究团队利用化学重编程技术，将多能干细胞诱导分化为胰岛细胞，并将其移植给一名1型糖尿病患者。该患者糖尿病史长达11年，长期依赖胰岛素治疗且血糖控制不佳，多次出现严重低血糖。移植后，患者恢复了内源性、生理性的血糖调控功能，移植75天后完全摆脱了胰岛素注射治疗，并持续1年以上。目前，患者的各项糖尿病相关指标均达到正常人水平，实现了1型糖尿病的临床功能性治愈。

该技术荣获2024年未来科学大奖“生命科学奖”，并展示了化学重编程技术在制备功能细胞方面的巨大潜力。

【练习题】

A1型题

1. 糖尿病老年人发生心慌、手抖、出冷汗，最可能的诊断是（　　）。

A. 高血压危象　　B. 低血糖反应　　C. 急性心绞痛

D. 焦虑症发作　　E. 甲状腺功能亢进

答案：B

解析：低血糖典型三联征为“心慌、手抖、出冷汗”，是快速识别的关键。其他选项虽可能引起类似症状，但缺乏低血糖的典型血糖值下降特征。

2. 发现老年人疑似低血糖时，首先应采取的措施是（　　）。

A. 立即静脉注射50%葡萄糖　　B. 让老年人平卧并喂食糖果

C. 尽快检测指尖血糖　　D. 呼叫急救车送医

E. 给予胰岛素拮抗剂

答案：C

解析：遵循“先诊断后处理”原则，确认血糖水平是处置基础。A选项适用于昏迷患者，B选项可能误吸风险高，D和E选项需先明确诊断。

3. 关于低血糖老年人急救的“15–15原则”，下列说法错误的是（　　）。

A. 立即补充15 g快速糖

B.15分钟后复测血糖

C. 血糖仍≤ 3.9 mmol/L需再次补糖

D. 血糖恢复后补充15 g蛋白质

E. 整个过程需在 15 分钟内完成

答案：E

解析：“15–15 原则”指“补 15 g 糖→等待 15 分钟→复测”，而非要求全程 15 分钟完成。D 选项中补充蛋白质是为了维持血糖稳定。

4. 糖尿病老年患者使用磺脲类药物时，最需警惕的并发症是（　　）。

A. 高渗性昏迷　　B. 酮症酸中毒　　C. 严重低血糖

D. 肝功能损害　　E. 视网膜病变

答案：C

解析：磺脲类药物（如格列本脲）因半衰期长、代谢缓慢，易在老年糖尿病患者体内蓄积引发持续性低血糖，需重点防范。

5. 李奶奶低血糖昏迷，如下紧急处置流程正确的是：①开放气道；②立即喂服蜂蜜水；③肌内注射胰高血糖素；④建立静脉通道；⑤监测心电图（　　）。

A. ①③⑤　　B. ①④⑤　　C. ②③④

D. ①③④⑤　　E. ①②④⑤

答案：D

解析：昏迷老人禁止经口喂食（排除②），正确流程为：保持气道通畅→药物 / 静脉升糖→监测生命体征。⑤因低血糖可能诱发心律失常需执行。

任务三　家庭血糖监测技术

课件

案例导入

李爷爷，88 岁，患糖尿病三十余年，血糖管理尚可。近日，李爷爷常感到饥饿、心慌，照护员为李爷爷规律测量空腹及三餐后血糖并做好记录，以便于根据血糖情况调整用药和饮食等。既往有冠心病史十余年，高血压病史二十余年，无烟酒等不良嗜好。

任务描述

1. 结合实际，选择合适的家庭血糖监测方法。
2. 知晓家庭血糖监测技术的注意事项。
3. 使用指尖血糖监测法为老年人测量血糖。

知识储备

糖尿病常被人们称为“甜蜜的杀手”。掌握正确的家庭血糖监测技术，对于规范老年糖尿病患者的血糖管理尤为重要。

糖尿病的患病率随着年龄增大而增加，具有增龄效应。与其他年龄段相比，60 岁以上人群的糖尿病患病率及糖尿病前期患病率均较高。数据显示，中国老年糖尿病患者数量居世界首位，且呈现上升趋势 [《中国老年糖尿病诊疗指南（2024 年版）》]。

血糖管理不达标的危害：长期慢性高血糖会导致糖尿病相关大血管病变、微血管病变提早发生或者加重，组织、器官感染的概率增加，严重时还会发生高血糖危象，如酮症酸中毒、高渗高血糖综合征等。

一、家庭血糖监测方法

家庭血糖监测技术主要包括指尖（末梢）血糖监测和动态血糖监测两种方法。

1. 指尖（末梢）血糖监测

最常用的家庭血糖检测方法。目前，便携式血糖仪是最常见的指尖血糖检测仪器，以干试纸检测模式为主，具有检测快速、便捷、操作简单等优点（图 2–7–3）。

2. 持续血糖监测（CGM）

指通过葡萄糖感应器监测皮下组织间液的葡萄糖浓度反映血糖水平的监测技术，可提供全面、连续、可靠的全天血糖信息，了解血糖波动的趋势，发现不易被传统监测方法所测得的高血糖和低血糖，如夜间低血糖、餐后高血糖峰值等（图 2–7–4）。

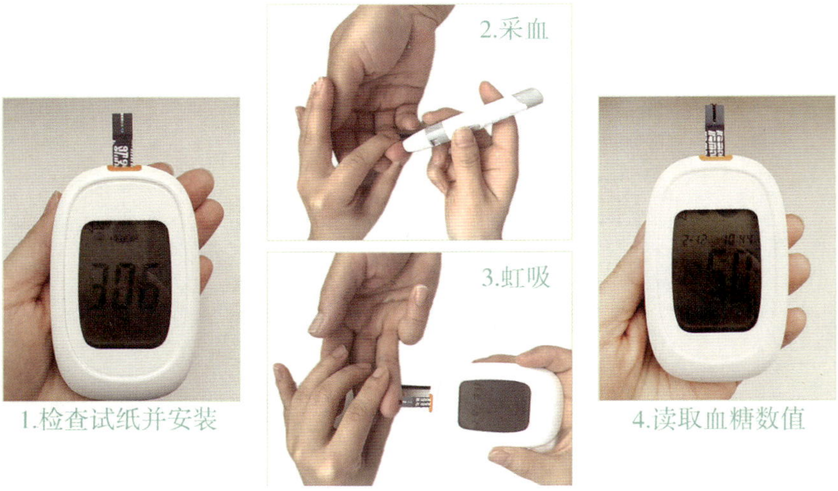

图 2–7–3　指尖（末梢）血糖监测

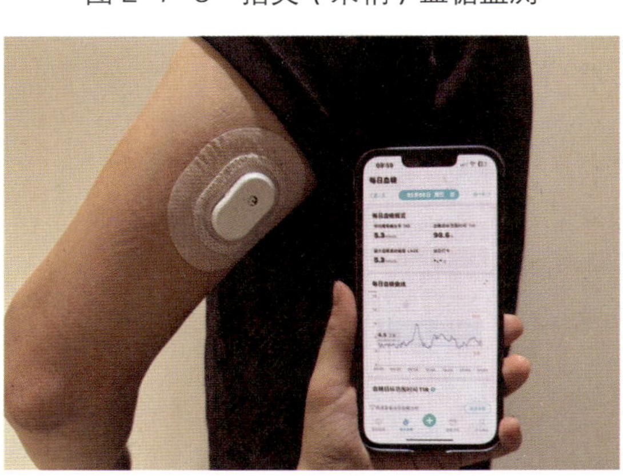

图 2–7–4　持续血糖监测传感器佩戴方式

二、家庭血糖监测技术的注意事项

1. 测量前物品准备齐全，如血糖仪、试纸、采血针、酒精棉等。同时，要清洗双手，保持采血部位的清洁干燥。

2. 为保证测量结果的准确性，宜选择第二滴血进行测量。采血前，要用 75% 酒精消毒采血手指，并等待酒精完全干燥后再采血。

3. 试纸要在保质期内，且保存符合要求。血糖仪定期校准，确保测量结果的准确性。

4. 根据医生建议制订个性化监测计划。如空腹血糖、餐前血糖、餐后血糖、睡前血糖等。

三、指尖血糖监测法

（一）操作流程

1. 准备物品

血糖仪、血糖试纸、采血针、酒精、棉签等。确保血糖仪和试纸型号相匹配，并检查试纸是否在有效期内。

2. 手部清洁

洗净双手，并擦干。

3. 安装试纸

从试纸瓶中取出试纸，避免接触试纸吸血口和电极区，将试纸电极端平行插入血糖仪的试纸接口。

4. 选择采血部位

通常选择无名指指尖，因为此处神经末梢较少，疼痛感较轻。

5. 消毒采血部位

用无菌棉签或者无菌棉球蘸取 75% 酒精，以采血点为中心，顺时针消毒，勿反复擦拭。

6. 采血

待消毒部位完全干燥后采血。选择手指指腹两侧为采血部位，避免针刺指端中间部位，因为指腹中间神经丰富，痛感明显。

7. 虹吸

用棉签擦拭第一滴血并弃掉；吸取第二滴血，轻轻挤压指腹，待第二滴血自然流出时，用已经安装好试纸的血糖仪在试纸条的采血端，通过“虹吸”效应（指试纸通过毛细作用自动吸入血液），把这滴血吸入试纸，避免试纸紧贴皮肤，平放血糖仪，等待几秒后读数。

8. 止血

用无菌棉签止血，按压采血点 1 分钟左右。

9. 记录结果

测量后记录血糖值和监测时间。

（二）注意事项

1. 确保试纸与血糖仪型号一致。

2. 采血后勿用力挤压手指，以免血糖值失真。

3. 环境温度较低时，可适当搓手或将手指加热，以便更好地出血。

拓展阅读

CGM助力老年糖尿病精准血糖管理

随着血糖监测技术的迅猛发展，CGM技术越来越普及。CGM通过连续监测皮下组织间液葡萄糖浓度，提供了更全面、可靠的血糖信息，有助于实现个体化和精细化的血糖管理。在CGM应用方面，国内已发布多部指南/共识，《持续葡萄糖监测临床应用专家共识2024》针对使用CGM中可能遇到的问题给出专家建议，有助于糖尿病老年人血糖管理水平的全方位提升。

临床常用的血糖监测方法包括毛细血管血糖监测、糖化血红蛋白A1c（HbA1c）、糖化白蛋白、血清1,5-脱水葡萄糖醇（1,5-AG）及持续葡萄糖监测（CGM）等。其中毛细血管血糖监测反映实时血糖水平，包括老年人自我血糖监测（SMBG）及在医院内进行的床旁即时检测（POCT）。糖化血红蛋白A1c可反映既往2～3个月平均血糖水平，糖化白蛋白可反映2～3周平均血糖水平，CGM可以通过对皮下组织间液葡萄糖的检测间断反映一段时间内（1周至数周）连续性的血糖变化特征，是毛细血管血糖监测和糖化血红蛋白A1c的有效补充。

【练习题】

A1型题

1. 在进行家庭血糖监测时，最常采用的方法是（　　）。

A. 糖化血红蛋白A1c检测　　B. 指尖（末梢）血糖监测

C. 糖化白蛋白检测　　D. 血清1,5-脱水葡萄糖醇检测

E. 持续葡萄糖监测

答案：B

解析：指尖（末梢）血糖监测是最常用的家庭血糖检测方法，具有快速便捷、操作简单、普及度高的特点。

2. 进行指尖血糖监测时，为了确保测量结果的准确性，建议选择哪一滴血进行测量（　　）。

A. 第一滴血　　B. 第二滴血　　C. 第三滴血

D. 任意一滴血　　E. 混合多滴血

答案：B

解析：为了保证测量结果的准确性，建议选择第二滴血进行测量，因为可以避免第一滴血中可能含有的组织液对测量结果的影响。

3. 李爷爷在使用便携式血糖仪进行指尖血糖监测时，以下操作错误的是（　　）。

A. 采血前使用75%酒精消毒采血的手指

B. 等待酒精完全干燥后立即进行采血

C. 确保试纸在保质期内，且保存得当

D. 用力挤压手指以便更好地出血

E. 测量后记录血糖值和监测时间

答案：D

解析：采血时，应避免用力挤压手指，以免组织液混入血液标本，造成测量结果失真。

4. 关于 CGM 技术，以下描述正确的是（　　）。

A.CGM 可以反映既往 2 ～ 3 个月的平均血糖水平

B.CGM 通过检测血清中的葡萄糖浓度来反映血糖水平

C.CGM 可以提供全面、连续、可靠的全天血糖信息

D.CGM 只能用于医院内的床旁即时检测

E.CGM 无法发现夜间无症状性低血糖

答案：C

解析：CGM 是指通过葡萄糖感应器连续监测皮下组织间液葡萄糖浓度的技术，可以提供全面、连续、可靠的全天血糖信息。

A2 型题

1. 赵爷爷，78 岁，糖尿病。在家庭血糖监测过程中，发现某次血糖值异常高，复测后仍高。此时首先应采取的措施是（　　）。

A. 自行增加降糖药物剂量　　B. 立即去医院就诊

C. 回忆近期饮食、运动及用药情况　　D. 卧床休息

E. 大量饮水

答案：C

解析：当发现血糖异常高复测仍高时，首先应回忆近期饮食、运动及用药情况，排查可能导致血糖升高的因素，而不是自行增加降糖药剂量（可能导致低血糖等不良后果），也不是立即去医院（可先自行初步分析原因），卧床休息和大量饮水对查找血糖升高原因无直接帮助，所以答案选 C。

2. 李奶奶，50 岁，糖尿病，在家进行血糖监测。下列关于其血糖监测时间的安排，错误的是（　　）。

A. 空腹血糖，在早餐前测定

B. 餐后 2 小时血糖，从进食第一口饭开始计时

C. 睡前血糖，一般在 22:00 左右测定

D. 随机血糖，任何时候感觉不适随时测定

E. 餐后 1 小时血糖，从吃完饭开始计时

答案：E

解析：餐后 1 小时血糖测定是从进食第一口饭开始计时，1 小时后测定，而不是吃完饭开始计时，所以 E 选项错误。

点燃思考

李奶奶，72 岁，独居，目前接受社区健康服务中心提供的居家慢病管理服务。李奶奶有 15 年 2 型糖尿病史，长期服用格列齐特缓释片控制血糖。3 个月前因反复出现头晕、心慌、手抖等症状急诊就医，诊断为“药物性低血糖症”，住院调整降糖方案后改为胰岛素联合二甲双胍治疗。近期家庭医生随访发现其糖化血红蛋白 5.8%，但夜间仍时有出冷汗、噩梦等疑似低血糖症状。本周照护员发现李奶奶早餐后 2 小时血糖为 3.9 mmol/L，自述因牙口不好经常省略加餐。其女儿反映母亲近日情绪低落，对频繁血糖监测表现出抗拒。

实际照护任务

1. 请使用便携式血糖仪为李奶奶实施规范血糖监测。

2. 请指导李奶奶进行低血糖应急处理流程演练。

3. 请为李奶奶制订个性化饮食计划并缓解其血糖监测焦虑。

模块三

老年人常见意外的照护

项目一　老年人中毒的急救照护

学习目标

知识导读

素质目标

1. 培养“生命至上”的职业理念，强化中毒急救的伦理意识与人文关怀精神。
2. 锤炼临危不乱的心理素质，提升多场景中毒事件的应急处置决断力。
3. 构建风险防范思维，形成中毒预防的主动干预意识和科普宣教能力。

知识目标

1. 掌握常见中毒类型的识别特征与发病特点。
2. 熟记各类中毒的急救原则与现场急救处置。
3. 理解常见中毒类型的预防照护。

能力目标

1. 能快速识别中毒征象并启动应急处置。
2. 能规范实施现场处置、生命支持等急救操作。
3. 能设计个体化预防照护方案或康复计划。
4. 能开展中毒事件全流程管理与安全指导。

赛证对接

老年人中毒（食物中毒、一氧化碳中毒、药物中毒、酒精中毒、危化物中毒等）急救照护的现场处置与延续管理能力是老年照护员职业资格认证及技能竞赛的核心考核模块之一。从业人员需系统掌握中毒事件的全流程处置技能，涵盖毒源辨识、急救技术（催吐 / 解毒剂应用 / 生命支持）、环境安全管理、预防宣教及康复护理等关键环节。

在考核与竞赛中，重点考察以下综合能力：

1. 应急响应能力

快速识别中毒特征，规范实施院前急救措施（如毒物清除、气道维护）。

2. 风险防控能力

制订个性化防范方案，包括用药安全监管、居家危险源排查、中毒应急预案设计。

3. 延续管理能力

开展中毒后营养支持、心理干预及环境安全改造指导。

4. 人文关怀素养

在急救过程中体现对中毒者的情绪安抚与尊严保护。

考核内容深度对接《养老护理员国家职业技能标准》，融入中毒急救的“黄金时间窗”管理、毒物信息智能查询系统应用等前沿要求，全面检验从业者的风险评估、跨团队协作、循证决策等职业核心能力，强化“防—救—康”一体化的中毒事件管理思维。

任务一　老年人食物中毒的现场处置与照护

课件

案例导入

张爷爷，误食路边不明蘑菇后出现呕吐、腹泻及意识不清，社区照护员紧急协助送医。经诊断为中重度食物中毒，因救治及时脱离危险。

任务描述

1. 快速识别发生食物中毒的老年人。
2. 老年人发生食物中毒后，进行急救照护。
3. 制订个体化照护方案，预防再次食物中毒。

知识储备

老年人食物中毒是指食用了被有生物性、化学性有害有毒物质污染的食物或者食用了含有毒有害物质的食品后，出现的急性、亚急性食源性疾病。

一、快速识别食物中毒

（一）常见的食物中毒类型

1. 细菌性食物中毒

食物中毒最主要、最常见的原因是食物被细菌污染。其中，沙门菌引起的食物中毒最常见，其次为变形杆菌、副溶血性弧菌、肉毒杆菌等。

2. 真菌性食物中毒

多指霉菌在谷物或其他食品中生长繁殖，产生有毒的代谢产物，人和动物食入这些有毒物质而发生的中毒。

3. 动物性食物中毒

食入动物性有毒食品引起的食物中毒，如河豚等。

4. 植物性食物中毒

一般指因误食有毒植物或有毒的植物种子，或烹调加工方法不当，没有把植物中的有毒物质去掉而引起的中毒，如毒蘑菇、木薯、四季豆、马铃薯、含氰果仁等。

5. 化学性食物中毒

食物被有毒的金属、非金属及其化合物、农药或亚硝酸盐等化学物质污染引起的急性中毒。

（二）发病特点

食物中毒一般在用餐后 4 ～ 10 h 发病，高峰期出现在用餐后 6 h 左右。食物中毒后的第一反应往往是腹部不适，老年人首先会感觉到腹胀，部分还会伴有腹痛，随后会发生呕吐及急性腹泻。吐泻严重者还能发生脱水、酸中毒，甚至出现休克、昏迷等症状。

案例解析

判断张爷爷发生食物中毒的理由有：

1. 误食路边不明蘑菇。

2. 食用后出现呕吐、腹泻及意识不清的症状。

二、食物中毒的急救

（一）急救原则

不再继续进食可疑食物，避免中毒加重；将未吸收的有毒食物排出体外。

（二）急救流程和方法（图 3-1-1）

1. 对于进食时间在 2 h 内，意识清醒的老年人，可用匙柄、筷子、手指等触咽弓和咽后壁、舌根使之呕吐，注意需确定中毒物品，如为腐蚀性物质（如强酸强碱）或石油类物质，则不可催吐。

2. 不可自行乱服药物解毒，应争分夺秒，立即将中毒者送往医院救治，并带上疑似有毒食物、呕吐物、排泄物，供化验使用。

3. 昏迷呕吐者需注意气道保护，心搏骤停者需复苏治疗。

4. 将吃过的食物进行封存，如为群体事件应及时报警，避免更多的人受害。

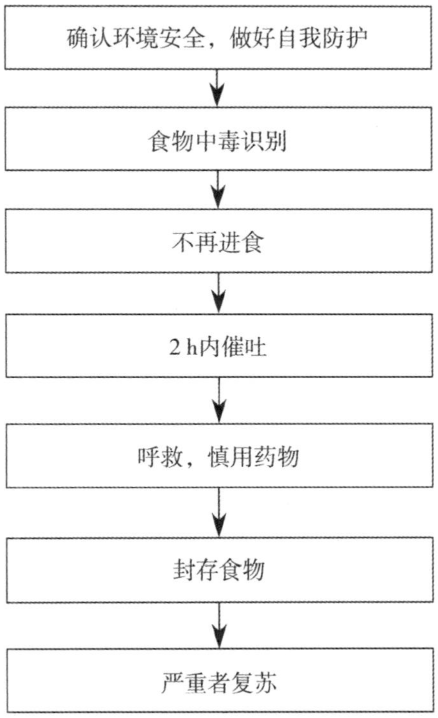

图 3-1-1　食物中毒急救流程图

三、食物中毒的照护

（一）食物中毒的照护

1. 初步评估

（1）判断中毒类型：了解老年人进食的食物种类、时间及症状，初步判断是否为细菌性、化学性或毒素性中毒。

（2）评估严重程度：观察老年人是否有意识障碍、呼吸困难、严重脱水等危急症状。

2. 停止进食

立即停止食用可疑食物，避免进一步摄入毒素。

3. 催吐（仅在医生指导下进行）

如果中毒时间较短（1 ~ 2 小时内），且老年人意识清醒，无呕吐反射障碍，可在医生指导下催吐。用手指或勺子轻压舌根，刺激呕吐。但如果老年人意识不清、误食腐蚀性物质（如强酸强碱）或石油类物质，禁止催吐。

4. 补充水分

少量多次饮用温水或淡盐水，避免一次性大量饮水，目的是防止脱水，尤其是呕吐和腹泻后。需注意的是如果老人有吞咽困难或意识不清，避免强行喂水。

5. 使用吸附剂

在医生指导下，可使用活性炭等吸附剂帮助吸附毒素，按说明书剂量服用活性炭（通常为 50 ~ 100 g）。但需注意的是，活性炭对某些毒素（如酒精、重金属）无效。

6. 监测生命体征

监测体温、脉搏、呼吸、血压、意识状态，记录呕吐、腹泻的次数和量，以及是否有血便或血性呕吐物。

7. 及时送医

如果老年人症状严重（如意识模糊、呼吸困难、持续呕吐或腹泻），或怀疑为化学性中毒（如农药、重金属），或伴有基础疾病（如心脏病、糖尿病），需及时送医。送医时携带可疑食物样本或包装，以便医生快速诊断。可记录老年人的症状和急救过程，供医生参考。

（二）食物中毒的预防照护

1. 饮食卫生：食物煮熟煮透，避免生食

（1）科学烹饪规范：①建议肉类中心温度达到 75℃以上，禽蛋类完全凝固；②叶菜类焯水处理可去除 70% 以上农药残留；③针对老年人味觉退化特点，开发保留食物原味的健康调味方案。

（2）特殊群体关照：①为咀嚼困难老年人准备食材时，采用“软食化”处理（如肉糜、菜泥）；②根据老年人体质搭配食材（如脾胃虚寒者多吃小米粥、山药），制订个性化膳食方案。

2. 注意食品保质期，避免食用变质食物

（1）养老机构智慧管理机制：①推行“三查制度”，采购查标签、储存查期限、烹饪查性状；②建立“临期食品专用区”，临期食物搭配不同的颜色标签（如按照红、橙、黄、绿等颜色标识）。

（2）代际关怀实践：通过具体行动促进不同年龄群体（如青年、中年、老年人）之间的互动、理解与互助，打破代际隔阂，构建包容和谐的社会关系，核心是双向关怀。①子女定期为独居老人进行“冰箱大扫除”，建立亲情服务日；②开展“食物银行”社区互助，将未过期闲置食品定向帮扶困难群体；③倡导珍惜资源，但不可为节约而忽视食品质量，如食用变质食材危害健康；按需购买、合理储存、减少浪费，同时优先选择安全、营养的食品。筑牢安全底线，实现节约与健康的动态平衡。

3. 分餐制：避免与老人共用餐具

（1）文明用餐革新：推广“中式分餐”，使用公筷母匙 + 个性化餐具识别系统。应用智能餐具识别系统（如色标、芯片），避免交叉使用，降低感染风险，倡导卫生文明就餐，兼顾传统礼仪与现代健康理念。

（2）心理照护维度：①通过餐具个性化刻字服务，缓解分餐制带来的情感疏离感；②组织家庭烹饪日，在安全前提下保留“共享美食”的情感联结。

4. 储存安全：生熟食物分开存放

（1）科学存储体系：①实施“四区管理”，生鲜区、熟食区、半成品区、即食区，区分管理；②运用“时间温度指示标签”监测冷链食品安全性。

（2）家庭责任建设：①将冰箱清洁纳入“家庭健康值班表”，培养青少年的劳动意识；②通过分装保存食物减少浪费，践行可持续发展观。

5. 健康教育：普及食品安全知识

（1）设立社区“食品安全体验馆”，设置变质食物辨识互动展区。融合五感体验、显微观察及试剂检测，通过对比新鲜与变质食物的气味、颜色、质地及菌群变化，结合互动问答，直观解析变质特征，让老年人掌握食物安全鉴别技能，强化防范意识。

（2）结合《食品安全法》宣传，通过变质样本比对、法律条款图解及案例演示，共筑食品安全共治格局，强化公民权利与义务认知。

拓展阅读

鼓励普惠支持型养老机构内设康复护理、老年食堂等设施向社区开放

2024 年 12 月，《中共中央 国务院关于深化养老服务改革发展的意见》印发，首次对推动养老机构分类改革、发展普惠支持型养老机构作出了统一部署。

2024 年年底，我国 60 岁及以上老年人口达 3.1 亿，占全国总人口的 22%，养老服务的刚性需求不断增加。在推动服务供给提质扩面方面，《促进普惠养老服务高质量发展的若干措施》指出，在重点满足失能、失智等老年人群体照护服务需求的基础上，进一步拓展普惠养老服务内容、供给范围，通过政府支持、企业让利、家庭付费、社会参与等方式，实现连续性更强、惠及范围更广的服务供给。

支持地方开展居家养老照护能力培训，推动居家养老服务不断丰富内容、提升质量。积极推动人工智能辅助诊疗、康复训练、健康监护等设备在普惠支持型养老机构的应用。鼓励普惠支持型养老机构内设康复护理、老年食堂、活动场地等设施向社区开放，支持社区服务设施连锁化发展，为更多老年群体提供助餐、助浴、助洁等生活服务和日间照料、康复护理服务。

【练习题】

A1 型题

1. 老年人食物中毒最常见的早期症状是（　　）。

A. 高热（体温＞ 39℃）　B. 剧烈头痛　C. 恶心、呕吐、腹泻

D. 皮肤瘀斑　E. 意识模糊

答案：C

解析：食物中毒的典型症状以胃肠道反应为主（恶心、呕吐、腹泻），老年人可能因反应迟钝，症状出现较晚，但仍以消化系统表现为首发。A 选项常见于细菌性感染（如脓毒症），E 选项提示重症中毒或并发症。

2. 发现老年人疑似食物中毒时，现场处置的第一步是（　　）。

A. 立即催吐　B. 保留可疑食物样本　C. 给予大量温水口服

D. 测量生命体征　E. 送往医院洗胃

答案：B

解析：保留食物样本（包括呕吐物）是后续检测和明确病因的关键。A、C 选项可能加重病情（如腐蚀性毒物），D、E 选项需在初步处置后进行。老年人催吐需谨慎，避免误吸。

A2 型题

1. 老年人食物中毒后出现频繁呕吐，照护措施错误的是（　　）。

A. 协助老年人取侧卧位　B. 记录呕吐物性状和量　C. 立即口服补盐液

D. 清洁口腔防止误吸　E. 观察有无血性呕吐物

答案：C

解析：频繁呕吐时需先禁食禁水 1 ～ 2 小时，待呕吐缓解后少量多次补液，否则可能刺激胃肠道加重症状。A、D、E 选项均为防误吸和病情观察的必要措施。

2. 照护食物中毒老年人时，提示发生脱水并发症的体征是（　　）。

A. 皮肤弹性正常　B. 尿量＞ 30 ml/h　C. 脉搏细速、血压下降

D. 呼吸深快　E. 四肢温暖

答案：C

解析：脉搏细速、血压下降提示血容量不足（中重度脱水）。D 选项可能为酸中毒表现，但非特异性。老年人脱水体征可能不典型（如皮肤弹性变化滞后）。

3. 为预防老年人食物中毒，照护员指导家属的做法错误的是（　　）。

A. 剩余饭菜冷藏保存不超过 24 小时　B. 生熟砧板分开使用

C. 发芽土豆削去芽眼后可食用　D. 海鲜类食物充分加热

E. 定期清洁冰箱密封条

答案：C

解析：发芽土豆的芽眼及周围含大量龙葵素（高温无法破坏），必须丢弃。A 选项中老年人免疫力低下，建议剩菜保存时间更短（≤ 12 小时）。

任务二　老年人一氧化碳中毒的现场处置与照护

课件

案例导入

王奶奶，76 岁，独居在无集中供暖设施的老旧社区。冬季习惯紧闭门窗，使用煤炉取暖。某日，邻居发现王奶奶家的烟囱没有烟冒出，敲门无人应答，于是报警。救援人员到达现场后，发现王奶奶意识模糊，口唇呈樱桃红色，呼吸微弱，地面有呕吐物，煤炉火焰已熄灭。既往王奶奶身体健康，无重大疾病史，但长期使用煤炉取暖，家中未安装一氧化碳报警器。

任务描述

1. 快速识别发生一氧化碳中毒的老年人。
2. 启动 EMSS 系统，在 120 到达之前采取急救措施，防止病情恶化。
3. 制订出院后的全面照护及健康教育计划，预防老人再次发生一氧化碳中毒。

知识储备

一氧化碳（CO）为含碳物质不完全燃烧所产生的一种无色、无臭、无味和无刺激性的气体。吸入过量一氧化碳气体引起的中毒称一氧化碳中毒，俗称煤气中毒。

一氧化碳进入人体后，会与血液中的血红蛋白（Hb）结合，且一氧化碳与血红蛋白的结合能力比氧气与血红蛋白的结合能力高 200 ~ 300 倍，形成碳氧血红蛋白（COHb），从而使血红蛋白丧失携带氧气的能力，导致身体组织缺氧。一氧化碳还可影响细胞内氧的弥散，抑制细胞呼吸。一氧化碳对全身的组织细胞都具有毒性作用，其中对大脑皮层的影响最为严重。

一、快速识别一氧化碳中毒

（一）接触史

有一氧化碳接触史。注意了解中毒时所处的环境、停留时间及突发昏迷情况。

（二）发病特点

1. 轻度中毒

表现为不同程度头痛、头晕、乏力、恶心、呕吐、心悸、四肢无力等。

2. 中度中毒

除上述症状外，可出现胸闷、呼吸困难、烦躁、幻觉、视物不清、判断力降低、运动失调、腱反射减弱、嗜睡、浅昏迷等，口唇黏膜可呈樱桃红色，瞳孔对光反射、角膜反射可迟钝。

3. 重度中毒

老年人迅速出现神志不清、牙关紧闭、全身抽搐、大小便失禁，呼吸和脉搏加快，严重时会深度昏迷，甚至死亡。

案例解析

判断王奶奶可能为一氧化碳中毒的理由有：

1. 王奶奶有使用煤炉取暖的习惯，存在一氧化碳接触史。

2. 出现意识模糊、皮肤和黏膜樱桃红色等典型中毒症状。

3. 邻居发现家中烟囱无烟，可能表明煤炉燃烧不充分，产生大量一氧化碳。

二、一氧化碳中毒的急救

（一）急救原则

迅速移出一氧化碳环境，增加氧气供应，防止脑细胞和其他组织发生缺氧损伤。

（二）急救方法和流程（图 3-1-2）

1. 立即撤离

一旦发现老年人出现一氧化碳中毒症状，如头痛、恶心、呕吐、意识模糊等，应立即将其转移到空气新鲜处，松开衣领，头偏向一侧，保持呼吸道通畅，避免呕吐物误吸。

2. 呼叫救援

尽快拨打急救电话，请求专业医护人员前来救助。

3. 立即吸氧

如条件允许，给予高流量、高浓度氧气吸入（5 ~ 10 L/min），改善心、脑等重要脏器缺氧情况。

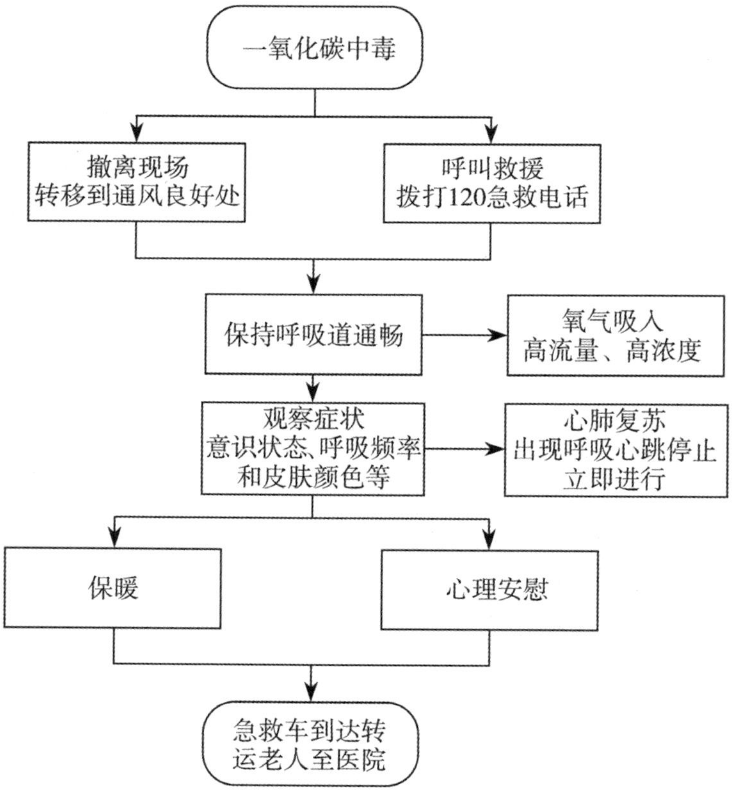

图 3-1-2　一氧化碳中毒急救流程图

4. 观察症状

密切观察老年人的意识状态、呼吸频率和皮肤颜色等体征，等待救援人员到来。如果老年人出现呼吸心跳停止，立即开始心肺复苏（CPR）。

三、一氧化碳中毒的照护

（一）一氧化碳中毒急性期的照护

一氧化碳中毒急性期老年人在住院期间，照护员应在医护人员指导下完成照护工作。

1. 氧疗

氧疗能加速血液中碳氧血红蛋白的解离和一氧化碳的排出，是治疗一氧化碳中毒最有效的方法。氧疗的原则是高流量、高浓度，老年人脱离中毒现场后应立即给氧。

（1）面罩吸氧：神志清楚的老年人应用密闭面罩吸氧，氧流量 5 ~ 10 L/min（图 3-1-3）。

（2）高压氧护理：老年人一氧化碳中毒首选高压氧治疗（图 3-1-4）。高压氧治疗时老年人应着全棉衣物，严禁携火种、易燃物入氧舱。重症老年人需在医护人员陪同下进入氧舱。治疗中密切观察老年人的面色、呼吸等。减压时，舱内温度降低，需注意保暖。

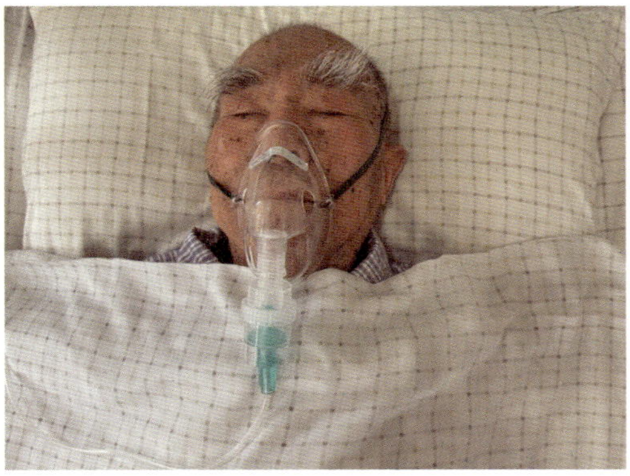

图 3-1-3　面罩吸氧

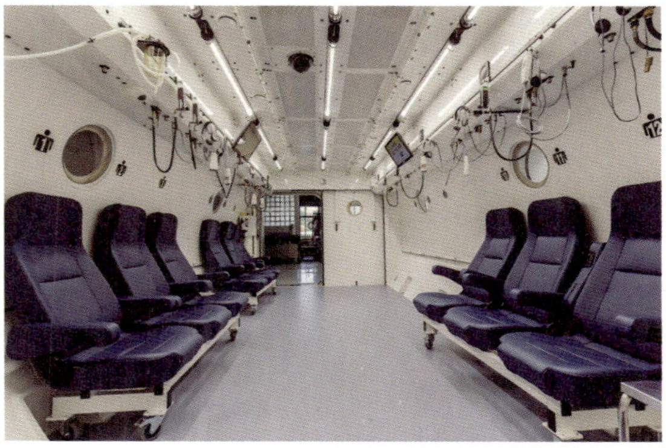

图 3-1-4　高压氧治疗

2. 安全护理

对躁动、抽搐者，应加床围防止坠床；定时翻身，做好皮肤护理，防止压疮形成；留置导尿者，尿袋及引流管位置应低于耻骨联合，避免引流管受压、弯折，保持引流通畅。

3. 昏迷期护理

老年人昏迷期间应做好口腔护理，防止口腔溃疡；头偏向一侧，预防呕吐物、分泌物误吸；如眼睑不能闭合，应涂凡士林，用纱布覆盖，保护角膜。

4. 观察病情

密切观察生命体征的变化及受压部位的皮肤情况，观察有无药物过敏反应，准确记录出入量，发现异常及时报告医护人员。

（二）一氧化碳中毒的预防及康复照护

1. 室内通风

确保家中有良好的通风系统，特别是在使用煤气炉具或取暖设备时，保持空气流通，防止一氧化碳积聚。

2. 安全使用炉具

在室内使用煤炉、燃气灶等设备时，应确保安装有烟囱或管道，并定期检查其是否完好无损，避免泄漏。

3. 健康教育

加强一氧化碳中毒的预防宣传，指导老年人了解一氧化碳中毒的危害和预防措施。

4. 康复照护

部分老年人发病早期即可出现认知功能障碍，需注意看护，避免出现老人走失等意外。随着病情进展，老年人大小便失禁，肌张力高，行动困难，需特别加强护理。对于卧床重症老年人，应给予定时翻身，防止受压部位形成压疮；协助叩背排痰，促进痰液排出；进食后勿立即平卧，避免食管、胃内容物反流而引起吸入性肺炎和反复感染；肢体摆放处于功能位，避免肢体挛缩和足下垂；进食困难者给予鼻饲饮食；在康复医师指导下进行肢体被动功能锻炼。

拓展阅读

高压氧：生命健康的“隐形守护者”

高压氧技术是一种通过让患者在高于常压的环境下吸入高浓度氧气来治疗疾病的方法。

人体正常状态下，氧气主要靠血红蛋白输送。但高压氧治疗时，患者身处高于常压环境，吸入纯氧，让血液中溶解氧大幅提升，无须血红蛋白协助就能为组织供能，快速缓解缺氧。

治疗所用设备有大型多人舱与小型单人舱。多人舱可同时容纳多人，配套完备的生命监测系统；单人舱则操作便捷，适合单人治疗。

治疗时，患者进舱后舱内压力逐步升高，达到设定值后，患者通过面罩吸纯氧。治疗结束后，缓慢减压出舱。整个过程严谨有序，为健康筑牢了防线。

【练习题】

A1 型题

1. 关于一氧化碳中毒的急救处理，下列措施错误的是（　　）。

A. 迅速将中毒者移至空气新鲜处

B. 保持中毒者呼吸道通畅，必要时进行人工呼吸

C. 对于昏迷老年人应迅速给予高浓度氧气吸入，促进碳氧血红蛋白解离

D. 对于心搏、呼吸骤停者，应立即进行心肺复苏

E. 病情稳定后，应让中毒者立即起身活动，以促进血液循环

答案：E

解析：一氧化碳中毒后，老年人应保持安静，避免过多活动，以减少耗氧量，防止病情加重。病情稳定前，不宜让中毒者起身活动。

2. 家庭中，预防一氧化碳中毒的有效措施包括（　　）。

A. 使用无烟煤

B. 室内使用煤炉时安装烟囱，并确保其通畅

C. 在密闭空间内使用燃气热水器

D. 长时间在开着发动机的汽车内停留

E. 使用老旧的燃气设备

答案：B

解析：预防一氧化碳中毒的有效措施包括确保煤炉、燃气设备等燃烧产生的废气能够顺畅排出室外，避免在室内积聚，因此正确选项为安装烟囱，并确保其通畅。

3. 关于一氧化碳中毒的临床表现，下列说法错误的是（　　）。

A. 轻度中毒者可能出现头痛、眩晕等症状

B. 中度中毒者可能出现面色潮红、口唇呈樱桃红色

C. 重度中毒者可出现昏迷、抽搐等症状

D. 一氧化碳中毒者的皮肤一定会出现樱桃红色

E. 中毒程度越深，症状越严重

答案：D

解析：虽然一氧化碳中毒者的口唇可能出现樱桃红色，但并非所有中毒者的皮肤都会出现这一特征。轻度中毒者可能仅表现为头痛、眩晕等症状。

4. 关于一氧化碳中毒的治疗，以下描述错误的是（　　）。

A. 尽早给予高浓度氧气治疗，加速碳氧血红蛋白解离

B. 对于严重中毒者，可考虑使用高压氧舱治疗

C. 治疗过程中，应密切监测老人的生命体征

D. 病情好转后，可立即停止治疗，让老人自行恢复

E. 对于出现并发症的患者，应针对并发症进行相应治疗

答案：D

解析：一氧化碳中毒的治疗需要持续进行，直至老人病情完全稳定。即使病情有所好转，也不能立即停止治疗，以免病情反复或出现并发症。因此，在治疗过程中，应密切监测老年人的生命体征，并根据病情调整治疗方案。

5. 关于一氧化碳中毒的描述，下列选项错误的是（　　）。

A. 一氧化碳中毒是由于吸入过量的一氧化碳导致的

B. 一氧化碳与血红蛋白的结合能力比氧气强，会导致血红蛋白失去携氧能力

C. 一氧化碳中毒后，老年人可能出现头痛、眩晕、恶心等症状

D. 一氧化碳中毒可以通过闻气味来预防，因为一氧化碳有特殊的气味

E. 在使用煤气、燃气热水器等设备时，应注意通风，防止一氧化碳中毒

答案：D

解析：一氧化碳是一种无色、无味、无臭的气体，因此无法通过闻气味来预防一氧化碳中毒。

A2 型题

李奶奶，在使用燃气热水器洗澡时突然晕倒，家人发现后迅速打开门窗通风，并将李奶奶移至室外。此时，对于李奶奶的家人来说，最合理的急救措施是（　　）。

A. 给李奶奶喂服一些醒脑的药物，以帮助她恢复意识

B. 将李奶奶移至床上休息，并观察情况

C. 尽快拨打急救电话，将李奶奶送往医院进行专业治疗

D. 用湿毛巾捂住李奶奶的口鼻，以帮助她呼吸

E. 给李奶奶喝一些热茶，以驱散寒意

答案：C

解析：一氧化碳中毒时，应立即将老人转移至通风处，并切断一氧化碳来源。中毒后，老人可能出现不同程度的缺氧、昏迷等症状，因此，还需尽快拨打急救电话，将老人送往医院进行专业治疗。

点燃思考

李奶奶，72 岁，老伴去世，独居，由社区居家养老服务中心提供居家照护。李奶奶冬季有使用煤炉取暖的习惯，但并未采取足够的预防措施。某天，李奶奶在家中感到头晕、恶心，并伴有剧烈的头痛。她试图打电话求助，但很快就失去了意识。

照护员上门服务时发现异常，立即拨打 120 急救电话，将李奶奶紧急送往医院，诊断为一氧化碳中毒。经治疗，李奶奶意识逐渐恢复，但仍精神不振，反应迟缓，小便失禁，下肢无力。医生给予留置尿管导尿，并制订肢体功能康复训练计划，定期康复训练，恢复肢体活动。

照护任务：请完成实际照护任务并绘制健康教育海报。

实际照护任务

1. 请根据提供的设备为李奶奶更换尿袋。
2. 请按照康复方案指导李奶奶进行下肢功能训练。
3. 请为李奶奶提供预防一氧化碳中毒的健康教育方案。

任务三　老年人药物中毒的现场处置与照护（包括老年人用药安全）

课件

案例导入

张爷爷，78 岁，患有高血压、冠心病等多种慢性病，需服用多种药物来控制病情。今早，因记忆力下降，张爷爷误将每次 1 片的降压药吃了 3 片，半小时后出现头晕、乏力，伴有心慌、恶心症状。

任务描述

1. 快速识别药物中毒的老年人。
2. 现场急救处置药物中毒的老年人。
3. 制订个体化照护方案，预防再次药物中毒。

知识储备

老年人药物中毒是指老年人因误服、过量服用药物，或因身体功能下降导致对药物代谢、排泄异常，使体内药物浓度超出安全范围，进而引发一系列不良反应，损害机体正常生理功能的病理状态。药物中毒可涉及各类治疗药物，如降压药、降糖药、镇静催眠药等，其症状表现多样，严重程度不一，轻者可能仅有轻微不适，重者可危及生命。

一、快速识别药物中毒

（一）观察症状

仔细观察老年人出现的异常症状，如是否有头晕、恶心、呕吐、心慌、呼吸异常、意识改变等，根据常见的药物中毒症状初步推测是否为药物中毒及可能涉及的药物类型。

（二）询问服药情况

询问老年人近期所服药物的名称、剂量、服药时间等信息，查看是否存在误服、过量服用的可能性，同时了解老年人的基础疾病及日常用药习惯，为后续准确判断提供依据。

（三）老年人药物中毒的常见症状表现

1. 胃肠道症状

常以恶心、呕吐、腹痛、腹泻等为早期表现，不同药物中毒时症状有别，如部分抗生素中毒者呕吐剧烈，对胃肠道刺激小的药物中毒者胃肠道症状则相对较轻。

2. 神经系统症状

头晕、头痛、嗜睡、意识模糊、抽搐、昏迷等较常见。如镇静催眠药中毒易致嗜睡、意识障碍，抗癫痫药过量可诱发抽搐。

3. 心血管系统症状

可能出现心慌、心悸、心律失常、血压异常等。过量服降压药会使血压骤降，引发头晕、心慌乃至休克；心脏病治疗药物应用过量可致严重心律失常。

4. 呼吸系统症状

呼吸急促、呼吸困难、呼吸抑制等时有发生，麻醉性镇痛药中毒易抑制呼吸中枢，使呼吸减慢、变浅，严重时可危及生命。

（四）老年人药物中毒的危害

1. 身体功能受损

药物中毒会直接损害各脏器系统，干扰正常生理功能。长期或严重中毒可致肝脏、肾脏等脏器功能减退，影响代谢与排泄，形成恶性循环，加重身体负担，延缓康复进程。

2. 生活质量下降

中毒引发的不适症状令老年人身体痛苦、活动受限，难以正常开展自理、社交等日常活动，降低生活质量，还给家庭增添照顾负担。

3. 生命安全威胁

严重药物中毒若未及时有效救治，易发展成呼吸衰竭、心搏骤停等危及生命的状况，甚至造成老年人死亡，给家庭带来严重后果。

案例解析

判断张爷爷为药物中毒的理由有：

1. 张爷爷有高血压、冠心病等多种慢性疾病，平时需要服用多种药物来控制病情。

2. 张爷爷服药后出现了头晕、乏力、心慌、恶心的症状，这是药物中毒后胃肠道、神经系统、心血管系统受影响的典型表现。

二、药物中毒的急救

（一）急救原则

去除毒物来源，防毒物吸收，促毒物排泄，稳生命体征，保障老人安全，减轻中毒危害。

（二）急救的方法和流程

1. 现场判断

观察老人有无意识不清、呕吐、皮疹等，查看其所服用药物的信息，判断中毒可能及程度。

2. 去除毒物

立即停止服用可疑中毒药物，保留剩余药物。若是皮肤接触中毒，尽快脱去污染衣物，用清水冲洗皮肤 15 ~ 20 分钟。

3. 防毒物吸收

（1）催吐（谨慎）：无禁忌症老年人，服药 1 ~ 2 小时内，可用手指轻轻刺激咽喉催吐。

（2）洗胃：尽快送医，6 h 内由专业人员洗胃，依所服药物选择洗胃液。

（3）导泻或灌肠（视情况）：遵医嘱用导泻剂或灌肠促肠道毒物排出。

4. 促毒物排泄

意识清醒、能吞咽的老年人可多饮温开水促排尿，必要时按医生指导使用利尿剂。

5. 稳生命体征

保持呼吸道通畅，头偏向一侧防误吸；监测心率、血压等生命体征，出现异常及时处理。

6. 呼叫急救

症状严重时拨打 120，告知急救人员老年人年龄、性别、具体症状、可疑中毒药物、服用剂量与时间，以及基础疾病等关键信息，便于其备好急救物资赶来救治。

三、药物中毒的照护

（一）药物中毒的照护

1. 遵医嘱护理

严格遵照医嘱，协助老年人按时服药、配合各类治疗，如洗胃后护理、输液、使用解毒药等，保障治疗顺利开展。记录用药时间、剂量及反应，遇疑问或异常及时反馈给医护人员。

2. 饮食管理

按医生建议调整饮食结构，中毒初期提供清淡、易消化的流食或半流食，如米汤、藕粉、稀粥等，随身体恢复逐渐过渡至软食、正常饮食。忌辛辣、油腻、刺激性食物及与药物相互作用的食物，确保营养均衡，助力康复。

3. 身体功能恢复协助

依医生康复建议，在老年人身体允许时，协助其适量锻炼，从翻身、坐起、床边站立起步，慢慢增加强度与范围，如室内短距离行走，促进血液循环，防止肌肉萎缩、提高身体功能，同时避免过度劳累与意外摔倒。

4. 并发症预防

密切留意老年人有无并发症迹象，如观察肺部感染的咳嗽、咳痰、发热情况，深静脉血栓的下肢肿胀、疼痛、皮肤温度变化等。定期帮老年人翻身、拍背、按摩肢体，做好日常护理预防并发症，发现异常及时告知医护人员处理。

5. 心理支持与生活照顾

关注老年人心理，药物中毒易使其产生恐惧、焦虑情绪，家人和照护员要多沟通、倾听，给予理解、支持与鼓励，必要时寻求专业帮助，助其树立信心。同时协助老年人处理日常事务，营造舒适的生活环境，让老人感受到关爱，促进其身心全面恢复。

（二）老年人用药安全的预防照护

1. 用药管理措施

（1）建立用药清单：为老年人梳理详细的用药清单，涵盖药物名称、功效、用法用量、服药时间及医生嘱咐等，便于查看核对，预防重复或遗漏用药。

（2）使用分药盒：购置有星期和时段标记的分药盒，依服药计划提前分类放置药物，选透明度高的款式，方便直观确认是否已服药，降低误服、漏服风险。

（3）定期整理药物：每周对老年人的药物进行整理清点，清理过期、变质药品，补充所需药品，保障药物储备充足且质量好。

2. 用药提醒机制

（1）设置多渠道提醒：借助手机闹钟、日历提醒等方式，搭配张贴在显眼处的纸质提醒卡片，注明关键服药信息，多方位提醒老年人按时服药。

（2）家人监督协助：安排固定家庭成员监督老年人服药，每天核对服药记录，若无法现场监督，可通过电话、视频提醒确认，确保老年人按医嘱正确服药。

3. 用药知识教育

（1）药物知识讲解：定期向老年人及照护者讲解所服药物知识，如药物作用、不良反应、服用方法、剂量调整原则等，使其了解药物特性，防止用药错误。

（2）沟通与反馈：鼓励老年人与照护者提出用药疑问、担忧，及时解答并按需调整用药管理策略，构建良好的沟通机制，保障用药安全。

拓展阅读

知药·护药·守安全

预防老年人药物中毒需要养老服务人员具备扎实的专业素养。照护员要熟悉各类常见药物的作用、不良反应、服用方法及药物之间的相互作用等知识，掌握如急救处理等相关技能，以便在遇到突发药物中毒情况时能够迅速采取正确的措施。因此，要求养老服务人员树立终身学习的观念，积极参加专业培训，学习最新的医学知识，不断提升自己的业务能力，以专业的姿态为老年人的健康保驾护航，这也是对职业道德中“精益求精”的具体践行，确保在工作中能够凭借过硬的专业本领提供高质量的服务。

【练习题】

A1 型题

1. 发现老年人疑似药物中毒后，首要的现场处置措施是（　　）。

A. 立即催吐，排出胃内药物

B. 快速拨打 120 急救电话

C. 查看老年人服用的是什么药物，了解药物性质

D. 让老年人平卧，保持安静，避免其情绪激动

E. 尝试给老年人喂大量清水，稀释药物

答案：C

解析：发现老年人疑似药物中毒后，首先要查看老年人服用的是什么药物，了解药物性质，为后续正确进行急救处置提供关键依据。

2. 如果老年人药物中毒后出现意识不清且伴有呕吐，为防止误吸，现场应采取的正确体位是（　　）。

A. 仰卧，头部垫高　　B. 侧卧，头偏向一侧，身体稍向下倾斜

C. 俯卧，头偏向一侧　　D. 平卧，头偏向一侧，腿部垫高

E. 坐位，身体前倾，头略低

答案：B

解析：老年人药物中毒后意识不清且伴有呕吐时，应取侧卧位，头偏向一侧，身体稍向下倾斜，该体位能利用重力作用使呕吐物顺利流出，防止反流误吸入气管，引发窒息等更严重后果。

3. 怀疑老年人因过量服用降压药导致药物中毒时，可采取的初步急救措施不包括（　　）。

A. 测量血压，了解血压情况

B. 若老年人清醒，让其适量饮水，补充血容量

C. 立即给老年人服用升压药物进行纠正

D. 松开老年人领口、袖口等束缚衣物，保持呼吸通畅

E. 让老年人平卧休息，避免不必要的移动

答案：C

解析：怀疑老年人因过量服用降压药导致药物中毒时，现场可先测量血压了解情况、让清醒的老年人适量饮水补充血容量、松开衣物保证呼吸通畅，以及让老年人平卧休息等。

4. 急救人员到来前，对药物中毒老年人进行生命体征监测的操作不正确的是（　　）。

A. 每隔 5 ～ 10 分钟观察呼吸频率和节律

B. 用听诊器听诊心率，每隔 10 ～ 15 分钟记录一次

C. 触摸老年人手腕处脉搏，大致判断心率情况，不用记录

D. 观察老年人的面色、皮肤温度及湿度等变化

E. 注意老年人是否有抽搐、惊厥等异常表现并记录

答案：C

解析：在等待急救人员到来期间，对药物中毒的老年人进行生命体征监测，触摸老年人手腕处脉搏判断心率情况后是需要记录的，这样便于后续急救人员了解老年人生命体征的变化趋势，为进一步诊断和治疗提供参考。

5. 对于药物中毒后出现烦躁不安的老年人，现场照护时以下沟通方式不合适的是（　　）。

A. 轻声细语地安慰老人，说："别害怕，医生马上就来，我们陪着您呢。"

B. 握住老年人的手，给予适当的肢体安抚

C. 大声呵斥老年人，让其保持安静，不要乱动

D. 耐心询问老年人哪里不舒服，简单回应其感受

E. 用温和的语气给老年人讲一些轻松的小故事，分散其注意力

答案：C

解析：大声呵斥老年人，不仅不能让其安静下来，反而会加重其心理负担，使其更加恐惧、紧张，甚至可能导致情绪进一步失控，不利于现场照护和老年人病情稳定，这种沟通方式是非常不合适的。

任务四　老年人酒精中毒的现场处置与照护

课件

案例导入

李爷爷，73 岁，有高血压和冠心病史，平时偶尔少量饮酒（每次＜ 50 ml）。某日在家庭聚会时，李爷爷饮用了 52 度白酒约 200 ml，1 小时后，感觉胸闷、胸痛，随后出现呼吸困难。

任务描述

1. 快速识别发生酒精中毒的老年人。

2. 老年人发生酒精中毒时进行急救。

3. 制订个体化照护方案，预防再次中毒并优化长期管理。

知识储备

酒精中毒是因摄入酒精超出机体代谢能力，致血液中酒精浓度升高，对多器官系统产生不良影响的病理状态。老年人酒精中毒对神经系统的损害呈渐进性，初期表现为兴奋、言语多等，随中毒加深会出现共济失调，严重时可危及生命。对消化系统的影响，肝脏方面，过量饮酒使其长期高负荷，易引发酒精性肝病，严重者可发展为肝硬化；胃肠道受刺激会出现恶心、呕吐等症状，严重者可致消化道出血。对心血管系统的影响主要为可引起血压波动、心律失常，增加心脑血管病的发生风险。

一、快速识别酒精中毒

1. 观察症状

仔细查看老年人的状态，若出现脸红、话多、走路摇晃、反应迟钝、呕吐、嗜睡等表现，要高度怀疑酒精中毒。注意观察其呼吸是否平稳、有无意识障碍等情况，初步判断中毒的严重程度。

2. 询问饮酒情况

尽快向老年人或周围知晓情况的人了解其饮酒的种类、大概的饮酒量及饮酒时间等具体信息，为后续采取准确的处置措施提供依据。

二、酒精中毒的急救

（一）急救原则

老年人酒精中毒的现场处置要遵循保障生命安全、防止伤害加重、促进酒精代谢、保暖舒适和及时求助等原则，以保障老年人的生命安全，减轻中毒症状，为后续治疗创造条件。

（二）急救流程和方法（图 3-1-5）

1. 现场判断

观察老年人的症状，如有无意识不清、呕吐、呼吸异常等，以判断中毒的严重程度。

2. 初步处理

将老年人的头偏向一侧，清理口腔分泌物、呕吐物，保持呼吸道通畅，防止误吸窒息；移开周边障碍物，确保环境安全，防止老年人摔倒受伤；查看生命体征，快速检查脉搏、呼吸、血压等情况，记录异常情况，为后续急救提供依据。

3. 促进代谢（视情况）

若老年人清醒且能吞咽，可少量多次喂温开水促进排尿，但避免催吐（特殊情况除外），因老年人若有基础疾病，催吐易致血压骤升，引发脑出血等严重后果。只有在饮酒后半小时内且身体状况允许时，才可在专业人员指导下，用手指轻轻刺激咽喉催吐，过程中密切关注老年人的反应，出现异常时立即停止。

4. 应对严重情况

（1）昏迷：保持原体位平稳，观察生命体征，等待急救人员。

（2）抽搐：移开周围物品，不强行按压肢体，记录抽搐情况。

5. 呼叫急救

清晰准确告知急救人员老年人的年龄、性别、具体症状（如昏迷程度、抽搐表现、呕吐详情等）、大致饮酒量、饮酒时间，以及既往基础疾病（含用药情况）等关键信息，方便急救人员备好相应急救物资与设备，同时留下自己的联系方式与具体位置，确保急救人员能快速准确抵达现场施救。

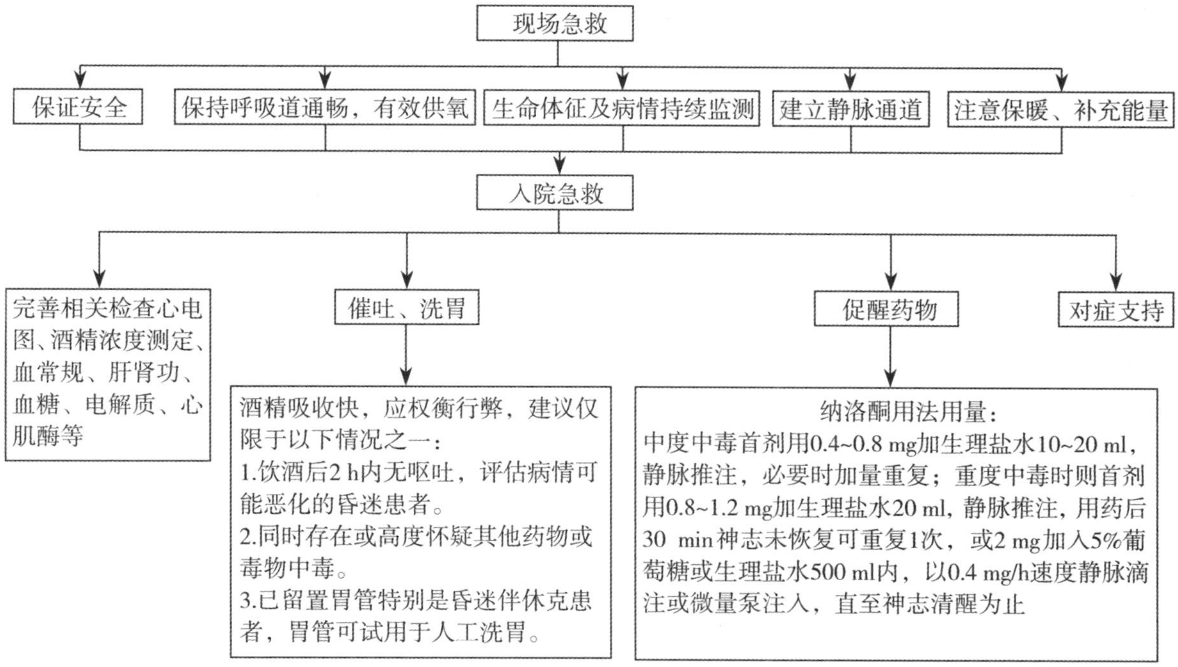

图 3-1-5　酒精中毒急救流程图

三、酒精中毒的照护

（一）酒精中毒急性期照护

1. 生命体征监测

每隔 5 ~ 10 分钟监测老年人的血压、心率、呼吸频率、体温等生命体征并记录，关注其数值是否正常及有无异常变化、波动加剧，若有异常及时告知急救人员。

2. 保持呼吸道通畅

让老年人采取侧卧体位，可在其背部垫上薄枕头等物品以维持侧卧姿势，从而有效防止呕吐物、口腔分泌物等误吸入气道，引发窒息或肺部感染。定时查看老年人的口腔情况，若有分泌物积聚，可使用干净的纱布或棉球轻轻擦拭清理。如果老年人佩戴假牙，要将假牙取下并妥善保管，避免假牙在老年人意识不清时脱落造成窒息危险。

3. 保暖措施

酒精通过抑制下丘脑体温调节中枢，导致血管扩张、散热增加，而老年人体温调节能力及基础代谢率较低，更易发生低体温（核心体温＜ 35℃），因此，老年人酒精中毒后，保暖措施要多方面落实。先将老年人转移至温暖处，更换或添加干燥保暖衣物并裹好毛毯，着重护住颈部、腋窝等大血管部位；维持阶段用适宜温度的热水袋等放在躯干部并定时换位，做好头部、四肢的保暖；转运时救护车备好保暖设备并持续监测体温。

4. 防止意外伤害

清理老年人周边的障碍物，如电线、小凳子等，在床边装防护栏防跌落。老年人抽搐时，不要约束肢体，在床周放厚毛毯等软垫子，拿走尖锐物品，防止其碰撞受伤。

5. 心理安抚

用温和、耐心、镇定的语气与老年人交流，即便老年人意识不太清醒，也要轻声与其说话。告知老年人急救人员正在赶来的路上，让其不要害怕，尽量放松心情。如果老年人意识清醒，可聊一些轻松、熟悉的话题，以转移其注意力，缓解紧张情绪，避免因情绪波动过大加重病情。

（二）恢复期的照护

1. 饮食照护

老年人酒精中毒经救治后，饮食宜清淡、易消化且营养均衡。初期选择流食或半流食，如米粥、面条等，渐添优质蛋白食物及蔬果。保证充足饮水，日摄入量 1 500 ~ 2 000 毫升，助排酒精代谢物，促进机体恢复。

2. 起居照护

确保老年人作息规律，营造安静舒适的睡眠环境。依身体状况循序渐进开展活动，从床上肢体动作过渡至室内短距离步行，避免过度劳累，利于功能修复。

3. 心理关怀

重视老年人的心理状态，主动沟通交流，耐心倾听疏导，助其消除酒精中毒所致负面情绪，树立康复信心，必要时寻求专业心理帮助。

4. 遵医与监测

严格遵医嘱按时按量用药，不可擅自变更药量或停药。定期复查，依据检查结果调整康复方案，保障康复效果与生活质量。

5. 预防措施

（1）健康宣教：向老年人及其家属普及过量饮酒的危害，提高认知，增强防范意识。

（2）控制饮酒量：建议老年人适量饮酒，遵循低酒精度、少量原则，避免空腹饮酒，降低酒精中毒风险。

（3）生活监督：家属要关注老年人的日常饮酒情况，适时提醒与劝阻，对有酗酒倾向者，可寻求专业干预。

（4）丰富生活：鼓励老年人参与有益身心的社交、文体活动，转移其对酒的注意力，养成健康的生活方式。

拓展阅读

戒酒硫的发现

二战时期，丹麦哥本哈根制药公司的生物实验室主任埃里克·雅克布森（Erik Jacobsen）在饮酒后顿时感觉恶心、头晕，身体极度不适，同事詹斯·哈尔德（Jeas Hald）也遭遇了同样的状况。他们敏锐地察觉到这一特殊现象可能与其研究的双硫仑有关，便开始深入研究双硫仑对人体的作用。研究发现，双硫仑本身对人体没有什么作用，但与酒精一同进入人体时，会引发强烈的不良反应。后来，精神病学家受此启发，开始应用双硫仑来治疗酒精中毒患者，助力他们成功戒酒，这一发现也成为对抗酒精依赖的重要助力，彰显了科学探索的奇妙与价值。

现在我们知道，双硫仑主要抑制了乙醛脱氢酶，使乙醛不能转化为乙酸，从而导致乙醛在体内大量蓄积。乙醛浓度过高时，就会与体内的蛋白质、核酸、磷酸等形成共价键结合，并破坏这些物质，最后出现双硫仑样反应，严重者甚至会死亡。有一些药物像头孢菌素、甲硝唑等，用药后如果饮酒，也会出现双硫仑样反应，这就需要医护人员提高警惕，应告诫用此类药物进行治疗的患者千万不要饮酒，否则，一旦发生反应，后果不堪设想。

【练习题】

A1 型题

1. 老年人酒精中毒后出现意识不清且伴有呕吐，现场为防止误吸，正确体位是（　　）。

A. 平卧，头偏向一侧　　B. 仰卧，头部垫高

C. 俯卧，头偏向一侧　　D. 侧卧，身体呈弓形，头部稍低

E. 坐位，身体前倾，头略低

答案：D

解析：老年人酒精中毒后意识不清且呕吐时，侧卧并身体呈弓形、头部稍低的体位能最大程度利用重力作用，使呕吐物流出，避免反流误吸入气管，引发窒息等更严重后果。

2. 发现老年人酒精中毒，在拨打 120 急救电话时，以下哪项信息不是必须告知急救人员的（　　）。

A. 老年人的年龄和基础疾病情况　　B. 老年人大概的饮酒量和酒的种类

C. 发现老年人中毒的具体时间　　D. 老年人近期的饮食喜好

E. 老年人目前已出现的症状表现

答案：D

解析：在拨打 120 急救电话时，向急救人员告知老年人的年龄、基础疾病情况有助于急救人员提前评估病情风险；告知饮酒量和酒的种类能帮助判断中毒程度及可能采取的针对性措施；告知发现中毒时间对了解病情进展很重要；告知目前症状表现方便急救人员准备相应急救设备和药品等。而老年人近期饮食喜好与当下酒精中毒的紧急处置关联性不大，所以选 D。

3. 对于轻度酒精中毒且意识清醒的老年人，促进酒精排出体外最适宜的方法是（　　）。

A. 立即进行洗胃操作　　B. 大量服用泻药　　C. 让其多喝水，加速排尿

D. 进行催吐处理　　E. 注射利尿剂

答案：C

解析：轻度酒精中毒且意识清醒时，多喝水能增加尿量，通过肾脏代谢加速酒精排出体外，是相对安全且简易有效的方法。

4. 老年人酒精中毒现场，若要判断其中毒程度，最重要的观察指标不包括（　　）。

A. 意识状态　　B. 呼吸频率和节律　　C. 皮肤温度和湿度

D. 血压情况　　E. 呕吐的频率和内容物

答案：C

解析：意识状态能直观反映酒精对大脑的抑制程度，是判断中毒严重程度的关键；呼吸频率和节律的改变可能提示呼吸抑制等危险情况；血压情况可体现机体循环状态是否受影响；呕吐频率和内容物有助于了解胃肠道反应及中毒进展。

5. 在照护酒精中毒老年人时，为了缓解其紧张情绪，以下沟通方式不合适的是（　　）。

A. 轻声细语地告诉老人："别担心，医生马上就来，我们陪着您呢。"

B. 握住老人的手，给予适当的肢体安慰

C. 大声呵斥老人："都怪你喝这么多酒，现在出事了吧。"

D. 用简单易懂的话语询问老人感觉怎么样

E. 给老人讲一些轻松的小故事，分散其注意力

答案：C

解析：在照护酒精中毒老人时，要给予关心、安慰，轻声细语、肢体接触、简单询问感受以及讲轻松故事等方式都有助于缓解老人的紧张情绪，让其能保持相对平静状态等待救援。

任务五　老年人危化物中毒的现场处置与照护（有机磷、毒鼠强）

课件

案例导入

王爷爷，独居，在家使用有机磷农药给阳台绿植除虫，未采取防护措施。邻居嗅到浓烈刺鼻气味后赶到王爷爷家中发现其晕倒在地，送医后初步判断为危化物中毒。

82 岁独居的赵爷爷为灭鼠，将从集市买的不知名灭鼠药放在厨房橱柜中，误当成调料加入粥中食用，随后突然倒地抽搐、口吐白沫，邻居发现后紧急拨打 120。

任务描述

1. 快速识别发生有机磷、毒鼠强中毒的老年人。

2. 启动 EMSS 系统，在 120 到达之前采取急救措施，防止病情恶化。

3. 制订出院后的全面照护及健康教育计划，预防老年人再次发生有机磷、毒鼠强中毒。

知识储备

急性有机磷中毒是指有机磷农药短时大量进入人体后造成的以神经系统损害为主的一系列损害，临床上主要包括急性中毒患者表现的胆碱能兴奋或危象，其后的中间综合征及迟发性周围神经病。

毒鼠强是一种剧毒灭鼠剂，对中枢神经系统有强烈刺激作用。中毒后发病迅速，主要症状为突然发作的剧烈抽搐，类似癫痫大发作，可伴有意识丧失、口吐白沫、呼吸急促等，严重时可因呼吸衰竭而死亡。

一、快速识别有机磷、毒鼠强中毒

（一）有机磷中毒的快速识别

1. 接触史

了解老年人是否有口服、喷洒或其他方式的有机磷农药接触史，并了解毒物种类、剂量、中毒途径、中毒时间和中毒经过。

2. 发病特点

（1）观察呼吸气味：有机磷中毒者呼出气、呕吐物会散发独特的大蒜味，这是较为典型的特征。

（2）查看体表特征：中毒老年人通常会多汗，皮肤可能潮湿，瞳孔会明显缩小，严重时呈针尖样，与正常瞳孔大小有显著差异。

（3）观察身体反应：观察老年人是否有恶心、呕吐、腹痛、腹泻等胃肠道反应，以及头晕、头痛、乏力等神经系统症状。若出现肌肉震颤，从眼睑、面部小肌群开始，逐渐发展至全身肌肉，基本可辅助判断为有机磷中毒。

（二）毒鼠强中毒的快速识别

1. 了解生活环境

询问老年人居住环境中是否放置灭鼠药，特别是毒鼠强。部分家庭灭鼠意识强，但对灭鼠药管理不善，易导致老年人误触、误食。

2. 发病特点

（1）关注突发症状：毒鼠强中毒发病迅速，主要表现为突然剧烈抽搐，类似癫痫大发作。老年人会瞬间丧失意识，倒地不起，口吐白沫，身体呈强直性痉挛。

（2）观察呼吸状态：呼吸节律的明显改变很容易被观察到，一旦发现老年人呼吸异常且伴有抽搐，要考虑毒鼠强中毒的可能。

案例解析

判断两位老人分别为有机磷和毒鼠强中毒的理由如下：

1. 有机磷中毒判断理由

（1）环境因素：王爷爷家中有浓烈的刺鼻气味，可能是有机磷农药散发出来的。

（2）接触途径：王爷爷因未防护，存在大量吸入和皮肤接触农药的可能，这是有机磷中毒的常见途径。

（3）现场状况：邻居发现王爷爷晕倒在家中，符合有机磷中毒后可能出现中枢神经系统抑制，进而导致昏迷的情况。

2. 毒鼠强中毒判断理由

（1）接触毒物可能：赵爷爷家中有老鼠，且购买并存放了灭鼠药，存在误触、误食的风险，符合毒鼠强中毒常见的接触途径。

（2）典型症状表现：赵爷爷突然发生剧烈抽搐、口吐白沫，这与毒鼠强中毒后导致中枢神经系统过度兴奋，引发惊厥、抽搐的典型症状高度相符。

二、有机磷、毒鼠强中毒的急救

（一）急救原则

1. 快速脱离毒物

尽快协助中毒老年人离开中毒现场，避免继续接触毒物，减少毒物吸收。

2. 维持生命体征

保持呼吸道通畅，确保呼吸、心跳稳定，必要时立即进行心肺复苏，这是挽救生命的关键。

3. 减少毒物吸收

及时采取催吐、洗胃、导泻等措施，清除未被吸收的毒物，降低毒物在体内的含量。

4. 尽快送医治疗

在进行现场初步急救后，迅速将老年人送往医院，接受专业的诊断和治疗，以便使用特效解毒药物和进行后续综合治疗。

（二）急救方法和流程（图 3-1-6）

1. 有机磷中毒的急救方法和流程

（1）迅速转移：立即将老年人转移到空气新鲜、通风良好的地方，解开领口、腰带，保持呼吸通畅，注意保暖。

（2）皮肤清洗：如果是皮肤接触中毒，要迅速脱去污染衣物，用大量流动清水或肥皂水彻底冲洗皮肤、毛发、指甲等部位，冲洗时间一般不少于 15 分钟，避免使用热水，以防血管扩张促进毒物吸收。

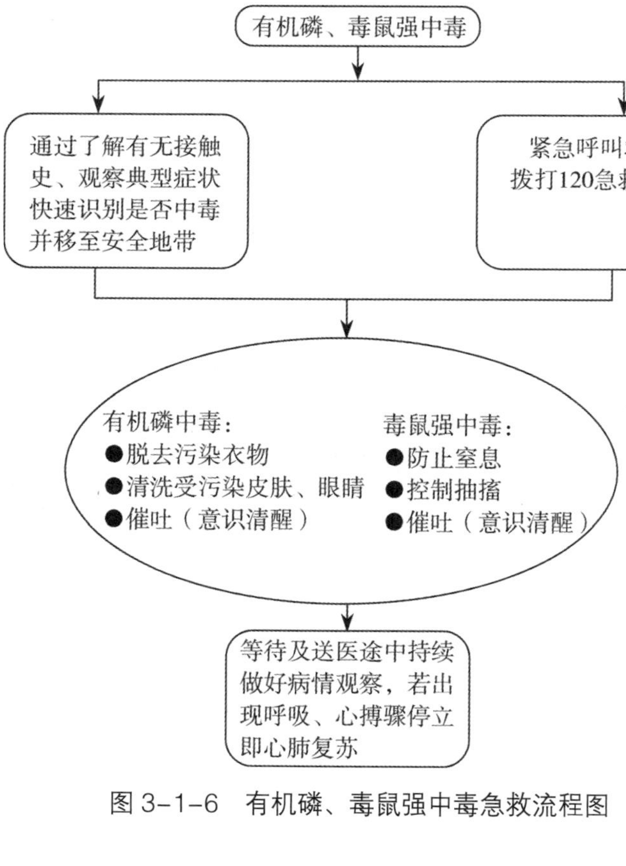

图 3-1-6　有机磷、毒鼠强中毒急救流程图

（3）眼睛冲洗：若眼睛接触到毒物，除敌百虫污染必须用清水冲洗外，其他用生理盐水或清水持续冲洗眼睛 15 分钟以上，冲洗时转动眼球，确保冲洗彻底。若为单眼受伤，需注意伤眼处于低位以免冲洗液流入健眼。

（4）催吐：若老人意识清醒，让其大量饮用清水进行催吐。可用手指、筷子等刺激舌根部，引发呕吐反射，反复进行，直至呕吐物澄清无味。

（5）呼叫急救：在进行上述急救措施的同时，立即拨打 120 急救电话，准确告知医护人员中毒情况，包括有机磷农药的种类、中毒时间、已采取的急救措施等。

（6）等待及送医途中护理：在等待救护车的过程中，持续观察老年人的呼吸、心跳、意识等生命体征。如果出现呼吸、心搏骤停，立即进行心肺复苏。将老年人平稳搬运至救护车上，途中保持呼吸道通畅，防止呕吐物误吸。

2. 毒鼠强中毒的急救方法和流程

（1）防止窒息：让中毒老年人保持侧卧位，头偏向一侧，及时清理口腔内的呕吐物和分泌物，防止呕吐物堵塞气道引起窒息。

（2）控制抽搐：不要强行按压老年人抽搐的肢体，以免造成骨折或肌肉损伤。可在上下牙齿之间垫上毛巾、手帕等柔软物品，防止其咬伤舌头。

（3）催吐：若老年人意识清醒，可进行催吐，让其大量饮用清水后刺激舌根部引发呕吐，尽量排出胃内毒物。

（4）呼叫急救：立即拨打 120 急救电话，告知医生疑似毒鼠强中毒及中毒症状、发现时间等关键信息。

（5）送医途中护理：在送往医院的途中，密切观察老年人的生命体征，尤其是呼吸和心跳情况。尽量保持环境安静，减少外界刺激诱发抽搐，为后续救治争取时间 。

三、危化物中毒的照护

（一）有机磷中毒的照护

1. 生命体征监测

在医院治疗期间，照护员或家属需密切关注老年人的体温、呼吸、脉搏、血压及意识状态等生命体征的变化，每隔 15 ~ 30 分钟记录一次，一旦发现异常，立即通知医生。

2. 呼吸道护理

保持老年人呼吸道通畅至关重要。鼓励老年人深呼吸和有效咳嗽，定时为其翻身、拍背，促进痰液排出，防止肺部感染。对于昏迷的老年人，必要时可进行吸痰操作。吸痰时要严格遵循无菌原则，避免交叉感染。

3. 用药护理

严格遵医嘱按时、按量为老年人使用解毒药物，如阿托品、氯解磷定等，并密切观察药物不良反应。

4. 饮食护理

在中毒初期，若老年人意识清醒且无呕吐，可先给予少量温水。待病情稳定后，从清淡、易消化的流食开始，如米汤、藕粉等，逐渐过渡到半流食、软食，如粥、面条等。避免食用油腻、辛辣、刺激性食物，以免加重胃肠道负担。

5. 心理护理

老年人因突发中毒事件，可能会产生恐惧、焦虑、自责等不良情绪。家属和照护员要多陪伴老年人，了解老年人服毒或染毒的原因，给予安慰和鼓励，耐心倾听其诉求，帮助老年人树立战胜疾病的信心。

（二）毒鼠强中毒的照护

1. 抽搐护理

当老年人出现抽搐症状时，要做好防护措施，防止其受伤。在抽搐间歇期，可适当调整老人体位，使其舒适，并在床旁加设防护栏。同时，记录抽搐发作的时间、频率、持续时间和表现形式，为医生诊断和治疗提供依据。

2. 皮肤护理

由于老年人在抽搐过程中可能会大量出汗，且长时间卧床，容易发生压疮。要保持老年人皮肤清洁、干燥，定时为其翻身，一般每 2 小时翻身一次，按摩受压部位，促进血液循环。对于腋窝、腹股沟等易出汗部位，可使用爽身粉保持干燥。

3. 口腔护理

保持口腔清洁，预防口腔感染和口腔溃疡。每天用生理盐水或漱口水为老年人清洁口腔 2 ~ 3 次，对于昏迷的老年人，要注意防止口腔分泌物误吸。

4. 康复护理

待老年人病情稳定后，尽早开展康复训练。如老年人因中毒导致肢体功能障碍，可进行被动肢体运动，逐渐过渡到主动运动，帮助其恢复肢体功能。同时，关注老年人的认知和精神状态，如有异常，及时进行康复干预。

5. 安全教育

在照护过程中，向老年人及其家属强调危化物管理的重要性，讲解毒鼠强等危险物品的正确存放和使用方法，避免再次发生类似中毒事件。

拓展阅读

科技改变生活，智能护佑老人

智能气体传感器：可实时监测空气中的各类危险化学物质，如一氧化碳、甲醛等。当浓度超过安全阈值时，能立即发出警报，通过手机 APP 通知老人及其家属，还可联动智能家居系统，自动关闭相关气源或启动通风设备。此外，智能手环与手表也可以检测周围空气中特定危化物的浓度，或与家中的智能气体传感器联动，当检测到危险时及时提醒老人。

智能急救呼叫设备：当老人在室内或室外遇到危化物中毒等紧急情况时，可通过佩戴的智能急救呼叫设备，一键呼叫家人、社区服务中心或急救机构。这些设备通常还具备定位功能，方便救援人员快速找到老人。

【练习题】

A1 型题

1. 有机磷中毒患者呼吸气味的特点是（　　）。

A. 烂苹果味　　B. 苦杏仁味　　C. 大蒜味

D. 氨味　　E. 臭鸡蛋味

答案：C

解析：A 选项烂苹果味常见于糖尿病酮症酸中毒；B 选项苦杏仁味多见于氰化物中毒；D 选项氨味常见于尿毒症患者；E 选项多见于卫生习惯不良、功能性消化不良、臭汗症、肝炎、糖尿病酮症酸中毒。

2. 毒鼠强中毒的主要临床表现是（　　）。

A. 剧烈腹痛　　B. 高热　　C. 剧烈抽搐

D. 腹泻　　E. 头晕

答案：C

解析：毒鼠强中毒的典型临床表现是剧烈抽搐，类似癫痫大发作，老年人会瞬间意识丧失，倒地不起，口吐白沫，身体呈强直性痉挛。

3. 有机磷中毒使用 2% 碳酸氢钠洗胃，不适用于哪种毒物（　　）。

A. 对硫磷　　B. 乐果　　C. 敌百虫

D. 马拉硫磷　　E.1059 农药

答案：C

解析：敌百虫中毒若使用碳酸氢钠溶液洗胃会使其转变为毒性更强的敌敌畏。

4. 发现老年人疑似毒鼠强中毒，在急救时以下做法错误的是（　　）。

A. 立即催吐　　B. 强行按压抽搐肢体　　C. 保持呼吸道通畅

D. 呼叫 120　　E. 静脉输液

答案：B

解析：立即催吐可以减少毒物吸收、保持呼吸道通畅能防止窒息、呼叫 120 尽快送医及静脉输液均是正确的急救措施。强行按压抽搐肢体可能造成骨折等。

5. 有机磷中毒患者使用阿托品后，出现口干、瞳孔较前扩大、颜面潮红，提示（　　）。

A. 阿托品剂量不足　　B. 达到阿托品化　　C. 阿托品中毒

D. 病情加重　　E. 中间综合征

答案：B

解析：A 选项阿托品剂量不足时不会出现这些表现；C 选项阿托品中毒时除上述症状外，还会有高热、烦躁不安、谵妄、惊厥等更严重表现；D 选项这些表现是病情好转的迹象，并非加重。E 选项中间综合征是指急性有机磷农药中毒所引起的一组以肌无力为突出表现的临床综合征。

点燃思考

李爷爷未做防护用有机磷农药除虫，很快头晕、恶心呕吐、出汗、视线模糊，晕倒。邻居发现后拨打 120，诊断为有机磷中毒，脱离危险转入普通病房，肢体活动障碍需长期康复治疗。

照护任务：请完成实际照护任务并绘制健康教育海报。

实际照护任务

1. 请根据提供的设备为李爷爷进行轮椅使用训练。

2. 请按照康复方案指导李爷爷进行肢体功能康复训练。

3. 请为老年人提供预防有机磷中毒的教育方案。

项目二　老年人意外伤害的急救照护

学习目标

知识导读

素质目标

1. 培养学生对老年人特殊情况的敏锐察觉能力。

2. 培养学生积极主动为老年人创造安全的生活环境，预防烧烫伤、低温损伤、中暑、晕厥等事故发生的责任意识。

3. 培养学生与老年人及其家属进行有效的沟通与交流的能力，清晰、准确地传达急救照护的相关信息，解答他们的疑问，获得他们的信任与配合。

知识目标

1. 讲述老年人烧烫伤、低温损伤、中暑、晕厥、电击伤、动物伤害、异物入眼耳喉的预防措施。

2. 熟悉老年人烧烫伤、低温损伤、中暑、晕厥、电击伤、动物伤害、异物入眼耳喉的现场救护原则。

3. 掌握老年人烧烫伤、低温损伤、中暑、晕厥、电击伤、动物伤害、异物入眼耳喉的局部表现相关知识。

能力目标

1. 能够准确判断老年人烧烫伤、低温损伤、中暑、晕厥、电击伤、动物伤害、异物入眼耳喉的发生原因。

2. 学会老年人烧烫伤、低温损伤、中暑、晕厥、电击伤、动物伤害、异物入眼耳喉的现场处置方法。

3. 全面落实老年人烧烫伤、低温损伤、中暑、晕厥、电击伤、动物伤害、异物入眼耳喉的预防措施。

赛证对接

养老护理员证书考试和老年照护技能比赛都会涵盖老年人烧烫伤照护的内容，包括烧烫伤照护的理论知识和实际操作部分。旨在确保养老护理员具备专业知识和技能，能够在日常工作中及时预防、发现老年人烧烫伤情况，并采取正确的处理措施，降低老年人因烧烫伤导致的伤害风险，保障其生命安全和身体健康。通过老年照护技能比赛中的烧烫伤照护考核等项目展示，能够让社会大众更直观地了解养老护理工作的专业性和重要性，认识到养老护理员在保障老年人健康方面所发挥的重要作用，从而提高社会对养老护理行业的关注度和认可度，吸引更多的人投身于养老护理事业。

任务一　老年人烧烫伤的现场处置与照护

课件

案例导入

罗奶奶，70 岁，倒热水时不慎将热水泼洒到其左手手背上。手背上出现了一个清晰的 3 cm × 4 cm 大小的水疱。照护员小李第一时间赶到，只见罗奶奶左手背的皮肤已经明显红肿，而且皮温也比正常高了许多，摸上去滚烫。小李迅速镇定下来，一边轻声安慰着痛苦的罗奶奶，一边思考着接下来该采取哪些急救措施，以减轻罗奶奶的痛苦，防止伤势进一步恶化。

任务描述

1. 初步判断老年人的烫伤属于哪一程度。
2. 照护员小李可采取哪些紧急处理措施。
3. 照护员小李需要给罗奶奶讲解哪些烧烫伤预防知识。

知识储备

烧伤是一个较为宽泛的医学概念，涵盖了由热力、电流、化学物质、激光、放射线等多种因素导致的组织损伤。其中，热力烧伤是指因火焰、热液、蒸汽、热固体等热力因素引发的组织损伤。在日常生活中，通常所说的烧伤，一般特指由热力造成的烧伤情况。烫伤是指因接触高温液体（如沸水、热油），高温固体（如烧热的金属），以及高温蒸汽等致使皮肤组织遭受的损伤。

老年人皮肤功能退化、感觉迟钝、行动不灵活，在日常生活中需要特别注意防止发生低温烫伤。低温烫伤，是皮肤长时间接触高于体温的低热物体，即便基础温度并非很高，也依然会造成烫伤。当皮肤接触近 60℃的温度，持续时间超过 5 分钟，就存在引发低温烫伤的风险。

一、迅速判断烧烫伤的程度

（一）烧烫伤的发生原因

1. 主观因素

随着年龄增长，老年人身体各器官的生理功能逐步衰退，感觉器官功能随之退化。这使得他们的感觉及反应变得较为迟钝，对温度的敏感性显著降低，从而在日常生活中更易遭遇烧烫伤风险。

2. 客观因素

生活中常见的热水、热汤、热油及蒸汽等，均是导致老年人烧烫伤的潜在因素。此外，部分老年人采用拔罐、艾灸等热力治疗方式进行保健或治疗疾病时，由于操作不当或治疗过程中温度把控不佳，也容易造成低温烫伤。

（二）烧烫伤的深度及局部表现

按组织损伤的层次，将烧烫伤分为Ⅰ度、浅Ⅱ度、深Ⅱ度和Ⅲ度。其中Ⅰ度、浅Ⅱ度属于浅度烧烫伤；深Ⅱ度和Ⅲ度属于深度烧烫伤（图 3-2-1）。

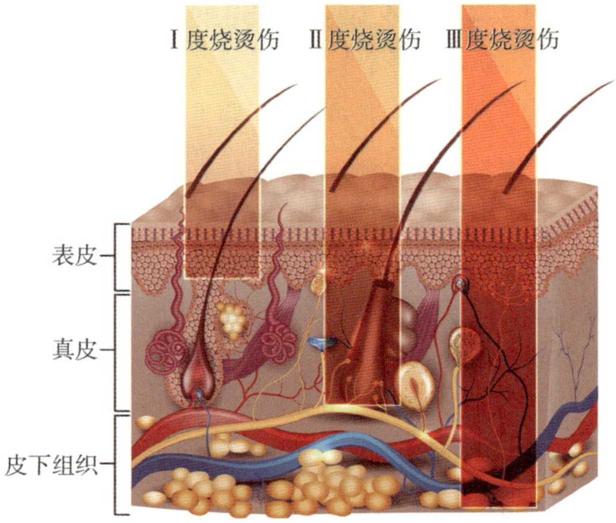

图 3-2-1　烧伤深度

1. Ⅰ度烧烫伤（红斑性）

损伤程度仅限于表皮浅层，生发层保持完好无损（图 3-2-2）。伤处皮肤外观呈现红斑状，表面干燥，伤者会明显感觉到烧灼感，并伴有疼痛症状。一般情况下，3 ~ 7 天内，伤处皮肤会出现脱屑现象，随后逐渐痊愈。不过，在短期内，伤处皮肤会留下色素沉着。

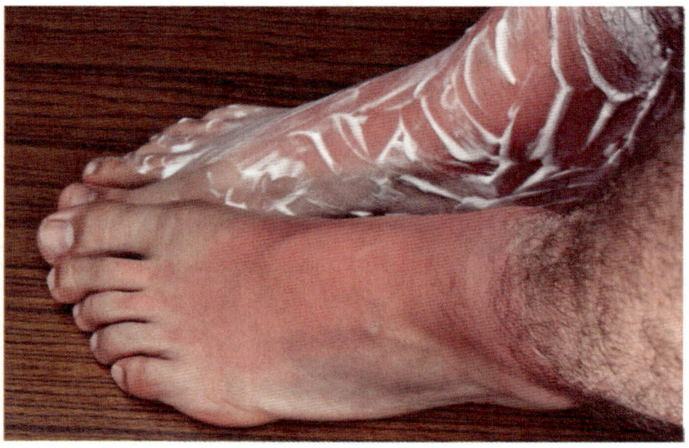

图 3-2-2　Ⅰ度烧烫伤

2. Ⅱ度烧烫伤

（1）浅Ⅱ度烧烫伤（大水疱）：损伤累及表皮生发层与真皮乳头层。伤处局部呈现显著的红肿状态，并且会形成较大水疱（图 3-2-3）。当水疱表皮被剥脱后，可见创面呈现出红润、潮湿的外观，老年人自觉疼痛极为剧烈。倘若未发生感染，通常在 1 ~ 2 周内创面即可愈合。愈合后一般不会遗留瘢痕，但大多会出现色素沉着现象。

（2）深Ⅱ度烧烫伤（小水疱）：伤及皮肤真皮层。伤处常出现小水疱，水疱剥脱后，创面呈现微湿状态，颜色红白相间，痛觉较为迟钝（图 3-2-4）。这是因为皮肤附件部分残存，若未发生感染，创面可通过这些附件的上皮增生，实现融合修复。不过，此过程耗时较长，需要 3 ~ 4 周，且愈合后常伴有瘢痕增生现象。

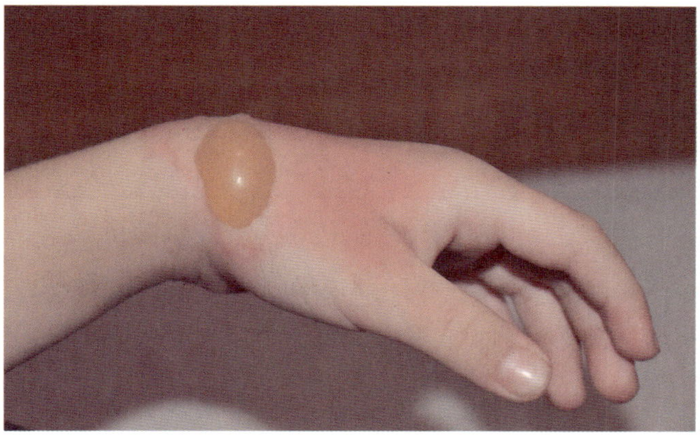

图 3-2-3　浅Ⅱ度烧烫伤

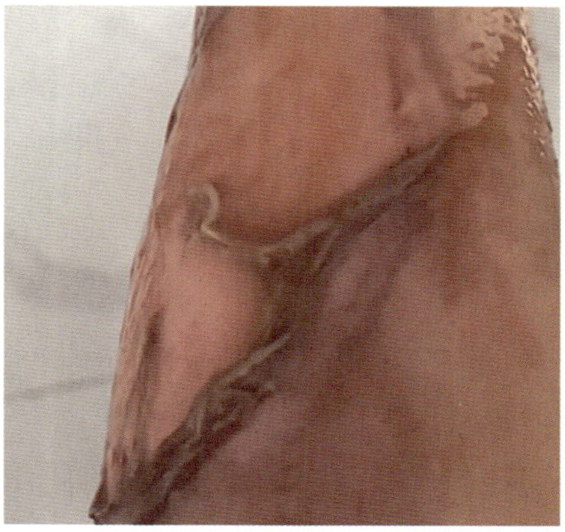

图 3-2-4　深Ⅱ度烧烫伤

3. Ⅲ度烧烫伤（焦痂性）

损伤程度深及皮肤全层，甚者累及皮下组织、肌肉，乃至骨骼（图 3-2-5）。其创面特征显著，无水疱形成，呈现出苍白或焦黄之色，质地犹如皮革，触之坚韧。由于神经末梢被严重破坏，痛觉完全消失。治疗此类烫伤，通常需借助植皮手术。愈合后，瘢痕增生现象极为明显，对老年人外观形象及肢体功能均会造成严重影响 。

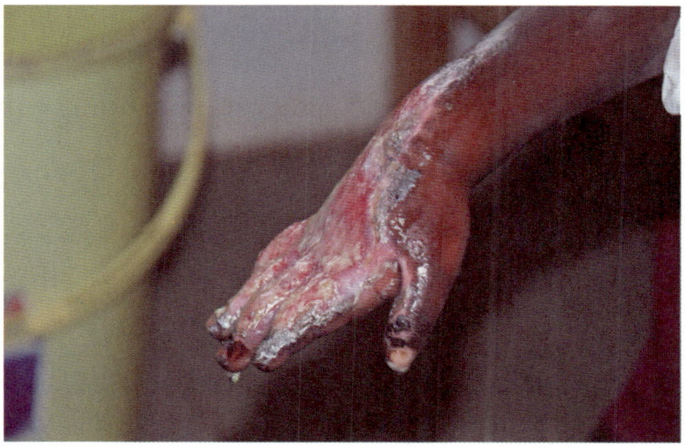

图 3-2-5　Ⅲ度烧烫伤

烧烫伤深度分类与表现见表 3-2-1。

表 3-2-1　烧烫伤深度分类与表现

分期	损伤层次	局部表现	愈合时间	预后
Ⅰ度（红斑性）	表皮浅层	皮肤呈现红斑，干燥、烧灼痛，无水疱	3 ~ 7 天	恢复正常
浅Ⅱ度（大水疱）	表皮全层、真皮浅层	红肿明显，疼痛剧烈；有大小不一的水疱，疱壁薄，创面红润、潮湿	1 ~ 2 周	多数有色素沉着
深Ⅱ度（小水疱）	真皮深层	水肿明显，痛觉迟钝，拔毛痛；水疱较小，疱壁较厚，创面微湿、红白相间	3 ~ 4 周	常有瘢痕增生
Ⅲ度（焦痂性）	皮肤全层，皮下、肌肉或骨骼	痛觉消失，创面无水疱，呈蜡白或焦黄色甚至炭化，皮肤凝固性坏死后形成焦痂，触之如皮革，痂下可见树枝状栓塞的血管	不能自愈，需植皮	瘢痕增生明显

4. 低温烫伤的伤情判断

（1）低温烫伤常发生在下肢。由于低温热源的持续作用，损伤不仅限于皮肤浅层，还会逐渐发展为真皮深层及各层组织烫伤。

（2）低温烫伤和高温烫伤不同，创面疼痛感不十分明显，仅在皮肤上出现红肿、水疱、脱皮或者发红的现象，面积也不大。烫伤皮肤表面看上去不太严重，但创面深，严重者甚至会造成深部组织坏死，如果处理不当，会发黑溃烂，长时间无法愈合。

二、烧烫伤的现场处置

（一）现场救护原则

迅速帮助老年人脱离致伤源，带其远离事故现场，并立即采取必要的急救措施。针对轻症烧烫伤老年人，应妥善处理其创面；对于重症老年人，则需争分夺秒，尽快送往医院救治。

（二）烧烫伤的处理方法

1. 迅速脱离热源

（1）脱离热源：需迅速将伤员从各类潜在燃烧源，如热源、电源及化学品附近转移开。若为火焰烧伤，伤者务必尽快撤离火场，及时脱掉正在燃烧的衣物，帮助其就地翻滚或是跳入水池灭火。进行救助的人员，可随手取用身边的非易燃物品，如棉被、毛毯等，覆盖在伤者身上，以此隔绝空气来灭火。特别要注意的是，告诉伤者切忌奔跑呼叫，也不能用双手直接扑打火焰 。

（2）流动水冲洗创面：遭遇热液泼溅或火焰灼烧导致烧伤时，应立即以清洁的流动水持续冲洗烧伤创面，时间保持在 15 ~ 20 分钟，或者用凉毛巾、冰袋进行冷敷。这一及时操作，既能有效缓解伤者的疼痛，又能阻止创面上的余热对深层组织造成持续性伤害，为后续治疗争取有利条件。

（3）保暖：冷疗后及时送往医院救治，同时注意伤者的保暖。

2. 烧烫伤的处理

（1）Ⅰ度烧烫伤：将创面放入冷水中浸泡半小时后，将覆盖在伤处的衣裤剪开，以避免使皮肤的烫伤加重。Ⅰ度烧烫伤创面不需要特殊处理，一般能自行消退。

（2）Ⅱ度烧烫伤：进行冷却治疗后，消毒创面，涂以烫伤膏。浅Ⅱ度创面的完整水疱予以保留，小水疱可不予处理，大水疱可用无菌注射器抽吸，已经脱落及深度创面上的疱皮予以去除或用无菌油性敷料包扎。

（3）Ⅲ度烧烫伤：即刻用干净的被单或衣物对烫伤部位进行简单包扎，务必保证创面清洁，防止发生污染及遭受二次损伤，随后马上送往医院进行专业治疗。若老年人感到口渴，可适量给予淡盐水饮用。需特别注意的是，切不可让老年人在短时间内大量饮用白开水，否则极易引发脑水肿，造成严重后果。

案例解析

罗奶奶左手手背被开水烫伤，照护员小李需完成以下任务：

1. 初步判断罗奶奶的烫伤属于浅Ⅱ度

理由：有烧灼感，水疱大小 3 cm × 4 cm，疼痛剧烈，左手背皮肤红肿、皮温增高。根据以上局部表现，判断属于浅Ⅱ度。

2. 照护员小李可采取以下紧急处理措施

（1）如果罗奶奶衣袖有被开水淋到，立即协助其脱下，如不易脱下，不可强行脱衣，可将衣袖剪开后脱下。

（2）把罗奶奶左手手背放到流动水下持续冲洗 15 ~ 20 分钟，如果有凉毛巾或冰袋可以进行冷敷。

（3）创面的完整水疱注意保留好，不要去除疱皮。

（4）消毒烫伤处，涂抹烫伤膏。

（5）注意观察罗奶奶有无口渴等情况，如有变化或加重，尽快就医。

三、烧烫伤后的照护与预防

（一）烧烫伤后的照护

1. 烧烫伤发生后千万不要揉搓、按摩、挤压烧烫伤部位的皮肤，也不要着急用毛巾擦拭。

2. 浸泡时间越早越好，水温不能低于 5℃，以免冻伤，但伤处水疱已经破损的情况下，不可浸泡，以防感染。

3. 不要用红药水、紫药水等有色药液，以免影响医生对烧烫伤深度的判断，也不要用碱面、酱油、牙膏等乱敷，以免造成感染。

（二）老年人烧烫伤的预防

1. 不可让老年人自己去灌开水，热水瓶要放在老年人不易碰到的位置，不可让行动不便的老年人自己倒开水。开水房应悬挂“小心烫伤”标识。

2. 老年人饮开水、食用热食或热汤时，注意不要过热，照护者应先告知老年人，待温热再食用。

3. 提醒老年人远离正在烧煮的锅具和燃气灶。

4. 老年人自己洗浴或为老年人擦浴、洗漱前，必须先调试好水温(先放凉水后放热水)。

5. 老年人使用热水袋时，注意温度不宜过高，一般情况下以50℃为宜，热水袋外面最好用布或毛巾包裹隔热，或将热水袋放于两层毯子中间，使热水袋不直接接触使用者的皮肤。

6. 如果用电热毯，温度不要设得过高，也不要整夜使用，更不要长时间贴近暖气片等取暖设备。

7. 老年人应谨慎进行中药敷贴、拔罐等，因其容易引起皮肤灼伤，故照护者要经常为其调换位置，密切观察皮肤变化。

8. 患有糖尿病、脉管炎、中风后遗症以及长期卧床的老年人需特别注意，不要长时间接触温度超过体温的物品。

拓展阅读

新型水凝胶助力烧伤创面治疗

烧伤创面疼痛是临床难题，常用的水凝胶敷料，虽然对伤口愈合有帮助，却无止痛效果，增加患者痛苦、延缓修复。近期，我国专家教授团队在生物医学权威杂志发表重要成果——新型水凝胶敷料，为烧伤患者带来希望。此次研发的PGSB新型水凝胶敷料不仅功能强大，能缓解伤口疼痛、促进血管生长加速愈合，还具备良好的抗菌能力，降低感染风险。其黏附性、可注射性及形状适应性也很出色，可紧密贴合不规则或随身体活动变化的伤口。

未来，团队将深入研究，探索该材料在缓解疼痛的同时，能否改善患者情绪、提升其日常活动能力，为临床及军事医疗应用提供更多理论支撑。

【练习题】

A1型题

1. 李奶奶右上肢烧烫伤后，创面有大水疱，剧痛，其烧烫伤深度为(　　)。

A. Ⅲ度　　B. 深Ⅱ度　　C. 浅Ⅱ度

D. Ⅰ度　　E. 无法确定

答案：C

解析：该题考查的是烧烫伤的深度评估。浅Ⅱ度烧烫伤红肿明显，疼痛剧烈，有大小不一的水疱，疱壁薄，创面红润、潮湿。故本题选C。

2. 水疱较小或无水疱，感觉迟钝，创面浅红或红白相间属于(　　)。

A. Ⅰ度烧烫伤　　B. 浅Ⅱ度烧烫伤　　C. 深Ⅱ度烧烫伤

D. Ⅲ度烧烫伤　　E. 无法确定

答案：C

解析：该题考查的是烧烫伤的深度评估。深Ⅱ度烧烫伤水肿明显，痛觉迟钝，拔毛痛，水疱较小，疱壁较厚，创面微湿、红白相间。故本题选 C。

3. 浅Ⅱ度烧烫伤的损伤范围是（　　）。

A. 角质层　　B. 生发层　　C. 真皮浅层

D. 皮肤全层　　E. 皮肤下脂肪

答案：C

解析：浅Ⅱ度烧烫伤伤及表皮的生发层与真皮的乳头层，有大小不一的水疱，内含黄色澄清液体，基底潮红湿润，疼痛剧烈，水肿明显，2 周左右愈合，有色素沉着，无瘢痕。故本题选 C。

4. 李奶奶，75 岁，不慎被浓硫酸烧伤颜面部，最佳紧急处理措施是（　　）。

A. 立即拨打“110”　　B. 立即前往医院就诊

C. 立即冰敷伤处　　D. 立即取碱性液体冲洗伤处

E. 立即取大量清水冲洗伤处

答案：E

解析：浓硫酸烧伤使皮肤蛋白变性、凝固，如现场处理不及时，一般还会造成深度烧伤。现场处理要快，首要任务是尽快地把硫酸除去，用大量流水连续冲洗，不论哪个部位，都只能用大量的流水冲洗，不能用弱碱性溶液之类的东西来中和硫酸，防止进一步烧伤。故本题选 E。

5. 老年人出现皮肤烫伤伤情后，以下现场紧急处理措施错误的是（　　）。

A. 烧烫伤处涂抹牙膏　　B. 迅速脱离热源　　C. 流动水冲洗创面

D. 冷水浸泡半小时　　E. 如衣服与组织粘连，不可强行撕脱

答案：A

解析：在烧烫伤后的伤情照护中，注意不要用红药水、紫药水等有色药液，以免影响医生对烧烫伤深度的判断，也不要用碱面、酱油、牙膏等乱敷，以免造成感染。

6. 在老年人烧烫伤的预防照护措施中，错误的是（　　）。

A. 不可让老年人自己去灌开水，热水瓶要放在老年人不易碰到的位置

B. 老年人自己洗浴或为老年人擦浴、洗漱前，必须先调试好水温

C. 老年人使用热水袋，为取得较好保暖效果，最好灌注开水

D. 如果用电热毯，温度不要设得过高，也不要整夜使用，更不要长时间地贴近暖气片等取暖设备

E. 老年人使用热水袋时，外面最好用布或毛巾包裹隔热

答案：C

解析：老年人使用热水袋时，注意温度不宜过高，一般情况下 50℃为宜，热水袋外面最好用布或毛巾包裹隔热，或放于两层毯子中间，使热水袋不直接接触使用者的皮肤。

任务二　老年人低温损伤的现场处置与照护

课件

案例导入

王爷爷，78 岁，独居。冬季某天，因家中暖气故障且未及时察觉，老年人穿着单薄衣物在室内待了较长时间。傍晚邻居发现王爷爷精神萎靡、行动迟缓，皮肤苍白冰冷，呼之应答缓慢。邻居立即联系王爷爷家属并拨打 120，经医生诊断为低温损伤。

任务描述

1. 准确识别出现低温损伤的老年人。
2. 启动应急处理，在专业救援到来前实施有效的急救措施缓解损伤。
3. 制订个性化照护方案，预防低温损伤的再次发生，做好长期健康管理。

知识储备

低温损伤是指人体长时间暴露于低温环境中，热量散失过多，导致核心体温降至正常范围以下（通常肛温低于 35℃），进而引发的一系列损伤。老年人对低温的适应能力和调节能力下降，更易发生低温损伤。其发生原因包括环境温度过低、保暖措施不足、身体虚弱、慢性疾病（如甲状腺功能减退症等影响代谢的疾病）、饮酒等。低温损伤分为轻度、中度和重度。轻度低温损伤时，患者可能出现寒战、皮肤苍白、麻木、感觉异常等症状；中度低温损伤会有精神状态改变，如嗜睡、反应迟钝，心率、呼吸减慢等；重度低温损伤则会导致意识丧失、心搏呼吸骤停等严重后果。

一、快速识别低温损伤

（一）诱因

常见诱因有寒冷的天气环境，尤其是在冬季室外温度极低时；室内供暖设施损坏或不足；自身保暖意识淡薄，穿着过少；患有影响身体产热或散热调节的慢性疾病；过量饮酒，加速热量散失。

（二）发病特点

老年人身体对低温的感知和反应能力下降，低温损伤发生时症状可能不典型。部分老年人可能仅表现为精神萎靡、行动迟缓，容易被误认为是正常的衰老表现或其他疾病症状。

1. 典型症状

皮肤温度降低，触摸时感觉冰冷，颜色苍白或青紫；出现寒战，初期可能较明显，随着损伤加重，寒战可能停止；肢体麻木、活动受限，严重时无法正常活动。

2. 不典型症状

精神状态异常，如神情淡漠、记忆力减退、言语不清；心率、呼吸减慢，但可能不易被察觉；部分老年人可能出现腹痛、腹泻等消化系统症状，易被误诊为胃肠道疾病。

案例解析

判断王爷爷可能为低温损伤的理由有：

1. 长时间处于低温环境，家中暖气故障且穿着单薄。

2. 出现精神萎靡、行动迟缓等典型的低温损伤表现。

3. 皮肤苍白冰冷，符合低温损伤的体征。

二、低温损伤的现场急救

（一）急救原则

迅速脱离低温环境，缓慢复温，维持生命体征稳定，防止并发症的发生。

（二）急救方法和流程

1. 转移环境

立即将老年人转移至温暖的室内，关闭门窗，避免继续吹冷风。室内温度可调节至25 ~ 28℃，但避免温度过高，防止复温过快引发不良反应。

2. 更换衣物

轻轻为老人脱去潮湿、冰冷的衣物，用温暖、干燥的毛毯或棉被包裹全身，包括头部、颈部和四肢，注意保暖，但不要过度束缚，以免影响血液循环。

3. 缓慢复温

采用局部复温与全身复温相结合的方法。可以用温热的毛巾（水温 40 ~ 45℃）热敷老年人的颈部、腋窝、腹股沟等大血管丰富的部位，每 15 ~ 20 分钟更换一次毛巾；也可以让老年人饮用温热的糖水（水温不宜超过 40℃），每次饮用 100 ~ 150 mL，缓慢补充热量。避免使用热水直接浸泡或烤灯等高温设备快速复温，防止烫伤和复温休克。

4. 监测生命体征

密切观察老年人的意识、呼吸、心率、血压等生命体征，若发现呼吸、心搏骤停，应立即进行心肺复苏，直至专业急救人员到达。

5. 心理安慰

在急救过程中，要不断与老人交流，给予心理支持，缓解其紧张和恐惧情绪，让老年人保持清醒，积极配合急救。

6. 联系救援

立即拨打 120，告知急救人员老年人的情况，包括可能的低温损伤原因、目前的症状表现等，以便急救人员做好相应准备。在等待急救人员期间，持续进行上述急救措施。

三、低温损伤的照护

（一）低温损伤急性期的照护

1. 复温监测

持续关注老年人的体温变化，每 15 ~ 30 分钟测量一次肛温，了解复温效果。若体温回升缓慢或出现异常，及时告知医生。

2. 饮食护理

给予高热量、易消化的食物，如热粥、热汤、面条等，帮助老年人补充能量和恢复体力。鼓励老年人少量多次饮水，保持身体水分平衡。对于意识不清的老年人，要防止误吸，可采用鼻饲的方式提供营养支持。

3. 皮肤护理

检查老年人皮肤有无冻伤、破损等情况，对于冻伤部位，按照医生指导进行处理。保持皮肤清洁干燥，定时为老年人翻身，防止发生压疮。

4. 环境管理

保持病房温暖、安静、舒适，温度维持在 22 ~ 25℃，湿度控制在 50% ~ 60%。可以使用加湿器增加空气湿度，避免空气过于干燥。

5. 病情观察

密切观察老年人的生命体征、精神状态、肢体活动等情况，若出现头痛、呼吸困难、心律失常等症状，及时报告医生进行处理。

6. 心理护理

关心老年人的心理状态，多与老年人沟通交流，缓解其因疾病带来的焦虑和恐惧情绪，鼓励老年人积极配合治疗和康复。

（二）低温损伤的预防照护

1. 环境管理

在寒冷季节，保持室内温度适宜，一般应维持在 18 ~ 22℃。定期检查家中的供暖设备，如暖气、空调等，确保其正常运行。对于独居老年人，社区服务人员或家人应定期上门检查保暖情况。

2. 保暖措施

提醒老年人根据天气变化及时增添衣物，选择保暖性能好的衣物，如羽绒服、毛衣、厚棉裤等。在寒冷天气外出时，要佩戴帽子、围巾、手套等保暖用品。

3. 健康管理

有慢性疾病的老年人，要积极治疗基础疾病，如甲状腺功能减退症患者需遵医嘱服药，维持甲状腺功能正常。定期体检，及时发现和处理可能影响身体对低温适应能力的健康问题。

4. 生活方式

鼓励老年人适当进行体育锻炼，增强体质，提高身体对寒冷的抵抗力。但要避免在寒冷的清晨或夜晚进行剧烈运动。避免过量饮酒，防止酒精影响身体的散热调节功能。

5. 安全教育

对老年人及其家属进行低温损伤相关知识的教育，让其了解低温损伤的危害、预防方法和急救措施，提高其防范意识。

拓展阅读

智能穿戴式体温监测设备在老年人低温防护中的应用

这类设备集成了高精度温度传感器、蓝牙传输模块和智能提醒功能，能实时监测老年人的体表温度或核心体温。当体温低于设定的安全阈值时，设备会自动向家属或社区医护人员的手机发送警报信息，便于及时采取措施。该设备小巧轻便，佩戴舒适，可24小时不间断监测，尤其适用于独居或行动不便的老年人，为预防低温损伤提供了科技保障。未来还可以基于患者基础疾病构建虚拟生理模型，模拟不同复温方案的器官灌注效果，以达到最佳康复效果，同时通过物联网的连接，对于活动不方便的老人，在其久坐达30分钟以上时，开启自动定点加热，改善血液灌注。

【练习题】

A1 型题

1. 发现老年人疑似低温损伤时，首要的急救措施是（　　）。

A. 立即给予高热量食物　　B. 迅速转移至温暖环境

C. 用热水浸泡复温　　D. 用力按摩肢体促进血液循环

E. 进行心肺复苏

答案：B

解析：发现老年人疑似低温损伤时，首要措施是将其迅速转移至温暖环境，脱离低温源。给予高热量食物、热水浸泡复温都需在转移至温暖环境后进行，且热水浸泡复温可能导致不良后果；用力按摩肢体可能损伤组织；心肺复苏适用于呼吸、心搏骤停者，此时未提及相关症状，故不选。

2. 以下不是老年人低温损伤常见诱因的是（　　）。

A. 环境温度过高　　B. 保暖措施不足　　C. 慢性疾病

D. 过量饮酒　　E. 寒冷天气

答案：A

解析：环境温度过高不会导致低温损伤，而保暖措施不足、慢性疾病影响代谢、过量饮酒加速热量散失以及寒冷天气都可能引发老年人低温损伤。

3. 为低温损伤老年人复温时，正确的做法是（　　）。

A. 用热水袋直接热敷

B. 让老年人快速饮用大量热水

C. 采用缓慢的局部和全身复温方法

D. 用烤灯近距离照射复温

E. 用酒精擦拭身体复温

答案：C

解析：用热水袋直接热敷、用烤灯近距离照射复温可能导致烫伤，让老年人快速饮用大量热水可能引起不适甚至水中毒，用酒精擦拭身体不利于保暖且可能刺激皮肤，采用缓慢的局部和全身复温方法才是正确的复温方式。

A2 型题

张奶奶，75 岁，独居。冬季家中暖气不热，邻居发现她精神差、皮肤冰冷，此时应首先（　　）。

A. 给张奶奶喝热咖啡

B. 联系张奶奶家属并拨打 120，同时将张奶奶转移至温暖房间

C. 为张奶奶按摩四肢

D. 打开电暖器对着张奶奶烘烤

E. 给张奶奶穿上厚棉衣后送去医院

答案：B

解析：应先联系家属并拨打 120，同时将老人转移至温暖房间，避免进一步受凉。喝热咖啡、按摩四肢、打开电暖器烘烤、直接送医都不是首要且最恰当的措施，可能会对老人造成伤害或延误救援。

点燃思考

刘奶奶，70 岁，患有类风湿关节炎，行动不便，与女儿同住。冬季的某天，女儿外出办事，刘奶奶独自在家。因家中管道维修临时停暖，刘奶奶感觉寒冷但无法自行添加衣物和调节取暖设备。女儿回家后发现刘奶奶身体冰冷，意识模糊。

请完成实际照护任务并制订预防低温损伤的方案。

1. 实际照护任务：按照医生指导为刘奶奶进行复温护理，密切监测生命体征；协助刘奶奶进行康复训练，提高身体活动能力，增强其对寒冷的抵抗力。

2. 预防方案：定期检查家中保暖设备，确保其正常运行；为刘奶奶准备充足的保暖衣物，放在便于拿取的位置；与社区工作人员沟通，在刘奶奶家停暖等特殊情况时能及时提供帮助；对刘奶奶和她的女儿进行低温损伤预防知识培训，提高防范意识。

任务三　老年人中暑的现场处置与照护

课件

案例导入

李奶奶，67 岁，居家突发意识障碍 1 小时余。李奶奶常年独居在老旧小区顶楼，子女在外地工作，生活极度节俭，夏季仅靠开窗通风和蒲扇降温。午后（环境温度已达 39℃）在家中出现头痛、恶心、四肢乏力，误以为是“天热没胃口”，自行饮用凉白开 500 ml。邻居于 1 小时前发现异常报警，破门后发现李奶奶出现意识模糊、胡言乱语的症状，测体温 40.1℃。既往有高血压病史十余年，脑梗病史三年，规律服药。

任务描述

1. 快速识别发生中暑的老人。
2. 启动 EMSS 系统，在 120 到达之前采取急救措施以延缓疾病进展。
3. 制订个体化照护方案，预防复发并优化长期管理。

知识储备

中暑是在高温、高湿度的环境下，机体由于产热散热失衡，体温调节功能障碍或丧失，体内热量过度积蓄，或体液过度丧失，导致以高热、皮肤干燥无汗，电解质紊乱及中枢神经系统症状为特征的一组临床综合征。

中暑易发生于老年人，因为人体各脏器的功能随年龄的增长而日趋降低、退化，内环境稳定性失调，机体对环境变化的适应能力降低，抵抗力下降，从而对高温的适应能力减退。故老年人在夏日气温高、湿度大及空气对流缓慢时易发生中暑，且病情危重、病死率高。

一、快速识别中暑

（一）老年人中暑的常见诱因

老年人长时间处在室温 >32℃、湿度 >60%、通风不良的环境中或伴有肥胖、甲状腺功能亢进，以及应用某些药物（如苯丙胺、阿托品）、汗腺功能障碍（如硬皮病、先天性汗腺缺乏症、广泛皮肤烧伤后瘢痕形成）等情况下，容易发生中暑。

（二）临床表现

根据临床表现的轻重程度分为以下三种。

1. 先兆中暑

出现口渴、乏力、多汗、头晕、目眩、耳鸣、头痛、恶心、胸闷、心悸、注意力不集中等表现，体温可正常或略高，不超过 38℃。

2. 轻症中暑

出现早期循环功能紊乱表现，包括面色潮红或苍白、烦躁不安、表情淡漠、恶心呕吐、大汗淋漓、皮肤湿冷、脉搏细数、血压偏低、心率加快、体温轻度升高。

3. 重症中暑

出现痉挛、惊厥、昏迷等神经系统表现，或高热、休克等，分为以下三型：

（1）热痉挛：出现四肢、腹部、背部的肌肉痉挛和疼痛，常发生于腓肠肌，呈对称性和阵发性，也可出现肠痉挛性剧痛。老年人意识清楚，体温一般正常。

（2）热衰竭：又称热晕厥，表现为头晕、头痛、恶心、呕吐、脸色苍白、皮肤湿冷、大汗淋漓、呼吸增快、脉搏细数、心律失常、晕厥、肌痉挛、血压下降等。体温正常或略高，一般不超过 40℃。

（3）热射病：是中暑最严重的类型，也称中暑高热。中心体温骤升，患者出现高热、无汗、意识障碍，体温超过 40℃。可出现皮肤干燥、灼热、谵妄、昏迷、抽搐、呼吸急促、心动过速、瞳孔缩小、脑膜刺激征等表现，严重者出现休克、心力衰竭、脑水肿、ARDS、急性肾损伤、DIC、多器官功能衰竭（MOF）甚至死亡（表 3–2–2）。

表 3-2-2　老年人中暑分类

分类		主要症状	相对危险度
先兆中暑		恶心、头晕、头痛、出汗、耳鸣、面色潮红等	★
轻症中暑		呕吐、眩晕等	★★
重症中暑	热痉挛	腿抽筋等	★★★
	热衰竭（热晕厥）	一过性血压下降、心率增快、出现晕厥等	★★★★
	热射病	神志不清，可能会有抽搐、昏迷等	★★★★★

案例解析

判断李奶奶可能为中暑的理由有：

1. 环境温度达 39℃。

2. 李奶奶未行防暑降温措施。

3. 出现头痛、恶心、四肢乏力、意识模糊、胡言乱语等典型症状。

4. 测体温 40.1℃。

二、中暑的急救

（一）急救原则

尽快脱离高温环境，迅速降温和保护重要脏器功能。

（二）急救方法和流程

1. 先兆及轻症中暑

立即将老人安置于阴凉、通风的环境中平卧休息，口服淡盐水或含盐的清凉饮料。

2. 重症中暑

现场早期处置建议遵循“边降温边转运”原则，当降温与转运存在冲突时，应遵循“降温第一、转运第二”的原则，在现场至少实施以下关键救治措施，其中快速、有效、持续降温是最重要的。

（1）降温：快速降温是治疗的首要措施，病死率与体温过高及持续时间密切相关。如果降温延迟，死亡率会明显增加。老人脱离高温环境后，立即开始降温，并持续监测体温。降温目标：使核心体温在 10 ~ 40 分钟内迅速降至 39℃以下，2 小时内降至 38.5℃以下。达到正常体温时应停止降温，避免体温过低。常用的降温方法包括体外降温和体内降温两种。①体外降温：头部降温可采用冰帽或用装满冰块的塑料袋紧贴两侧颈动脉处及双侧腹股沟区。全身降温可使用冰毯，或用冰水擦拭皮肤。②体内降温：用 4℃生理盐水 200 ml 灌胃或直肠灌洗；或 4℃的 5% 葡萄糖生理盐水 1 000 ~ 2 000 ml 静脉滴注，开始时滴速控制在 30 ~ 40 滴 / 分。此方法要由医护人员完成。

（2）补充水分：能口服的老年人可口服淡盐水、清凉饮料等，医护人员介入后可根据情况为老人补充氯化钠或 5% 葡萄糖盐水等。

三、中暑的照护

（一）中暑急性期的照护

1. 观察病情

病情稳定前应持续监测体核温度，或者至少每 10 min 测量一次，测量时应避免损伤直肠及其周边组织。通过观察末梢循环情况确定降温效果，如体温下降、四肢末梢转暖、发绀减轻或消失，则提示治疗有效。如老年人高热而四肢末梢厥冷、发紫，提示病情加重。

2. 高热老年人的护理

（1）口腔护理：防止感染与口腔溃疡的发生。

（2）皮肤护理：高热大汗者应及时更换衣裤及被褥，保持皮肤清洁卫生，定时翻身，防止压力性损伤的发生。

（3）高热惊厥护理：应置老年人于保护床内，防止坠床和碰伤，惊厥时注意防止舌咬伤。

3. 呼吸道管理

保持气道通畅，及时清理呼吸道分泌物，充分供氧，做好机械通气治疗老年人的护理。

（二）中暑的预防照护

1. 大量饮水，注意补充盐分和矿物质。在高温天气里，不应等到口渴时才喝水。如果需要在高温环境里活动，至少每小时喝 2 ~ 4 杯凉水（500 ~ 1 000 ml）。不饮用含酒精或大量糖分的饮料，以免导致失去更多的体液。同时，还应避免饮用过凉的饮料，以免造成胃部痉挛。

2. 注意饮食及休息，少食高油、高脂食物，饮食尽量清淡，多吃水果、蔬菜。保证充足的睡眠。

3. 高温天气里应尽量在室内活动；户外活动时穿着合适的衣服并涂抹防晒霜，活动时间最好避开正午时段，尽量将时间安排在早晨或者傍晚。

4. 锻炼自己的耐热能力，学会适应高热环境。

5. 中暑老年人恢复后，数周内避免在阳光下剧烈活动。

6. 注意天气变化，根据天气变化及时增减衣物，及时采取防暑措施。

拓展阅读

高温预警分级标准

在一定的时间内，最高温度达到一定的数值则发布高温预警。高温预警信号分 3 级，分别以黄色、橙色、红色表示。

黄色：连续 3 天日最高气温将在 35℃以上。

橙色：24 小时内最高气温将升至 37℃以上。

红色：24 小时内最高气温将升至 40℃以上

【练习题】

A1 型题

1. 在紧急救护中，以下措施不适用于中暑老年人的是（　　）。

A. 立即给予止痛药　　B. 解开老人的紧身衣物

C. 将中暑老人转移至阴凉通风处　　D. 口服淡盐水

E. 头枕冰袋

答案：A

解析：止痛药在中暑的救护中无明确意义，且可能干扰病情判断。此外，部分药物（如非甾体抗炎药）在脱水状态下有肾毒性。

2. 下列不属于中暑症状的是（　　）。

A. 头痛　　B. 恶心　　C. 皮肤干燥

D. 皮肤湿润　　E. 大汗淋漓

答案：C

解析：热衰竭期，由于高热引起脱水、电解质紊乱、外周血管扩张，出现周围循环容量不足等休克征象，表现为头晕、头痛、恶心、呕吐、脸色苍白、皮肤湿冷、大汗淋漓、呼吸增快、脉搏细数、心律失常、晕厥、肌痉挛、血压下降等。

3. 重度中暑时，体温通常会达到（　　）。

A.37℃　　B.38℃　　C.39℃

D.40℃　　E.41℃

答案：D

解析：热射病是中暑最严重的类型，会出现高热、无汗、意识障碍，体温超过 40℃。

4. 为了预防中暑，建议老年人在高温天气应采取何措施（　　）。

A. 等到口渴时才喝水

B. 尽量在室内活动

C. 为了锻炼自己的耐热能力，天热也不开空调

D. 吃雪糕、喝冷饮

E. 没有空调降温就关闭门窗，避免让热空气进到室内

答案：B

解析：老年人群体由于体温调节能力下降、汗腺功能减退，加之可能存在的慢性疾病，长时间在高温、高湿、不通风环境中，很容易引起中暑。建议有条件时可用空调适当降低室内温度，注意使用除湿功能，室温尽量控制在 26 ~ 28℃。如果没有空调，则要时常开窗，以及开风扇让室内有气流交换，保持室内适当通风。同时，老年人应避免饮用过凉的饮料，以免造成胃部痉挛。

A2 型题

张爷爷，67 岁，在烈日下户外活动 2 小时，回家后出现头晕、头胀、头痛、恶心。休息片刻后觉发热、面红、气急、心悸、全身乏力，便躺下睡觉。家人回家发现张爷爷颜面潮红，呼之能醒，体温 39.1℃。此时应最先采取的处理措施是（　　）。

A. 口服大量冰饮料　　B. 口服淡盐水　　C. 转移至通风、阴凉处

D. 冰水浸浴　　E. 立即送往医院

答案：C

解析：对于轻症中暑老年人，应立即安置于阴凉、通风的环境中平卧休息。

任务四　老年人晕厥的现场处置与照护

课件

案例导入

杨爷爷，73 岁，在家中无明显诱因下出现意识丧失，跌倒在沙发边缘，呼之不应，双眼向上凝视，伴有四肢抽搐。持续 30 秒后自行缓解，意识逐渐恢复，对答正常，无大小便失禁及肢体活动障碍。半年来已有突发晕厥 2 ~ 3 次，偶伴小便失禁，每次发作后均能自行恢复，行动对答如常，既往有高血压病史 30 年，2 型糖尿病史 10 年，冠心病病史 10 年，规律服药。

任务描述

1. 经评估发现杨爷爷特别要强，不服老，通过健康指导，让杨爷爷认识到晕厥和疾病的关系，快速识别晕厥先兆并预防晕厥。

2. 向杨爷爷介绍晕厥可能造成的伤害，使其认识到及时预防晕厥及及时就医的重要性。

3. 为杨爷爷制订有针对性的照护计划。

知识储备

晕厥又称昏厥，是指各种原因导致的突发性、一过性全脑低灌注，进而引起的意识丧失和身体失控，随即又自行恢复的一组临床表现。

晕厥的发生率随年龄的增加而增高，年龄大于 80 岁的人群晕厥发生率高达 17%。尤其是老年人身体功能减退，且常合并多种疾病，因此其晕厥的致残性，如骨折、颅脑硬膜下血肿、软组织损伤、吸入性肺炎等比年轻人更严重，尤其是有室性心律失常及结构性心脏病的老年人应特别注意。

一、快速识别晕厥

晕厥的特点为突然发生迅速的、短暂的、自限性的，并且能够完全恢复的意识丧失，即所谓“来得快，去得快”，按病程可分为三个阶段。

（一）晕厥分期

1. 前驱期

部分老年人晕厥发作前可出现头晕及周身不适、视物模糊、耳鸣、面色苍白、出汗等先兆。

2. 发作期

大多数晕厥无先兆症状，突然出现意识丧失。个别晕厥可出现四肢阵挛性抽搐、瞳孔散大、流口水等，特点为发病迅速、发作时间短暂，大多数意识丧失时间不超过 20 秒。

3. 恢复期

老年人苏醒后定向力和行为随即恢复正常。部分老年人可有一段时间处于意识混乱、逆行性遗忘，甚至呕吐和大小便失禁的状态。

（二）晕厥的类型及诱因

晕厥常常是多因素综合作用的结果，但在诸多因素中，某些因素占主导地位。一般可分为神经反射性晕厥、直立性低血压晕厥和心源性晕厥，还有部分晕厥无法查明原因。

1. 神经反射性晕厥

（1）血管迷走神经性晕厥：亦称为神经介导性晕厥，诱发因素包括激动、恐惧、焦虑、急性感染、创伤、剧痛等。多在直立位或坐位时诱发。发病前有先兆症状，若继续发展则出现意识丧失、血压迅速下降、脉弱、心率减慢、瞳孔扩大，少数老年人可有尿失禁。绝大多数老年人可在数秒或数分钟内清醒。醒后可有乏力、头晕等不适症状。倾斜试验阳性。

（2）颈动脉窦性晕厥：突然转动头部或衣领过紧均可刺激颈动脉窦（图 3-2-6），引起反射性心率减慢，导致血压一过性下降而发生晕厥，发作时多无先兆。多与颈动脉硬化，近颈动脉窦处外伤、炎症与肿瘤压迫，以及应用洋地黄或拟迷走神经药有关。

（3）情景性晕厥：指特定情况，如排尿、排便、咳嗽、站立等相关神经介导的晕厥，亦可见于创伤后应激综合征老年人。此类型多见于青年男性，偶见于老年人。发作多无先兆，1 ~ 2 分钟后自行清醒。

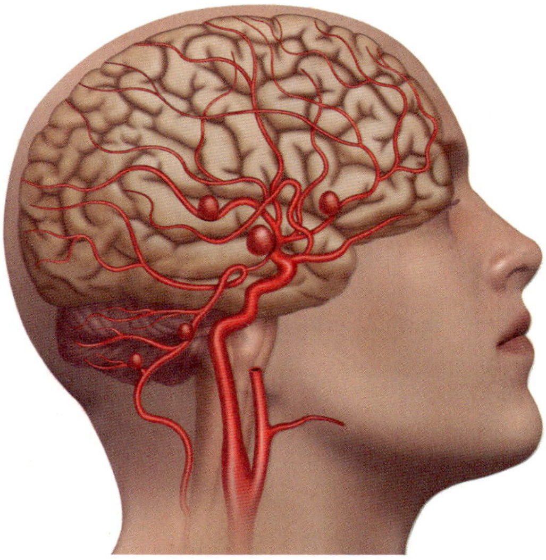

图 3-2-6　颈动脉窦示意图

2. 直立性低血压晕厥

直立性低血压又称体位性低血压，直立性低血压晕厥包括原发性和继发性自主神经功能紊乱，以及低血容量状态。老年人多由平卧位或久蹲位突然站立时出现血压急速下降，因脑灌注不足导致短暂性意识丧失。发作时多有先兆，常突然跌倒，发作间期卧位起立试验阳性。

3. 心源性晕厥

（1）心律失常致晕厥：各种原因（包括药物）导致的心动过缓（心室率 <40 次 / 分）和快速性室性心律失常（心室率 >130 次 / 分）均可引起急性脑缺血而发生晕厥。临床表现为突然意识丧失、抽搐、面色苍白或青紫。通过心电图或 24 小时动态心电图监测多能明确诊断。

（2）器质性心脏病致晕厥：心脏瓣膜病、急性心肌缺血、心肌梗死、心包压塞等原因可导致晕厥，超声心动图和心电图检查有助于诊断。

二、晕厥的急救

同样是晕厥，有的相对安全，甚至不需要做任何治疗就能完全恢复，而有的必须立即得到紧急救治并去医院，否则有生命危险，如心源性晕厥的危险性最大，老年人有猝死的可能，需要立即得到专业急救治疗。从医学专业的角度出发，对不同原因的晕厥有不同的救治措施。

1. 体位

将老年人置于平卧位，头偏向一侧，双足稍抬高。松解衣领及腰带。

2. 环境

将老年人搬离危险环境，开窗通风，保持室内空气清新。

3. 呼吸

保持呼吸道通畅，给予吸氧，纠正低氧血症。

4. 监测生命体征

密切观察老年人的意识、心率、血压、呼吸等变化，为急救人员提供准确信息。检查老人有无摔伤。

5. 评估

多数晕厥患者能够迅速缓解，无须紧急救治，但患者清醒后如有大汗淋漓、持续头痛和头晕、恶心、呕吐、胸痛、胸闷、脉搏过快或过慢，以及脉律不齐、血压严重低于或高于平时则提示病情严重，此时应该立即呼叫救护车。此外，频繁发作的晕厥及老年人发生的晕厥，无论何种原因，都需要去医院检查和治疗。

6. 照护

由于大部分晕厥与血容量暂时相对不足有关，故可让老年人适量饮水，对可疑低血糖患者（如糖尿病患者），意识清醒后可给予含糖饮料及食物。不要急于让老年人起身，必须确认老年人的意识完全恢复并有能力站起来时，先帮其缓缓坐起，给予适应的过程，以免再次摔倒。

7. 心理安慰

保持环境安静，给予老年人心理支持，减轻其焦虑和恐惧。

8. 心源性晕厥

如发生心搏、呼吸骤停，立即进行心肺复苏。

三、晕厥的照护

（一）晕厥的预防

1. 血管迷走神经性晕厥

提高心理适应性，避免心理应激引起的过度通气。适当增加含盐食物和含盐饮料的摄入，防止脱水，加强锻炼，避免或减量应用血管扩张药物。

2. 颈动脉窦性晕厥

无高血压者，应遵医嘱首选收缩血管药物。

3. 情景性晕厥

避免诱发因素和触发因素是预防此类晕厥的最好方法，如排尿性晕厥者夜间使用坐便器，避免憋尿。

4. 直立性低血压

大多数老年人通过调整疾病治疗药物即可控制症状，包括停用相关药物（如利尿剂、血管扩张剂等）。睡眠时头部抬高 10° ~ 15°，缓慢起床，适当进行体育活动，有助于减少晕厥发作。

5. 心源性晕厥

对心律失常和器质性心脏病进行病因治疗。

（二）晕厥的照护

由于大多数晕厥属于反射性晕厥，故多数情况下不会导致严重伤害，但要注意防止患者在突发意识丧失时造成的二次伤害（如摔伤等）。发生先兆晕厥时，要告诉老年人千万不能强迫自己站立，应立即主动降低体位，缓解因重力作用导致的脑供血不足，在一定程度上可避免晕厥的发生。此外，由于体位的降低，即使发生了意识丧失而摔倒的情况，也不容易造成严重摔伤。还应注意在长时间卧位、坐位或蹲位时千万不要猛然起立，尤其是老年人和服用降压药物者，否则容易发生晕厥。

案例解析

在对杨爷爷的照护中应该注意以下问题：

1. 注意杨爷爷家中家具的边角要进行保护，在卫生间安装扶手，避免晕厥时碰伤。

2. 通过此次事故及之前晕倒的经历，说明杨爷爷可能有潜在疾病，鼓励其配合就医，避免晕厥后发生二次伤害。

3. 教会杨爷爷起床三部曲。

【练习题】

A1 型题

1. 下列症状提示晕厥先兆的是（　　）。

A. 头晕、乏力　　B. 意识丧失　　C. 肌张力消失

D. 瞳孔扩大　　　　　　E. 流口水

答案：A

解析：晕厥前驱期，部分老年人可出现头晕及周身不适、视物模糊、耳鸣、面色苍白、出汗等症状。

2. 晕厥最常见的原因是（　　）。

A. 心律失常　　　　　　B. 神经反射性晕厥　　　　C. 低血压

D. 低血糖　　　　　　E. 外伤

答案：B

解析：迷走反射性晕厥（神经反射性晕厥的主要类型）因迷走神经兴奋导致血管扩张、心率减慢，引起脑供血不足，是健康人群晕厥的最常见原因（如体位改变、情绪激动、剧烈咳嗽等诱发）。

3. 晕厥老人意识恢复后，以下措施错误的是（　　）。

A. 让老人平躺休息　　　　B. 立刻让老人站起来　　　　C. 观察老人生命体征

D. 给予含糖饮料　　　　E. 安抚老人情绪

答案：B

解析：晕厥苏醒后脑部血流尚未完全恢复，立即站立可能导致血压骤降，引发二次晕厥或跌倒。正确做法是保持平卧位或半卧位，待生命体征稳定后再缓慢坐起。

4. 关于老年人发生晕厥，以下说法正确的是（　　）。

A. 情绪激动会引起晕厥

B. 晕厥不治疗不会恢复

C. 长时间站立不动不会引起晕厥

D. 呕吐、腹泻不会引起晕厥

E. 憋尿不会引起晕厥

答案：A

解析：情绪激动是反射性晕厥（如血管迷走性晕厥）的常见诱因。老年人因自主神经调节功能减退，情绪波动可能引发迷走神经兴奋，导致血压下降、心率减慢，从而诱发晕厥。

A2 型题

李奶奶，85 岁，退休，老伴儿去世，有 2 个儿子，均在国外。既往有高血压病史 22 年，糖尿病史 20 年，生性好强、独立，性格比较急躁，退休后仍保持工作作风，曾经发生过晕厥，后自行恢复正常。下列情况与她发生晕厥无关的是（　　）。

A. 情绪激动　　　　　　B. 低血糖　　　　　　C. 长时间站立

D. 起床过快　　　　　　E. 早睡早起

答案：E

解析：早睡早起、规律作息是老年人预防晕厥的良好措施，其他四项与晕厥均有关系。

任务五　老年人电击伤的现场处置与照护

课件

案例导入

张爷爷，79 岁，在家中厨房内打扫卫生时被冰箱漏电击倒后不省人事，呼之不应，牙关紧闭。家人紧急断电后马上给予胸外按压、人工呼吸，同时拨打 120 急救电话，约 6 min 后，张爷爷被救护车送入急诊科。来诊时，张爷爷昏迷，心搏停止，呼吸微弱，口唇发绀，血压测不到，颈动脉搏动消失。

任务描述

1. 快速识别老年人电击伤的情况。
2. 立即采取现场急救措施，确保老年人的生命安全。
3. 制订个性化的照护方案，促进老年人的康复并预防并发症。

知识储备

电击伤是指一定强度电流通过人体所引起的机体组织不同程度损伤或器官功能障碍，甚至死亡，俗称触电。低压交流电（220 ~ 380 V）触电者最多见，常因心室纤维颤动导致死亡。高压电触电者多引起呼吸中枢麻痹、呼吸肌强直性收缩致呼吸暂停、窒息，导致死亡。电击伤的严重程度取决于电流强度和性质（直流或交流及频率）、电压、接触部位的阻抗、接触时间和电流通过人体的路径等因素。

老年人常合并高血压、冠心病、糖尿病等慢性病，电击易诱发心律失常、心肌梗死，甚至心搏骤停，死亡率更高。部分骨质疏松、关节退化的老年人，触电时肌肉强烈收缩可导致骨折或关节脱位。老年人皮肤干燥、角质层变薄，电阻较低，电流更易穿透皮肤直达内脏（如心脏、脑部），加重内脏损伤。老年人触觉、视力、听力衰退，可能无法及时察觉漏电（如电线破损、电器异响）或避开危险。大多数老年人动作迟缓，触电后难以快速脱离电源，延长了电流接触时间。老年人多有节俭的习惯，易长期使用老化电器（如旧电热毯），漏电风险高。独居老年人可能缺乏家庭电路检修意识，私拉乱接电线现象较多。再加上老年人对新型电器（如智能设备、充电器）使用不熟悉，错误操作（如湿手插拔插头）会增加触电风险。记忆力减退，可能会让老年人忘记关闭电器电源，导致长时间过载或短路。由于身体功能下降，对电击的耐受能力较差，因此，老年人更容易发生严重后果。

一、快速识别电击伤

（一）病因

电击伤常见的原因是人体直接接触电源，或在高压电和超高压电场中，电流或静电电荷经空气或其他介质电击人体。人体作为导体，在接触电流时，即成为电路中的一部分。电击通过产热和电化学作用引起人体器官生理功能障碍（如抽搐、心室颤动、呼吸中枢麻痹或呼吸停止等）和组织损伤。工作或生活中导致触电的原因有：①缺乏安全用电知识，违反用电操作规程；②供电线路、电线、用电设备安装、维护不合格或损坏，导致漏电；③误触电源、直接用手牵拉触电者；④雷雨时在大树下躲雨或在田野中行走而被雷电击伤。

（二）发病特点

电击伤对人体的危害与接触电压高低、电流强弱、电流类型、频率高低、通电时间、接触部位、电流方向和所在环境的气象条件都有密切关系。轻者仅有瞬间感觉异常，重者可致死亡。

1. 全身表现

触电后，轻者表现为痛性肌肉收缩、惊恐、面色苍白、四肢软弱、表情呆滞，呼吸及心跳加速，头痛、头晕、心悸等，皮肤灼伤处疼痛。

（1）高压电电击伤常发生神志丧失，呼吸、心搏骤停，如不及时复苏则会发生死亡。有些老年人可转入“假死”状态，即心跳、呼吸极其微弱或暂停，心电图可呈心室颤动状态，经积极治疗，一般可恢复，幸存者可有定向力丧失和癫痫发作。

（2）心室颤动是低压电电击后常见的表现，也是伤者致死的主要原因。

（3）组织损伤区或体表烧伤处丢失大量液体时，可出现低血容量性休克。

（4）缺血、缺氧性损害等致广泛肌肉损伤和红细胞破坏，使大量肌红蛋白和血红蛋白入血，易继发急性肾功能不全。

（5）电击时因肌肉剧烈收缩的机械暴力，可致关节脱位和骨折。

2. 局部表现

（1）高压电引起电击伤的典型特点：①烧伤面积不大，但可深达肌肉、血管、神经和骨骼，有“口小底大，外浅内深”的特征；②电击伤后常可见“入口”和“出口”。通常“入口”损伤较重，外形呈裂口或坑状毁损；“出口”常呈灰黄色、黄色或焦黄色，中心稍下陷，严重者组织炭化、凝固，也可能无明显“出口”；③肌肉组织常呈夹心性坏死；④电流可造成血管壁变性、坏死或血管栓塞，从而引起继发性出血或组织的继发性坏死。

（2）低压电引起电击伤的典型特点：①低压电引起的电击伤常见于电流进入点与流出点，伤口小，呈椭圆形或圆形，焦黄或灰白色，干燥，边缘整齐，与正常皮肤分界清楚，一般不损伤内脏；②如有衣服被点燃，可出现与触电部位无关的大面积烧伤。

3. 并发症

触电者可有短期精神异常、心律失常、肢体瘫痪、继发性出血或血供障碍、局部组织坏死并继发感染、弥散性血管内凝血、急性肾功能障碍、内脏破裂或穿孔、永久性失明或耳聋等症状。

二、电击伤的现场急救

（一）急救原则

迅速脱离电源，尽快进行心肺复苏，妥善处理电击伤创面，正确处理各种并发症。

（二）急救方法和流程

1. 切断电源

优先关闭电闸或拔掉电源插头，若无法操作，需用干燥木棍、橡胶制品等绝缘工具挑开电线或分离触电者，避免直接接触触电者及带电物体。老年人因反应迟缓或肢体僵硬无法自主脱离电源，直接接触触电老人或带电物体会导致施救者连带触电。使用绝缘物可避免电流传导至施救者，降低风险（图 3–2–7）。

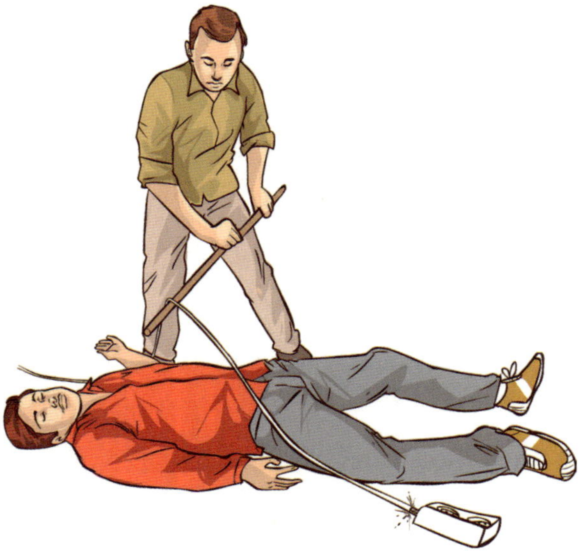

图 3–2–7　切断电源

2. 快速评估生命体征

轻拍触电者双肩并呼喊，观察有无反应；观察胸廓起伏；触摸颈动脉判断脉搏。老年人的基础疾病（如心脏病、高血压）可能提升电击后心搏骤停的发生风险，需迅速确认是否需要心肺复苏。

3. 心肺复苏

脱离电源后立即检查老年人，如果心搏、呼吸停止，立即进行胸外心脏按压和口对口人工呼吸，直到急救人员到达。对于神志清醒、呼吸心跳均自主的老年人，应就地平卧，严密观察 1 ~ 2 h，暂时不要站立或走动，防止继发休克或心力衰竭。

4. 保暖与休息

若老年人神志清醒但四肢麻木，将其转移至通风处平卧，但需注意保暖并观察确保老年人状态，避免受寒。让其保持安静休息状态，避免过度活动。

5. 呼叫急救

在将老年人转移至安全环境后，应立即拨打急救电话，以免延误救治。

6. 保持呼吸道通畅

及时清理老年人口腔内的分泌物和呕吐物，防止窒息。

7. 监测生命体征

密切观察老年人的意识、心率、血压、呼吸、疼痛、尿量等变化，为急救人员提供准确信息。

8. 烧伤创面保护

创面可用清洁敷料或清洁衣服、被单等包裹，避免污染。深度烧伤、大面积创面或出现肢体苍白时需紧急就医，防止血管损伤及急性肾衰竭。

三、电击伤的照护

（一）急性期照护

电击伤老年人在住院期间，照护员应协助医护人员完成照护工作，使老年人安全度过危险期。

1. 严密观察生命体征

对电击伤老年人进行心电监护，定时测量体温、脉搏、呼吸和血压。仔细检查心律和心率，判断有无心律失常。注意观察呼吸频率，判断有无窒息的发生。

2. 维持有效呼吸和循环

老年人常合并高血压、冠心病、糖尿病等慢性病，电击易诱发心律失常、心肌梗死，甚至心搏骤停，死亡率更高。对心搏、呼吸骤停复苏的老年人，可使用心脏复苏药物，当心电图证实有心室颤动时，可以在应用肾上腺素后行非同步直流电除颤。除颤后，应注意观察除颤部位有无红肿、发黑等灼伤现象的发生。高流量给氧，4 ~ 6 L/min。必要时气管内插管，给予呼吸机辅助呼吸，维持有效呼吸。加强气道护理，及时吸除气道分泌物。

3. 创面的护理

老年人皮肤干燥、角质层变薄，电阻较低，电流更易穿透皮肤直达内脏，加重内脏损伤。电击伤创面深，常造成深部组织、肌肉坏死，易发生厌氧菌感染，故创面应严格消毒。用 2% 过氧化氢冲洗伤口，必要时做清创处理或外科手术。抬高患肢，观察受伤肢体远端的血液循环情况。

4. 神经系统护理

在心肺复苏的同时，可应用冰帽、冰袋降温或人工冬眠，预防脑水肿，保护脑细胞。对放置冰袋的老年人，应注意包裹好冰袋并及时更换。随时按摩肢体皮肤，促进局部血液循环，避免局部皮肤冻伤。对昏迷的老年人，应防止坠床，必要时进行保护性约束。

5. 防止感染

预防性应用破伤风抗毒素和抗生素。

6. 防治急性肾衰竭

对于肌肉大量损伤的老年人，开始应输入较大量液体，并留置导尿，准确记录尿量，维持尿量在 50 mL/h 以上；使用甘露醇或呋塞米利尿；应用 5% 碳酸氢钠碱化尿液，及时将游离的血红蛋白和肌红蛋白排出，减轻肾小管堵塞，预防急性肾衰竭。如老年人有过心搏骤停或心电图异常，应适当控制输液量和速度，以防加重心脏负荷。

7. 加强基础护理

做好口腔护理、皮肤护理，防止并发症的发生。保持伤口敷料的清洁、干燥，防止脱落，定时换药。

8. 心理护理

老年人电击后易出现焦虑、恐惧，拒绝使用电器，影响生活质量，并可能有不同程度的伤残，要做好老年人的心理护理，鼓励老年人增强战胜疾病的信心。

（二）老年人电击伤的预防

1. 居家环境安全改造

全面检查老化线路，应每半年对全屋电路进行系统性检查，重点观察电线外皮是否开裂、插座接口是否松动、开关是否接触不良。若发现插座发黄、插头插入后松动，需立即更换。建议将铝芯电线升级为铜芯线（载流量更大、耐腐蚀性更强），厨房、卫生间等潮湿区域优先使用防潮型电线套管，并安装防水插座同时加盖防溅盒，避免水汽引发短路。所有电器应选用符合国家标准的合格产品，安装漏电保护开关和地线系统，确保电流异常时自动断电；大功率电器（如空调、电热水器）单独配置专用插座，避免超负荷运行。

2. 规范日常用电行为与操作

禁止老年人湿手触碰电器开关或插头，使用电吹风、电暖器等设备时需完全擦干双手；避免在电器运行时移动或调整电线，插拔插头时需握住绝缘部位。雷雨天气关闭门窗，停止使用无防雷装置的电子设备，远离金属管道、树木等易导电物体；避免在浴缸、洗手池旁使用未加装防水保护的电器。

3. 定期检查电器运行状态

发现异响、过热或漏电立即停用并维修。

4. 应急准备

家中常备绝缘手套、木棍等工具，用于紧急切断电源或分离触电者；家属需掌握心肺复苏术，触电后立即拨打急救电话并施救。

5. 安全教育

通过图文手册、视频演示等方式普及触电急救步骤，强调“先断电、后施救”原则；指导老年人阅读电器说明书，避免错误操作。

拓展阅读

人体主要触电方式

1. 单相触电

人体接触一根电线，电流通过人体，经皮肤与地面接触后由大地返回，形成电流环形通路。此种触电是日常生活中最常见的电击方式。

2. 两相触电

人体不同的两处部位同时接触同一电路的两根电线，电流从电位高的一根，经人体传导流向电位低的一根电线，形成环形通路而触电。

3. 跨步电压触电

当一根电线断落在地上时，由于电磁场效应，以此电线落地点为中心，在 20 m 之内的地面上有许多同心圆周，这些不同直径的圆周上的电压各不相同，离电线落地点中心越近的圆周电压越高，离中心越远电压越低，这种电位差称为跨步电压。当人一走进此电场感应区，特别是在离电线落地点 10 m 以内区域时，前脚跨出着地，后脚尚未离地，此时两脚接触在相距约 0.8 m 的两个不同电位的带电点上，即存在电位差，电流就会自前脚流入，经躯干再自后脚流回大地，形成环形通路，造成触电。这种触电，离电线落地点越近，电压越高，危险越大；跨步距离越大，电位差越大，危险也越大。

【练习题】

A1 型题

1. 低压电触电导致死亡的主要原因是（　　）。

A. 呼吸中枢麻痹　　B. 心室颤动　　C. 急性肾衰竭

D. 脑水肿　　E. 继发性感染

答案：B

解析：心室颤动是低压电触电导致死亡的主要原因。

2. 高压电烧伤的典型特点是（　　）。

A. 创面大、表皮浅层损伤　　B. 伤口呈椭圆形，边缘整齐

C. 口小底大，外浅内深　　D. 仅损伤皮肤，不累及内脏

E. 无继发性出血风险

答案：C

解析：高压电烧伤的特点是“口小底大，外浅内深”，常深达肌肉、血管、骨骼，而椭圆形伤口为低压电烧伤的表现。

3. 电击伤后预防急性肾衰竭的关键措施是（　　）。

A. 立即使用抗生素　　B. 输入大量液体并碱化尿液

C. 抬高患肢　　D. 冰敷脑部

E. 气管插管辅助呼吸

答案：B

解析：电击伤（尤其高压电）会导致深部组织（如肌肉）广泛损伤，释放大量肌红蛋白和血红蛋白。这些蛋白进入血液循环后，会阻塞肾小管，同时引起肾小管上皮细胞坏死，最终导致急性肾衰竭（ARF）。因此，预防 ARF 的关键是加速肌红蛋白和血红蛋白的排出，减少其对肾脏的损伤。而通过大量输液并使用 5% 碳酸氢钠，使尿液 pH 升高，可减少肌红蛋白和血红蛋白在肾小管的沉积。

4. 老年人电击伤后易发生骨折的主要原因是（　　）。

A. 骨质疏松　　B. 电流直接损伤骨骼　　C. 肌肉强烈收缩

D. 摔倒后撞击　　E. 长期卧床

答案：C

解析：老年人骨质疏松，触电时肌肉强烈收缩可能导致骨折或关节脱位。

A2 型题

李奶奶在厨房使用电热水壶时突然触电倒地，家人发现后应立即采取的措施是（　　）。

A. 用金属钳子剪断电线

B. 将李奶奶拖离电源区域

C. 关闭总电源或使用干燥木棍挑开电线

D. 立即进行人工呼吸

E. 拨打急救电话

答案：C

解析：根据急救原则，优先关闭电闸或拔掉电源插头，若无法操作，需用干燥木棍等绝缘工具挑开电线，直接接触触电者或带电物体会导致施救者触电。

任务六　老年人动物伤害的现场处理与照护

课件

案例导入

张爷爷，65 岁，退休后喜欢每日清晨在公园散步。某天，在公园喂食流浪猫时，不慎被猫抓伤右手背，伤口虽不大但出血不止。张爷爷随即用纸巾简单擦拭后继续散步，未做进一步处理。当天下午，张爷爷开始出现发热、寒战，右手背伤口红肿、疼痛加剧，并伴有淋巴结肿大。家人发现后，紧急将张爷爷送往医院就诊。

任务描述

1. 快速识别老年人动物伤害的类型及潜在风险。
2. 现场采取正确的紧急处理措施，以减少感染和并发症的发生。
3. 制订后续照护计划，包括心理照护、生活照护和康复指导，促进老年人尽快恢复。

知识储备

当今社会，随着生活环境的变化、老年人旅游活动的增多，以及大众宠物饲养的普及，老年人遭遇动物伤害的情况时有发生。这些伤害可能导致皮肤破损、感染，甚至引发更严重的健康问题。老年人应特别注意避免与陌生或具有攻击性的动物接触。同时，家养宠物应定期接种疫苗，以降低老人遭受动物伤害的风险。

一、常见动物伤害

（一）犬类咬伤

犬类是老年人生活中较为常见的可能造成伤害的动物。犬类咬伤多表现为皮肤破损、出血，伤口形态多样，可能伴有组织撕裂。由于犬类口腔中存在多种细菌，被咬伤后极易引发感染，如不及时处理，可能导致化脓性炎症、脓毒症等严重后果。而且，若犬只携带狂犬病病毒，一旦感染狂犬病，致死率几乎为100%。

（二）猫类抓伤咬伤

猫类动作敏捷、爪子锋利，抓伤多为浅表性，但容易造成皮肤划痕，引发出血。猫类咬伤相对伤口较小但较深，同样存在细菌感染风险。此外，猫抓病也是猫类伤害可能引发的一种特殊疾病，主要由汉赛巴尔通体感染引起，表现为抓伤部位附近淋巴结肿大、发热等症状。

（三）蛇类咬伤

在老年人旅游过程中，尤其是前往山区、草丛等环境时，有遭遇蛇类咬伤的风险。蛇类咬伤分为无毒蛇咬伤和毒蛇咬伤。无毒蛇咬伤的伤口多为两排细小牙痕，一般仅引起局部疼痛、肿胀，无全身症状。毒蛇咬伤则伤口处常有一对较大且深的毒牙痕，伤后短时间内即可出现局部剧烈疼痛、肿胀，伤口流血不止，伴有瘀斑、水疱等，同时可出现全身中毒症状，如头晕、乏力、恶心、呕吐、视力模糊、呼吸困难等，严重者可危及生命。

（四）蜂类蜇伤

无论是在城市公园还是乡村野外，老年人都有可能遭遇蜂类蜇伤。蜂类蜇伤后，局部皮肤会立即出现疼痛、红肿，中央可见瘀点，有时会形成水疱。多数情况下，数小时后症状可自行消退。但如果被群蜂蜇伤或对蜂毒过敏，可能出现全身症状，如发热、头痛、头晕、恶心、呕吐、腹泻等，严重者可出现过敏性休克，表现为呼吸困难、血压下降、昏迷等。

案例解析

判断张爷爷遭遇动物伤害的情况及潜在风险：

1. 张爷爷被猫抓伤，这种伤害可能导致细菌感染，特别是猫抓病，表现为淋巴结肿大等症状。

2. 张爷爷受伤后处理不当，仅用纸巾擦拭，未进行冲洗和消毒，增加了感染的风险。

3. 张爷爷出现发热、寒战、伤口红肿加剧等症状，可能是猫抓病或伤口感染引起的并发症，需立即就医进行紧急处理。

二、现场急救处理

（一）内科处理

1. 伤口冲洗

对于犬类、猫类咬伤及其他动物造成的开放性伤口，应立即用大量流动清水冲洗伤口至少15 min。可使用肥皂水（或其他弱碱性清洁剂）与清水交替冲洗。冲洗的目的是尽可能清除伤口内的细菌、病毒及其他污染物，降低感染风险。例如，在家庭中，可直接在水龙头下进行冲洗，确保伤口各个部位都能得到充分冲洗。

2. 消毒处理

冲洗完毕后，用碘伏等消毒剂对伤口进行消毒。消毒范围应包括伤口周围至少15 cm的区域，消毒2 ~ 3次。碘伏具有广谱杀菌作用，可有效杀灭伤口表面的细菌，降低感染发生率。

3. 预防感染

对于较深、污染严重的伤口，应及时就医，医生可能会根据情况给予预防性抗生素治疗。一般可选用阿莫西林、头孢类等抗生素，具体用药需根据患者过敏史及伤口情况由医生决定。同时，要密切观察伤口及患者全身情况，如伤口有无红肿、渗液，患者有无发热、乏力等症状，如有异常及时复诊。

（二）外科处理

1. 伤口清创

对于较深的伤口，如犬类、猫类咬伤较深或蛇类咬伤等，应进行外科清创处理。在局部麻醉下，彻底清除伤口内的坏死组织、异物等，使伤口变为清洁伤口，以利于愈合。清创过程中要注意保护伤口周围正常组织，避免过度损伤。

2. 伤口缝合

对于清洁伤口，在充分清创后，可根据伤口情况决定是否进行缝合。一般头面部伤口在伤后 24 ~ 48 h 内，如无明显感染迹象，可考虑缝合；其他部位伤口若伤口整齐、清洁，伤后 8 h 内也可进行缝合。但对于污染严重、咬伤时间超过 12 h 或有感染迹象的伤口，一般不建议缝合，可采用开放引流，待伤口清洁后再行二期缝合。

3. 包扎固定

处理后的伤口需进行适当包扎，以保护伤口、减少感染机会。可选用无菌纱布或绷带进行包扎，包扎时要注意松紧适度，避免过紧影响血液循环，过松则可能导致敷料脱落。对于四肢受伤者，必要时可进行简单固定，如使用夹板固定受伤肢体，以减轻疼痛、防止进一步损伤。

4. 狂犬病预防

若被疑似携带狂犬病病毒的动物咬伤，如犬类、猫类等，在伤口处理后，应尽快前往当地疾控中心或指定医疗机构接种狂犬病疫苗。狂犬病疫苗接种程序一般为当天、第 3 天、第 7 天、第 14 天和第 28 天各接种 1 剂。对于严重咬伤者，还需在伤口周围浸润注射狂犬病免疫球蛋白或抗狂犬病血清，以增强免疫效果，预防狂犬病的发生。

（三）中医处理

1. 中药外敷

对于蜂类蜇伤、轻度动物抓伤等，可采用中药外敷缓解症状。如将新鲜马齿苋捣烂后外敷于蜇伤或抓伤部位，马齿苋具有清热解毒、凉血消肿的功效，可减轻局部红肿、疼痛。也可选用季德胜蛇药片，将其研成粉末，用冷开水或食醋调成糊状，外敷于伤口周围，能起到解毒、消肿止痛的作用。

2. 针灸治疗

在毒蛇咬伤等情况下，可在专业中医师指导下进行针灸治疗。常用穴位有伤口局部的阿是穴及周围穴位，如上肢咬伤可选合谷、曲池等穴位，下肢咬伤可选足三里、三阴交等穴位。通过针刺穴位，可起到疏通经络、调和气血、排毒消肿的作用，缓解局部疼痛、肿胀及全身中毒症状。但针灸治疗需由专业人员操作，避免自行针刺造成感染等不良后果。

3. 中药内服

对于毒蛇咬伤等严重动物伤害，中医可根据患者症状、体征进行辨证论治，给予中药内服治疗。如患者出现风毒症状（以神经毒表现为主，如头晕、眼花、眼睑下垂、呼吸困难等），可选用祛风解毒的方剂，如五虎追风散加减；若出现火毒症状（以血液毒表现为主，如伤口出血不止、局部红肿热痛、全身发热、烦躁等），则可选用清热解毒、凉血止血的方剂，如黄连解毒汤合犀角地黄汤加减。中药内服需根据患者具体情况由中医师开具处方，严格按照医嘱服用。

三、老年人动物伤害照护

1. 心理照护

动物伤害往往会给老年人带来心理创伤，可能出现恐惧、焦虑、抑郁等情绪。照护者要多与老年人沟通交流，给予其心理支持和安慰，耐心倾听其感受，帮助其缓解紧张情绪。可以通过陪伴聊天、播放舒缓音乐等方式，让老年人放松心情，增强其战胜伤痛的信心。

2. 生活照护

根据老年人受伤情况，调整其日常生活安排。如行动不便的老年人，要协助其完成洗漱、进食、穿衣等日常活动，确保其生活舒适。对于伤口疼痛影响睡眠的老年人，可通过调整睡眠环境、采用舒适的体位等方式，提高其睡眠质量。

3. 康复指导

在伤口愈合过程中，照护者要根据医生的建议，指导老年人进行适当的康复锻炼。对于肢体受伤的老年人，在伤口稳定后，逐渐增加肢体的活动量，从简单的关节活动开始，逐步过渡到负重锻炼，促进肢体功能恢复。同时，要注意观察康复过程中老年人的反应，避免过度锻炼导致伤口裂开或疼痛加剧。

【练习题】

A1 型题

1. 老年人遭遇动物伤害后，现场处理的首要步骤不包括（　　）。

A. 立即用大量流动清水冲洗伤口

B. 使用肥皂水与清水交替冲洗伤口至少 15 min

C. 对伤口进行热敷以缓解疼痛

D. 使用碘伏等消毒剂对伤口进行消毒

E. 根据伤口情况考虑是否进行外科清创处理

答案：C

解析：老年人遭遇动物伤害后，现场处理的首要步骤是伤口冲洗，应使用大量流动清水冲洗伤口，并可使用肥皂水与清水交替冲洗以降低感染风险。热敷并非现场处理的步骤，且可能加重伤口肿胀和疼痛。消毒处理是冲洗后的必要步骤，而外科清创处理则针对较深或污染的伤口。

2. 关于老年人动物伤害现场处理中的外科处理，以下描述不正确的是（　　）。

A. 对于较深的伤口应进行清创处理

B. 清洁伤口在充分清创后可考虑缝合

C. 污染严重的伤口应立即进行缝合以减少瘢痕形成

D. 包扎固定可保护伤口并减少感染机会

E. 必要时可对四肢受伤者进行简单固定

答案：C

解析：对于污染严重的伤口，一般不建议立即缝合，而应采用开放引流，待伤口清洁后再行二期缝合。这是因为污染严重的伤口直接缝合可能导致感染扩散和愈合不良。

3. 在老年人动物伤害的中医处理中，以下不属于常用中医治疗方法的是（　　）。

A. 中药外敷以缓解症状　　B. 针灸治疗以疏通经络

C. 拔罐以排出瘀血　　D. 中药内服以辨证论治

E. 使用马齿苋等草药进行外敷

答案：C

解析：在老年人动物伤害的中医处理中，常用方法包括中药外敷、针灸治疗和中药内服。中药外敷可缓解局部红肿、疼痛；针灸治疗可疏通经络、调和气血；中药内服则根据患者症状进行辨证论治。拔罐并非动物伤害中医处理的常用方法。

4. 老年人动物伤害照护中的心理照护不包括（　　）。

A. 多与老年人沟通交流

B. 给予老年人心理支持和安慰

C. 耐心倾听老年人的感受

D. 强迫老年人回忆伤害过程以了解详情

E. 通过陪伴聊天等方式让老年人放松心情

答案：D

解析：老年人动物伤害照护中的心理照护应注重与老年人的沟通交流，给予他们心理支持和安慰，耐心倾听他们的感受，并通过陪伴聊天等方式让他们放松心情。强迫老年人回忆伤害过程可能加重其心理创伤，不属于照护的恰当方式。

5. 老年人遭遇动物伤害后，照护员应立即采取初步处理措施，并尽快交由以下哪类人员进行进一步处理（　　）。

A. 家属子女　　B. 急救志愿者　　C. 医护人员

D. 社区工作人员　　E. 动物管理人员

答案：C

解析：老年人遭遇动物伤害后，照护员应立即采取初步处理措施，如伤口冲洗、消毒等，并尽快将老年人交由医护人员进行进一步的专业处理。医护人员具备处理动物伤害的专业知识和技能，能够确保老年人得到及时、有效的救治。其他选项虽可能在某些情况下参与协助，但并非专业处理的首选人员。

任务七　老年人异物入眼、耳、喉的现场处置与照护

课件

案例导入

李奶奶，患糖尿病多年，血糖高但不稳定，容易发生低血糖。某天，她未吃早餐就到小区花园去锻炼，忽然感到一阵眩晕，全身不停地冒冷汗。她知道自己又是血糖低了，习惯性地马上往嘴里塞了一颗荔枝干，未料哽在喉处，一阵剧烈的咳嗽也未能咳出。李奶奶呼吸不畅，憋得满脸通红，两手压在喉前发出公鸡打鸣般的声音，面色突然转紫变青，眼睛一翻就晕了过去。旁人七手八脚将其送入医院急诊室。

任务描述

1. 快速识别老年人异物入眼、耳、喉的状况，掌握不同部位异物进入后的典型表现与判断方法。

2. 阐述在现场条件下，针对异物入眼、耳、喉的正确应急处理措施，防止异物造成进一步伤害。

3. 制订后续照护方案，促进恢复，预防再次发生异物进入事件。

知识储备

1. 眼睛的结构与异物入眼危害

眼睛是非常精密且脆弱的器官，主要由眼球、眼附属器等部分组成。眼球包括角膜、虹膜、晶状体、视网膜等重要结构，其中角膜位于眼球最前端，是一层透明的组织，直接与外界接触。

当异物进入眼睛后，很容易对角膜造成损伤，破坏角膜的完整性。如果不及时处理，细菌等微生物可能会趁机侵入，引发感染，导致角膜炎、角膜溃疡等疾病，严重者会影响视力，甚至可能导致失明。

2. 耳朵的结构与异物入耳影响

耳朵分为外耳、中耳和内耳。外耳包括耳郭和外耳道，外耳道是一条弯曲的管道，尽头是鼓膜（图 3-2-8）。异物进入耳朵后，会刺激外耳道的皮肤，引起瘙痒、疼痛等不适症状。如果异物长时间停留，还可能导致外耳道感染、肿胀。更严重的是，如果异物触及鼓膜，可能会导致鼓膜穿孔，影响听力，引发中耳炎等疾病，给老年人的生活带来极大的不便。

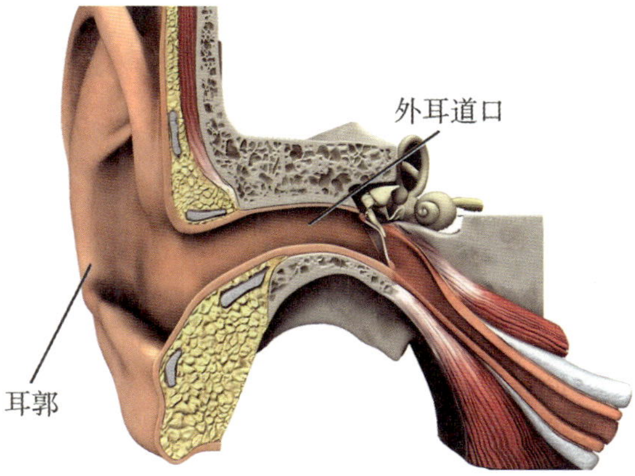

图 3-2-8　耳的结构

3. 喉的结构与异物卡喉危险

喉是呼吸道和消化道的共同通道，上连口腔、鼻腔，下接气管和食管。异物卡喉时，通常容易停留在喉的梨状隐窝等位置。

一旦异物卡喉，会导致咽喉疼痛、吞咽困难，严重时可能堵塞气道，造成窒息，危及生命。老年人消化功能减退，食管的敏感性亦随之下降，对异物刺激反应迟钝。当其大口急吞年糕、汤圆、鸡肉等黏腻或大块食物时，很容易被噎住，如果正在生气或大声说笑，则发生意外的概率会更高。老年人身体功能下降，反应能力变弱，异物卡喉带来的危险更大。

一、快速识别异物入眼、耳、喉

（一）异物入眼的识别

1. 异物进入眼睛时，老年人会立即出现眼睛疼痛的症状，这种疼痛可能是刺痛或胀痛。

2. 眼睛会不受控制地流泪，这是身体的一种自我保护机制，试图通过泪水将异物冲出。

3. 老年人会明显感觉到眼睛里有异物感，就好像有东西在眼睛里摩擦。

4. 情况严重者会影响视力，出现视力模糊。

5. 仔细观察眼球表面，有时可以直接看到异物，如灰尘、沙粒、小飞虫等。

（二）异物入耳的识别

1. 异物进入耳朵后，老年人会感觉到耳内瘙痒，瘙痒感持续存在，让人不自觉地用手去掏耳朵。

2. 耳朵会有闷胀感，就像耳朵被堵住了一样，听力也会受到影响，出现听力下降的情况。

3. 若进入耳朵的是活虫，如小飞虫，老年人还会听到耳内有异响，就像有东西在里面爬动或振动翅膀的声音。

4. 用手触摸耳朵周围，会感觉到轻微的疼痛。

（三）异物卡喉的识别

1. 异物卡喉时，老年人感到喉部剧烈疼痛，吞咽时疼痛加剧。

2. 出现吞咽困难的症状，食物或水难以顺利通过喉部进入食管。

3. 老年人还会不停地咳嗽，试图通过咳嗽将异物咳出。

4. 异物较大或者卡的位置比较特殊时，会导致呼吸急促，甚至呼吸困难，出现面色发紫等缺氧的表现。

二、异物入眼、耳、喉的现场急救

（一）异物入眼的急救原则与方法

1. 急救原则

异物入眼时，首要原则是保持清洁，避免感染。发现老年人眼睛进入异物后，应立即让老年人停止用手揉眼睛，防止异物进一步损伤角膜。

2. 急救方法

（1）先让老年人轻轻眨眼，利用泪水将异物冲出。

（2）若异物没有被冲出，用清水或生理盐水冲洗眼睛。冲洗时，一手示指和拇指分开老年人上下眼睑，必要时翻转眼睑，充分暴露结膜。将老年人的头向患眼方向倾斜，使患眼处于较低的位置（相对于另一只眼，如果是双眼受伤，则依次进行），另一手持水壶或水管等，让水流轻柔地从目内眦到目外眦部冲洗，冲洗时嘱咐老年人上下左右转动眼球，以便冲洗结膜囊的各部分。冲洗时注意不要直接对着角膜冲洗，冲水工具与眼距离既不可太近，以免碰伤眼球，也不可太远，以免冲击力太大损伤眼球。保持适当距离且有一定冲力，可以把眼表面的绝大多数异物冲出眼睛。冲洗的时间要根据眼部异物伤的具体情况判断。一般粉尘、颗粒等异物，冲洗几分钟后异物感可基本缓解。但酸碱伤要多冲洗一段时间，至少要 15 min。

（3）若异物在眼睑内，轻轻翻开眼睑，用干净的棉签或纱布蘸取异物。但要注意动作一定要轻柔，避免损伤眼睛。

（4）经过上述处理后，异物仍然没有取出或者眼睛疼痛、红肿等症状没有缓解，应立即送往医院。

（二）异物入耳的急救原则与方法

1. 急救原则

对于异物入耳的情况，要根据异物的性质选择合适的方法。

2. 急救方法

（1）若进入耳朵的是昆虫，可先尝试用灯光诱出。将老人带到黑暗的房间，用手电筒等光源照射耳道，利用昆虫的趋光性，使昆虫爬出。

（2）对于非昆虫异物，如小珠子、沙子等，让老年人将患耳向下，轻轻拉耳郭，利用重力作用促使异物排出。

（3）可以尝试使用吹风机，调至低温档，距离耳朵 10 ~ 15 cm，向耳道内吹热风，利用气流将异物吹出。

（4）严禁自行用尖锐的工具（如挖耳勺、牙签等）掏挖耳朵，以免损伤耳道皮肤或鼓膜。若异物无法取出或者老年人出现耳痛、耳鸣等症状加重的情况，应及时就医。

（三）异物卡喉的急救原则与方法

1. 急救原则

异物卡喉时，时间就是生命，必须尽快采取有效的急救措施，必要时使用海姆立克急救法。

2. 急救方法

（1）轻度卡喉：若老年人还能够咳嗽，鼓励其用力咳嗽，通过咳嗽产生的气流将异物咳出。

（2）重度卡喉：若老年人出现呼吸困难、面色发紫等情况，应立即采用海姆立克急救法（成人版）。施救者站在老年人身后，双脚前后分开，前脚距离老年人约一脚宽，后脚脚跟踮起，膝盖微弯。让老年人坐在自己弓起的大腿上，保持老年人身体前倾，头部略低，嘴巴张开。施救者双臂环绕老年人腹部，一手握拳，拇指顶住老年人肚脐上方两横指处、剑突下方，另一手抓住握拳手。然后快速、有力地向内、向上冲击老年人腹部，每秒约 1 次，直到异物排出或老年人恢复呼吸（图 3–2–9）。

（3）在进行急救的同时，要尽快呼叫急救人员，以便在必要时进行进一步的治疗。

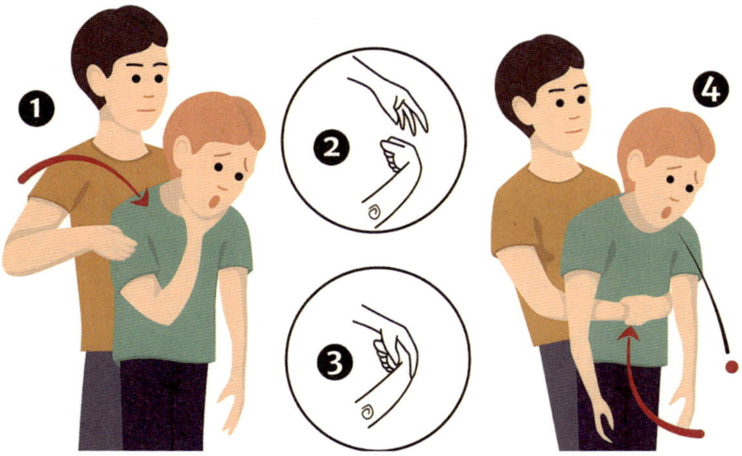

图 3-2-9　喉部异物的处理

三、异物入眼、耳、喉的照护

（一）异物入眼、耳、喉的急性期的照护

1. 异物入眼的照护

（1）在异物取出后的急性期，要特别注意眼部的清洁。避免用手触摸眼睛，防止细菌感染。

（2）按照医嘱，按时给老年人滴抗生素眼药水或涂抹眼膏，如红霉素眼膏、妥布霉素眼膏等，以预防感染和促进伤口愈合。

（3）密切观察老年人的眼睛恢复情况，如红肿是否消退、疼痛是否减轻、视力是否恢复正常等。发现老年人眼睛出现分泌物增多、疼痛加剧、视力模糊加重等异常情况时，应及时带老年人到医院复查。

（4）在恢复期，要提醒老年人注意休息，避免长时间用眼，如看电视、看手机等。可以多吃一些富含维生素 A、维生素 C、维生素 E 的食物，如胡萝卜、橙子、蓝莓等，有助于眼睛的恢复。

2. 异物入耳的照护

（1）异物取出后，在急性期要保持耳道干燥，避免水进入耳朵，洗澡、洗头时可以使用耳塞进行防护。

（2）观察老年人耳部的症状，出现耳道红肿、疼痛加剧、有异味分泌物等情况，可能是发生了感染，应及时就医。

（3）在恢复期，可以带老年人到医院进行听力测试，评估听力是否受到影响。若听力下降，应根据医生的建议进行相应的治疗和康复训练。

3. 异物卡喉的照护

（1）异物卡喉后的急性期，老年人饮食上要选择温凉的流食或半流食，如米汤、粥、面条汤等，避免食用辛辣、油腻、刺激性食物，以免加重喉部疼痛。

（2）密切观察老年人的喉部恢复情况，若出现喉部疼痛加剧、发热、吞咽困难加重等症状，应及时就医。

（3）在恢复期，教育老年人养成良好的饮食习惯，吃饭时细嚼慢咽，避免说话、大笑，防止再次卡喉。

（二）异物入眼、耳、喉的预防照护

1. 日常防护措施

在日常生活中，提醒老年人做好防护工作。进行可能接触异物的活动，如做饭、打扫卫生、户外活动等时，佩戴防护眼镜可以有效防止异物进入眼睛。在户外活动时，尤其是在昆虫较多的季节和地区，尽量避免靠近花丛、树林等昆虫密集的区域，降低小飞虫入耳的风险。

2. 饮食注意事项

饮食上，避免硬质大块的食物，切成小块；尽量咀嚼充分，尤其是年糕、汤团等黏性食物，以及花生、核桃、枣子、荔枝干等颗粒状零食。提醒老年人吃饭时要细嚼慢咽，服药时不要着急。在吃鱼、鸡等带刺或骨头的食物时，要格外小心，仔细剔除鱼刺和骨头。避免在吃饭时说话、大笑、打闹，防止食物误入气管或卡在喉部。对于佩戴义齿的老年人，要定期检查义齿的贴合度，确保义齿稳固，避免在进食过程中义齿松动导致异物卡喉。

3. 环境管理

保持生活环境的清洁卫生非常重要。定期打扫房间，清理灰尘，减少灰尘进入眼睛的机会。使用电蚊拍、杀虫剂等消灭室内的小飞虫，但使用杀虫剂时要注意通风，避免老年人吸入有害气体。家中的物品摆放要整齐有序，避免老人在行走过程中意外碰撞，导致异物进入眼、耳、喉等部位。

老年人异物入眼、耳、喉是比较常见的情况，了解相关的现场处置和照护知识，对于保障老年人的健康至关重要。通过及时、正确的处理和全面的照护，可以最大限度减轻异物对老年人身体造成的伤害，提高他们的生活质量。同时，做好预防工作，可以有效减少这类事件的发生，让老年人能够安享健康、幸福的晚年生活。

【练习题】

A1 型题

1. 异物入眼时，应避免的第一时间行为是（　　）。

A. 用生理盐水冲洗　　B. 轻轻眨眼促进流泪　　C. 用棉签强行擦拭眼睛

D. 翻开眼睑检查异物　　E. 保持患眼低于另一只眼冲洗

答案：C

解析：强行擦拭可能加重角膜损伤，应避免直接触碰异物。

2. 海姆立克急救法适用于（　　）。

A. 轻度咳嗽但能呼吸　　B. 完全气道阻塞导致窒息　　C. 耳朵异物引发疼痛

D. 化学物质灼伤眼睛　　E. 外耳道感染

答案：B

解析：海姆立克急救法用于完全气道阻塞且患者无法发声或呼吸的紧急情况。

3. 异物入耳的典型症状是（　　）。

A. 视力模糊　　B. 喉部剧烈疼痛　　C. 耳内闷胀感和瘙痒

D. 持续打喷嚏　　E. 面部发绀

答案：C

解析：耳内异物常引起闷胀感、瘙痒及听力下降。

4. 孙爷爷取出耳道内飞虫后，次日出现耳痛和黄色分泌物，可能的诊断为（　　）。

A. 鼓膜穿孔　　B. 外耳道感染　　C. 中耳炎

D. 内耳功能障碍　　E. 听力永久丧失

答案：B

解析：异物残留或操作不当易引发外耳道感染，表现为疼痛和分泌物。

5. 异物入眼冲洗时，正确的操作是（　　）。

A. 水流直接冲击角膜　　B. 从外眦向内眦方向冲洗

C. 冲洗时间不超过 5 秒　　D. 使用高温生理盐水

E. 患眼位置高于另一只眼

答案：B

解析：应从目内眦向目外眦轻柔冲洗，避免对角膜直接冲击。

6. 预防异物入眼的措施不包括（　　）。

A. 佩戴防护眼镜　　B. 定期清理室内灰尘　　C. 户外活动时靠近花丛

D. 避免揉眼习惯　　E. 使用杀虫剂灭虫

答案：C

解析：靠近昆虫密集区域会增加飞虫入眼风险，应避免。

A2 型题

王奶奶，72 岁，晚餐进食糯米丸子时突然停止说话，手抓喉部，面色青紫，无法咳嗽和发声。家属发现后立即进行急救。此时应立即采取的正确急救措施是（　　）。

A. 用力拍打背部数次　　B. 用手指伸入口腔尝试抠出异物

C. 立即喂水帮助吞咽　　D. 施行海姆立克急救法（腹部冲击法）

E. 让患者平躺并抬高双腿

答案：D

解析：当患者出现完全气道阻塞（无法发声、咳嗽、呼吸）时，海姆立克急救法是标准处理方法。